SEO YOON-NAM

Meister Seos
Buch der Lebensfreude

SEO YOON-NAM

unter Mitarbeit von Irmela Neu

Meister Seos
Buch der Lebensfreude

Mit einem Lächeln den Tag begrüßen

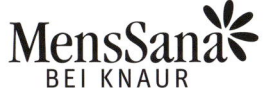

Herausgegeben von Hans Christian Meiser

Die Folie des Schutzumschlags sowie die Einschweißfolie
sind PE-Folien und biologisch abbaubar.
Dieses Buch wurde auf chlor- und säurefreiem Papier gedruckt.

Besuchen Sie uns im Internet: www.droemer-knaur.de
Alle Titel aus dem Bereich MensSana finden Sie im Internet unter
www.mens-sana.de

Originalausgabe 2011
Copyright © 2011 Knaur Verlag.
Ein Unternehmen der Droemerschen Verlagsanstalt
Th. Knaur Nachf. GmbH & Co. KG, München.
Alle Rechte vorbehalten. Das Werk darf – auch teilweise –
nur mit Genehmigung des Verlags wiedergegeben werden.
Umschlagabbildung und Fotos: Stephan Höck
Kalligraphien: Hyun Kwang-Nam
Grafik Yin Yang: Tomek Wieczór
Umschlaggestaltung: ZERO Werbeagentur, München
Satz: Daniela Schulz, Stockdorf
Druck und Bindung: CPI – Ebner & Spiegel, Ulm
Printed in Germany
ISBN 978-3-426-65665-5

5   4   3   2   1

Inhalt

In diesem Buch erfahren Sie, wie Sie dauerhaft zur Lebensfreude finden – oder wie die Freude Sie findet. Viele Menschen meinen, Glück und Freude habe allein mit Schicksal zu tun, das sie nur wenig beeinflussen könnten. Doch was zeichnen Glück und Lebensfreude aus?

Da ist zunächst die Einstellung, der Blickwinkel, aus dem heraus wir Ereignisse betrachten und als »beglückend« empfinden. Alles im Leben hat zwei Seiten, eine dunkle und eine helle, eine negative und eine positive. Deshalb hängt unsere Wahrnehmung sehr davon ab, aus welcher Perspektive wir die Dinge anschauen. So können wir uns fragen, was wir vom Leben erwarten, aber auch, was das Leben von uns erwartet. Bei der ersten Frage nehmen wir eine fordernde Haltung ein, bei der zweiten eine gebende. Es wird uns bewusst, dass wir nur dann etwas erhalten, wenn wir aktiv etwas dafür tun. Wir sind aufgefordert, entsprechende Schritte zu unternehmen. Die Tür zu Glück und Freude wartet nur darauf, dass wir sie weit aufmachen. Ob wir sie wirklich entschlossen öffnen, hängt von uns selbst ab. Vielleicht gibt es ein paar Gewohnheiten, die uns davon abhalten und begrenzen, indem sie den Blick auf dargebotene Möglichkeiten und das Schöne im Leben verstellen. Dann helfen klare Entscheidungen, diese Hemmnisse beiseitezuräumen. Die deutschen Wörter »sich entscheiden« und »sich verabschieden« enthalten beide die Vorstellung einer Trennung. Adieu, ihr alten Hemmschuhe! Es liegt an uns, eine Neuorientierung vorzunehmen und aus jeder Situation das Beste herauszufiltern. Um nur ein Beispiel zu erwähnen: Wartezeiten – so etwa während eines Verkehrsstaus – sind hervorragend geeignet, gewisse Körperübungen durchzuführen. Warum es im Einzelnen so wichtig ist, möglichst viele Gelegenheiten hierfür zu nutzen, damit machen Sie die Kapitel des Buches vertraut. Die Quelle von Gesundheit ist die Bewegung, die der Mensch von Natur aus braucht. Durch Übungen tragen wir diesem Naturgesetz Rechnung, und bei regelmäßigem Ausführen wirken sie spürbar wohltuend. Es eröffnen sich Möglichkeiten und neue Perspektiven, unser Leben in Balance zu bringen. Denn Körper, Geist und Seele bilden eine Gesamtheit. Der Geist besteht aus Denken, Fühlen und Handeln. Die Seele verbindet uns mit der Natur, sie strebt nach Einheit als Quelle des Glücks. Über den Leib haben wir direkten Zugang zu diesen drei Ebenen – auf Körperübungen reagieren alle drei gleichermaßen; sie erschließen neue Wege. Gleichzeitige Umstellungen in puncto Ernährung, Denk- und Handlungsweisen unterstützen das Trainingsprogramm, das sich aus Muskelaufbau, Dehnung und Kreislaufaktivierung zusammensetzt. Die verschiedenen Übungen sind frei auswählbar, die Trainingszeiten flexibel. Grundlage aller Übungen ist der Atem – tiefes Ein- und Ausatmen versorgt den Körper mit mehr Sauerstoff und bringt alle Funktionen in Fluss. Der Körper reagiert hierauf mit der Ausschüttung von Glückshormonen, die auf direktem Weg an alle Zellen weitergegeben werden. Sie durchdringen Geist und Seele und vermitteln eine Leichtigkeit, die uns im wahrsten Sinn des Wortes »tief durchatmen« lässt. Die Weitung sprengt alte Fesseln. Mit der Zeit entwickelt sich eine heitere Grundstimmung der Gelassenheit. Sie wirkt nachhaltig.

Meister Seo, koreanischer Großmeister des Taekwondo, gibt Ihnen sein Wissen und seine Erfahrungen weiter. Er ist mit den alten Traditionen aufgewachsen und durch eine intensive Ausbildung gegangen. Seit über 40 Jahren lehrt er die koreanische Kampfkunst in Deutschland, seit fast 30 Jahren als Gesundheitstrainer in eigener Schule. Er ist Träger der höchsten Auszeichnung in dieser Kampfkunst, aus deren Philosophie er ein eigenes Lehrprogramm mit vielen Variationen entwickelte. Ob das Einbauen neuer Übungen, die Aufforderung zu singen, eine verblüffende Frage oder Bemerkung – Meister Seo sorgt immer wieder für Überraschungen und regt dazu an, Schwung ins Leben zu bringen. Er selbst verkörpert das, was er lehrt – auch, wenn er seine bayerischen Lederhosen anhat! Selbst Parkbänke eignen sich für Lotossitz, Spagat und Dehnung. Das ist aber nur ein kleines Schmankerl. Täglich widmet er die Morgenstunden einem intensiven Training mit Meditation. Am Wochenende führen Wandertouren mit Freunden und Schülern in die grüne Umgebung. So ist es auch ein Anliegen von Meister Seo, beim Üben Freunde, Kollegen sowie die eigene Familie einzubeziehen. Alle Partnerübungen eignen sich hierfür besonders gut. Die Erfahrung im Miteinander ist schon der Weg. Daraus entsteht Freude im Tun, die unser Leben bereichert.

Das Buch führt Sie durch den Tag und gibt Ihnen Vorschläge an die Hand, wie Sie Körper, Geist und Seele in eine glückliche Grundstimmung versetzen.

Vom Aufwachen bis zum Schlafengehen: Sie erhalten – den zwölf Stunden des Tages folgend – Anleitungen zum Glücklichsein und Glücklichwerden. Das Glück will erworben werden, indem wir unseren Alltag entsprechend gestalten. Dann kann uns die Freude finden, die nur darauf wartet, dass wir sie in unser Leben bringen und entfalten. Es ist wie mit dem kleinen Vogel. Wenn er seine Flügel nicht benutzt, wird er das Fliegen nie lernen. Wenn er das Fliegen übt, bis er es sicher beherrscht, zeigen sich ihm ganz neue Möglichkeiten. Verschiedene Perspektiven erweitern das Blickfeld, neue Landschaften tun sich auf. Ganze Kontinente wollen entdeckt werden und enthüllen nach und nach ihre Pracht – nicht nur bei ihm allein, sondern in der Gruppe; gemeinsam fliegen macht stark! Begonnen hat es mit dem ersten Schritt: dem Üben, die Flügel zu aktivieren. Genau darum geht es.

Mit etwas Geduld, Zielstrebigkeit und Humor kommen spielerische Qualitäten zum Tragen, die Ernst und Leichtigkeit miteinander verbinden. Sie werden es bald selbst spüren und den Weg der Lebensfreude fortan entschlossen beschreiten.

Prof. Dr. Irmela Neu

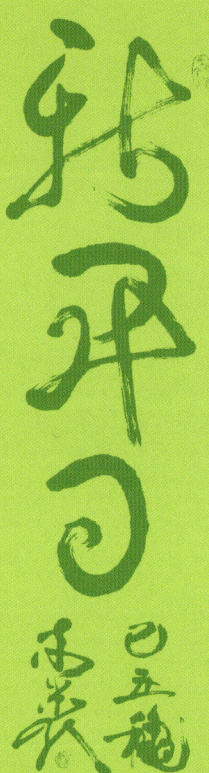

Der beginnende Tag

*Eine junge Pflanze braucht viel Pflege,
Liebe und Schutz, um gut gedeihen zu
können. Sie braucht Vertrauen und Geduld. Nehmen Sie das Bild der Pflanze als
Symbol des Lebens in sich auf, und genießen Sie den natürlichen Wachstumsprozess.
Beruhigt die Seele, öffnet das Herz und
lässt die Dankbarkeit fließen.*

KAPITEL 1

AUFWACHEN UND DEN TAG WILLKOMMEN HEISSEN

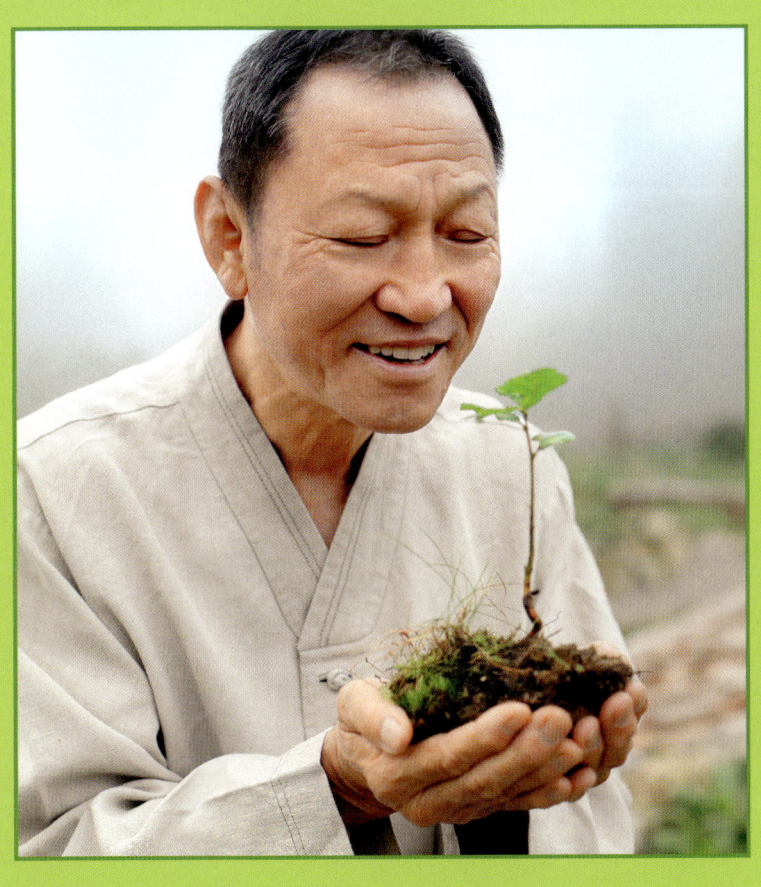

Die Sonne zeigt sich wieder auf der Erde, sobald die Nacht, die zur Ruhe eingeladen hatte, vorüber ist. Immer stärker werden die Strahlen und läuten den neuen Tag mit seinem Rhythmus von dunkel und hell ein. Während der dunklen Phase haben sich die Kräfte gesammelt und regeneriert, um sich tagsüber erneut entfalten zu können. Unsere Gesundheit ist wie die aufgehende Sonne; sie braucht den Wechsel von Ruhe und allmählich aufscheinender Aktivität. Ebenso ist sie mit einem Samenkorn zu vergleichen, das abwartet, damit die konzentrierte Energie zielgerichtet eingesetzt werden kann. In Korea drücken wir dies mit folgendem Bild aus:

Bevor die Samen keimen können, müssen sie ihre Hülle sprengen

Wenn sich etwas entwickelt, braucht es eine schützende Hülle. Das ist in allen Bereichen der Natur gleich. Der Samen schirmt sich nach außen ab, während das Neue in seinem Inneren heranwächst. Ab einem bestimmten Zeitpunkt wird diese Schutzschicht zu eng, und der junge Keim sprengt seine Hülle. So beginnt eine weitere Phase seiner Entwicklung.

Wir können das Aufwachen mit dem Aufbrechen der Schutzhülle vergleichen. Nachts im Schlaf sammeln Körper, Geist und Seele neue Kräfte, die uns für die Tagesaktivitäten zur Verfügung stehen. Dieser Übergang von Tag und Nacht, von Schlaf und Wachsein verlangt unsere besondere Aufmerksamkeit. Ein schöner Start sorgt für einen schönen Tag! Ein bisschen Durchsetzungskraft gehört schon dazu, schließlich sehen wir ja auch in der Natur, dass sich der Samen erst dann weiterentwickelt, wenn er seine Hülle energisch sprengt – und damit gleichsam seine Bettdecke schwungvoll lüftet!

Sie erwachen nach einem erholsamen Schlaf. Sie freuen sich, dass es Ihnen und Ihren Lieben gut geht, blicken mit heiterer Erwartung auf alles Weitere und begrüßen den Tag mit einem freudigen Lächeln oder Lachen. Immerhin ist die Sonne wieder aufgegangen, und Sie waren dabei – auch wenn Sie es vielleicht verschlafen haben, doch nun beim Aufwachen ist sie da.

Es gibt allen Grund, den Tag mit einer heiteren Gelassenheit zu beginnen, die allen hektischen Gedanken an das, was wir den Tag über tun sollten, ein Schnippchen schlägt. Denken wir an die Lotospflanze: Mit den ersten Sonnenstrahlen öffnet sie sich und reckt sich der Sonne entgegen. Die Nacht ist vorbei, der Tag beginnt. Die Blüte entfaltet still ihre Schönheit.

Es geht aber auch vernehmbar – die Vögel zeigen uns wie, wenn sie den anbrechenden Tag freudig mit Gesang begrüßen. Wir hören sie auch in der Stadt, und vielleicht sollten wir ihr Gezwitscher als Hintergrundmusik für unsere Streck- und Reckübungen im Bett betrachten.

Sonntags oder generell immer dann, wenn kein Wecker klingelt und die Arbeit nicht ruft, bleiben viele Menschen gerne länger im Bett liegen, um auszuschlafen. Ein freier Tag verleitet dazu, versäumten Schlaf nachholen zu wollen. Wir können es uns schon gönnen, ein bis zwei Stunden länger zu schlafen. Durch Bewegung an der frischen Luft jedoch wird die Müdigkeit viel schneller verfliegen als durch weiteres Schlafen oder Liegen. Die gewünschte Wirkung, der Körper möge sich erholen, bleibt nämlich häufig aus. Vielmehr führt ein langer Morgen im Bett meistens zu noch größerer körperlicher und geistiger Trägheit; durch den Bewegungsmangel fährt der Körper seinen Stoffwechsel herab, die Versorgung mit Sauerstoff lässt nach, Milchsäure lagert sich ab.

Bei noch längerem Liegen baut die Muskulatur ab, Gelenke versteifen schneller, die Lunge nimmt weniger Luft auf, Herz und Kreislauf werden instabil. Heute strebt man selbst nach großen Operationen an, dass die Patienten möglichst bald wieder auf die Beine kommen und wenigstens einige Schritte gehen können.

Die Körperfunktionen sind von der Bewegung abhängig und kommen durch Liegen zum Erlahmen. Gehen und Laufen erfordern einen sicheren Stand, aus dem sich weitere Bewegungen entwickeln. Ist die Müdigkeit chronisch, dürften Faktoren wie Stress und Bewegungsmangel dafür verantwortlich sein. Bewegung ist ein Meilenstein für unsere Gesundheit.

Wohlbehagen und Schönheit

Beides beginnt schon am frühen Morgen beim Aufwachen, bevor wir die Augen öffnen und uns in den Tag hineinbewegen. Die wohlige Bettwärme verschafft uns ein Gefühl der Behaglichkeit. Der Tag lockt mit dem, was er zu bieten hat. Wir lassen den Körper die Außentemperatur spüren, indem wir das Fenster öffnen. Im Winter scheucht uns die Kälte vielleicht nochmals ins Bett zurück. Im Sommer dagegen begleitet die Morgenkühle unsere Übungen. Der Körper begrüßt den Tag und nimmt die frische Luft auf. Beide treten in einen Austausch miteinander, wenn unser größtes Sinnesorgan, die Haut, diese Reize an unser Gehirn weiterleitet.

Die Haut dankt uns eine besondere Pflege, wie wir sie ihr durch die Körperübungen und äußerliche Anwendungen angedeihen lassen. Für einen guten Start in den Tag brauchen wir den Kick des kalten Wassers, auch im Winter. Der Körper gewöhnt sich so leichter an die Außentemperaturen. Kaltes Wasser hält die Haut jung, denn die Kälte regt unsere Lymphdrüsen an; die Lymphflüssigkeit fließt leichter ab, wir werden aktiv. Zudem erhält unser Muntermacher, der Sympathikusnerv, frische Impulse, die Gefäße verengen sich. Der Sympathikus gehört zum vegetativen Nervensystem und bewirkt eine Leistungssteigerung des Organismus – kurzum, wir sind fit für den Tag.

Zum Entspannen wiederum ist ein warmes Bad wunderbar, die Wärme regt den Gegenspieler des Sympathikus an, den Parasympathikus, die Gefäße weiten sich. Der Parasympathikus ist ebenfalls Teil des vegetativen Nervensystems und sorgt für Ruhe, Entspannung und Erholung. Sympathikus und Parasympathikus gehören wie *Úm* (chinesisch: *Yin*, die weibliche Komponente) und *Yang* (die männliche Komponente) zusammen, sie bilden eine Einheit. Der Sympathikus steht für das männliche Prinzip, der Parasympathikus für das weibliche. Es geht uns gut, wenn beide harmonisch zusammenarbeiten. Ob sie dies tun, hängt von uns ab. Wenn wir den Sympathikus durch zu viel Arbeit und Reize in ständiger Anspannung halten, kann sich der Körper nicht mehr ausreichend erholen. Wie bei einer Maschine, die ständig läuft, ist unser Körper auf Höchstleistung im Dauerzustand eingestellt. Der Parasympathikus kommt nicht mehr nach, so dass es zu Schlaflosigkeit und nervöser Unruhe bis hin zu Burn-out-Erscheinungen kommen kann.

Körper und Geist begrüßen den Tag

»Ich habe keine Zeit für Übungen«, höre ich immer wieder. Das zeugt von großem Zeitdruck, doch stimmt es wirklich? Druck erzeugt viel Gegendruck. Wenn wir ohnehin schon viel am Computer arbeiten, dürfte es wahrscheinlich sein, dass unsere Freizeit auch noch davon bestimmt wird. Unser Gehirn hat nämlich diese Stimmungslage an all unsere Zellen mitgeteilt, sobald sie zur Gewohnheit geworden ist. Sie verlangen dann nach Druck. Da hilft nur eines: eine bewusste Umstimmung herbeiführen. Wie das geht? Durch ein körperliches Übungsprogramm, das unseren Körper und Geist mit neuen Informationen anfüllt. Am Anfang meldet sich vielleicht ein Trägheitsmoment, auch als »innerer Schweinehund« bekannt (s. Kapitel 12). Lassen wir uns nicht von ihm beirren, denn nach einer Weile gehören die Körperübungen zu unserem Leben. Sie regen Geist und Seele an, die dies wiederum den Zellen weitergeben.

Die Übungen wirken noch intensiver, wenn wir während der

Ausführung auch ihre geistige Dimension bedenken. Dies geschieht durch das tiefe Ein- und Ausatmen in Harmonie mit den Bewegungen ganz von selbst. Der Atem führt uns; wir füllen die Zellen bewusst mit Sauerstoff, guten Gedanken und dem Wissen an, dass unser Körper das Beste für uns will. Die Einheit schafft Raum für Ruhe und Gelassenheit.

Sie spüren Ihr Herz. Seine Quelle ist die Freude, das Spiel, die Leichtigkeit. Ein offenes, weites Herz verströmt diese Quelle für Sie selbst und für die Welt da draußen. Unser Verstand hat die Neigung, ein dickes Tor davor zu bauen. Seine Befehle gehen in Richtung von »Du musst«, »Dir fehlt noch«, »Person XYZ kann doch auch«, »Los, mach schon« und dergleichen mehr. Dies blockiert die Herzensenergie. Wir können allerdings keine Zuordnung im Sinne von »gutes Herz« und »blockierender Verstand« vornehmen. Wir brauchen die Befehle des Verstandes, um Willenskraft zu entwickeln. Durchsetzungsfähigkeit und Disziplin, um Ziele zu erreichen, sind seine Stärke.

Noch kraftvoller, ja geradezu unschlagbar sind Sie, wenn Herz und Verstand zusammenarbeiten. Sie können davon ausgehen, dass Ihr Herz der Müßiggänger ist, das Kind, das sich nach Liebe sehnt, nach Zuwendung und Freude. Als »inneres Kind« bleibt es ein Leben lang mit seinen Wünschen, seinem Sehnen, seiner Spiellust in uns. Wir haben gelernt, damit umzugehen. Je mehr unser Verstand das Sagen hat, der von Wünschen wie Erfolg, Karriere, Status, Gewinnen geprägt ist, umso weniger hören wir diese Herzenswünsche; und doch begleiten sie uns ein Leben lang. Beobachten Sie Kinder. Sie können völlig in etwas aufgehen, wenn sie spielen, bis sie ihre Umwelt vergessen.
Entdecken Sie diese Seite wieder in sich, und machen Sie sie zu Ihrem Verbündeten, der weiß, was Ihnen guttut, wann es zu viel wird, wann Erholung angezeigt ist. Die Entspannung stellt sich dann ein, wenn wir uns an etwas freuen und ganz darin auf-

gehen wie Kinder, wenn wir alle sonstigen Gedanken abschalten. Sie kommen in einen Zustand der Hingabe an das, was Sie gerade tun, der Hingabe an das Leben, an sich selbst.

Die Wirkung der Übungen

Die hier (und in meinen vorigen Büchern) vorgestellten Übungen wirken harmonisierend. Die Befreiung aus der Klammer des Alltags geht einher mit der Befreiung jenes spielerischen Anteils in Ihnen, der bei Erwachsenen leiser geworden ist. Er aber enthält die Kraft, die heilt, weil sie den anderen, den Verstandesteil ergänzt. Wir können uns vorstellen, dass beide, Herz und Verstand, Intuition und Denken, zusammengehören – wie *Úm* (im Chinesischen *Yin*) und *Yang*, das Weibliche und das Männliche (ausführlicher in Kapitel 6), Parasympathikus (der Beruhigende) und Sympathikus (der Muntermacher), das vegetative Nervensystem, das für Entspannung und Aktivsein sorgt. Wir können folgende Zuordnung von Energieformen vornehmen:

ÚM	Yang
(chin. *Yin*, das Weibliche)	(das Männliche)
Parasympathikus	Sympathikus
Ruhe	Aktivität
Herz, Intuition	Verstand

Da im Allgemeinen das Leben heute eher Sympathikus-lastig ist, weil wir in Zeiten des Wettbewerbs, des Strebens nach Erfolg, des Willens zur Macht unseren Geist und Körper entsprechend programmieren, brauchen wir eine bewusste Öffnung für die Herzenskraft. Sie erweckt Selbstheilungskräfte und zeigt uns das Tor, das aus den Pflichtprogrammen hinaus in die Welt der Freude führt. Die Körperübungen sind der Schlüssel zu diesem Tor.

Unser Körper verfügt über Abwehrkräfte, die wir verbessern können. Die Entfaltung dieser Naturkraft stärkt unsere Gesundheit in folgender Hinsicht:

1. Eine gut funktionierende, gesunde Leber baut Schad- und Giftstoffe ab, die über Nieren, Dünn- und Dickdarm ausgeschieden werden. Die in dem Buch vorgestellten Übungen regen die Lebertätigkeit an, was der Gesundheit insgesamt zugute kommt.

2. Die Übungen verbessern die Sauerstoffaufnahme, da sie tiefes Ein- und Ausatmen fördern. Wenn der Körper genügend Sauerstoff bekommt, können sich selbst veränderte Zellen wieder zurückbilden.

Gesunde Zellen brauchen Sauerstoff, erkrankte ernähren sich von CO_2 (Kohlendioxid). Tiefes Ein- und Ausatmen ist die Grundlage unserer Gesundheit, da es die Zellen stärkt. Der Körper nimmt beim Einatmen Sauerstoff auf, beim Ausatmen gibt er CO_2 ab; in Kombination mit Übungen wird dieser Prozess intensiviert. Wenn die Lunge und das Herz gut funktionieren, dann ist der Transport von Sauerstoff in die Körperzellen gewährleistet. Vor allem bei niedriger Körpertemperatur, die sich durch Frieren bemerkbar macht, regen die Übungen den Kreislauf an, was den Körper erwärmt und das Immunsystem stimuliert.

Es gibt einen engen Zusammenhang zwischen Abwehrkräften und Gefühlen. Freudige, angenehme Empfindungen befähigen den Körper, Angreifer wie z. B. Viren abzuwehren. Umgekehrt schwächen zerstörerische Gedanken und Stimmungslagen das gesunde Ordnungssystem in unserem Körper. Die Übungen wirken direkt auf unsere Stimmung und Gemütsverfassung. Das Abwehrsystem erfährt eine nachhaltige Stärkung auf den drei Ebenen von Körper, Geist und Seele. Der Körper leitet die gesundheitsfördernden Veränderungen an das Gehirn weiter, an die Schaltzentrale, die auf die gute Nachricht z. B. durch Ausschüttung von Glückshormonen, den sog. »Neurotransmittern« wie z. B. Dopamin, Serotonin, Endorphin reagiert. Unser Geist entfaltet Gedanken und Gefühle wie Hoffnung, Gelassenheit und Wohlsein. Die Seele, durch die wir mit dem Universum verknüpft sind, freut sich ebenfalls hierüber, weil uns ein beruhigter Geist für die Schönheiten der Natur öffnet.

Nachfolgende Übungen können Sie im Bett machen oder auch später nach dem Aufstehen, natürlich auch tagsüber.

Übung – Dehnen und Räkeln

Dehnen im Liegen

Strecken und recken Sie sich nach Herzenslust im Bett, wie eine Katze. Vielleicht noch ein lautes Gähnen dazu, das macht fit.

Sie können auch die Beine strecken, ein Bein nach oben bewegen und es mit beiden Armen zum Gesicht ziehen. Als Variation heben Sie den Kopf und Schulterbereich in Richtung des hochgezogenen Beines. Sie können gerne auch kräftig und von Herzen dazu lachen, das freut Ihre Organe und übt die Stimme!

Die Dehnungsübungen sind besonders wirksam, weil sie den Kreislauf und den Fluss der Lymphe anregen, die Gefäße weiten und die Muskeln kräftigen. Vor allem Menschen, die lange liegen müssen – vielleicht auch im Krankenhaus – können mit den Dehnungsübungen ihre Körperzellen massieren. Wenn sonstige Bewegungen schwerfallen, bietet das Strecken und Recken eine ideale Möglichkeit, Körper und Geist zu aktivieren (s. Kapitel 9).

Wirkung:
- Stärkung der Muskeln und Gelenke
- Anregung des Lymphflusses
- Stabilisierung des Kreislaufs
- Dehnung der Bein- und Armmuskulatur

Mit dem Körper sprechen

Während Sie die in dem Buch beschriebenen Übungen und die Massage ausführen, danken Sie Ihrem Körper für die unermüdliche, selbstverständliche Arbeit, die er tagaus, tagein so zuverlässig leistet. Fragen Sie die Organe auch, wo es zwickt und drückt und warum. Sie werden vielleicht erstaunt sein: Sie erhalten eine Antwort als innere Stimme. Bleiben Sie am Ball, will sagen, massieren Sie auch dann weiter, wenn es nicht gleich klappt, sondern erst einmal zieht, ziept und schmerzt. Es braucht eine Weile, bis die Organe die liebevolle Behandlung und Aufmerksamkeit auch annehmen; sie müssen sich ja schließlich erst daran gewöhnen, genauso wie Ihr Geist auch!

Doch Sie können sicher sein, dass sich mit der Zeit eine Veränderung einstellt. Sie nehmen Ihren Körper wahr, er meldet sich und spricht ebenso mit Ihnen wie Sie mit ihm. So einfach ist das. Schließlich brauchen Sie beim Reden ja auch den Dialog. Einsame Monologe sind kurz. Wir wollen den gemeinsamen Austausch. Das gilt auch für uns und unseren Körper.

Es kann ja auch sein, dass Ihr Körper schon lange auf die Gelegenheit gewartet hat, Ihnen etwas mitzuteilen, doch Ihre Ohren waren dafür nicht offen. Wenn nun ein Dialog hergestellt ist, dann geht es nach dem Frage-Antwort-Prinzip. Frag mich, und ich antworte dir. Das geht mit unseren Mitmenschen ebenso wie mit unseren Organen. Dann haben Sie mit Ihren inneren Organen zugleich Ihren inneren Heiler angeregt, der Ihnen fortan bei guter Behandlung sicher freudig zu Diensten ist. Sie können sicher sein, dass wir alle eine Selbstheilkraft in uns haben. Bei liebevollem Umgang und entsprechendem Übungsprogramm meldet sie sich.

Übung – Bauchmassage

Zunächst die Handflächen fest reiben, bis sie ganz warm werden. Wir liegen auf dem Rücken und massieren den gesamten Bauchraum, indem wir den Bauch streicheln und die Organe begrüßen und wecken.

Wir beginnen damit, dass wir rechts und links unter den Rippen mit den Fingern sanft die oberen Verdauungsorgane aktivieren; mit der rechten Hand Milz und Pankreas, mit der linken Hand Leber und Magen, indem wir im Bogen der Rippen von außen nach innen streichen – mal mit mehr, mal mit weniger Druck.

Wir reiben dann kreisförmig im Uhrzeigersinn den ganzen Bauch.

Dasselbe gegen den Uhrzeigersinn.

Anschließend von oben nach unten, von den Rippen zum Schambein massieren.

Zum Schluss vom Beckenknochen bis zum Schambein mit der Handkante die Lymphdrüsen reiben.

Wir setzen uns auf und massieren die Nieren mit beiden Händen durch kräftige Streichbewegungen.

Alle Übungen 36 Mal ausführen – ein Erfahrungswert, der sich bewährt hat.

Mit weiteren Massagen wecken wir sämtliche Lebensgeister, die nun noch fitter werden, als sie ohnehin schon durch die Massage des Bauchraumes geworden sind. Durch sie wurden bereits eine sehr gute Verdauung, Ausgleich von Sympathikus und Parasympathikus sowie eine Kräftigung des Herzens bewirkt.

Übung – Massagen für den ganzen Körper

Im Einzelnen bitte folgende Massagen ausführen, ihre wohltuende Wirkung ist so gut wie garantiert:

1. **Hals/Nacken:** Nackenbereich fest reiben (hilft gegen Bluthochdruck)
2. **Schläfen:** Mit beiden Daumen unter leichtem Druck massieren (hilft gegen Kopfschmerzen und macht wach)
3. **Kopf:** Mit den Fingern den Scheitelbereich von der Stirn bis zum Hinterkopf kämmen (beugt Bluthochdruck vor)
4. **Nase:** Mit beiden Mittel- oder Zeigefingern den Bereich um die Nase reiben (von den Nasenflügeln bis zur Stirn und zurück). Hilft gegen Sinusitis (Nebenhöhlenentzündungen)
5. **Augen:** Mit den Fingern den Bereich um die Augen herum massieren (fördert die Sehkraft)
6. *Inzung:* Mit einem Finger den Bereich zwischen Oberlippe und Nasenmitte drücken oder massieren – hilft gegen Erkältungen, verstopfte Nase
7. **Vorderer Hals:** Mit zwei Fingern um den Kehlkopf massieren – fördert die Funktion der Schilddrüse
8. **Ohren:** Ohren reiben und massieren – fördert den Hörsinn und beugt Entzündungen vor
9. **Knie:** Um die Kniescheibe herum, mit ziehenden Bewegungen von den Waden zu den Kniekehlen – hilft gegen Beschwerden und lockert das Kniegelenk
10. **Fußgelenke:** Im Sitzen in beide Richtungen drehen – stimuliert den Kreislauf
11. *Yong Žon:* »Sprudelnde Quelle« (zwischen dem großen Zeh und dem zweiten Zeh, Richtung Mitte der Fußsohle, in der weichen Stelle am Fußballen. Sie finden den Punkt leicht, denn er ist sehr empfindlich) (s. Kapitel 2 und 11) – hilft gegen Schlaflosigkeit, dient als Energiequelle und löst Verspannungen.

Damit haben Sie die 12 verschiedenen Meridiane zu neuem Leben erweckt, denn sie sind für unser Wohlergehen zuständig.

Versuchen Sie doch auch, die Massage mit lauten oder leisen Tönen zu begleiten, die aus dem Zwerchfell, also aus dem Bauchraum, kommen. Als Vorübung dazu atmen Sie tief in den Bauch hinein, der sich nach außen wölbt, und beim Ausatmen ziehen Sie den Bauch mal langsam, dann mit einer festen Bewegung nach innen. Sie werden staunen, wie sich Ihre Stimme kräftigt und damit auch Ihre STIMMung aufheitert. Sie verschaffen sich Gehör, denn weder Sie selbst noch die anderen können Sie länger überhören. Wenn dann noch die Körperhaltung stimmt und mit Ihrer Stimme im Einklang ist, werden Sie stabil wie ein fest verwurzelter Baum.

STIMMige Übungen

Die Sinnesorgane, die mit unseren Organen verbunden sind, nehmen Eindrücke, Empfindungen, Stimmungen und Wahrnehmungen von außen sofort auf und leiten sie an unser Gehirn weiter. Für die Organpflege können wir dies positiv nutzen, indem wir unseren Organen Wohlklänge gleichsam als Medizin zuführen. Es besteht folgende Verbindung zwischen einzelnen Lauten und den Organen:

Das A	Herz
Das I	Leber, Magen
Das U	Unterbauch: Dünn- und Dickdarm
Das O	oberer Magen, Darm
Hoho	Lunge (den Zungenrücken hochziehen)
Sse	Niere (Laut zwischen den Zähnen herausdrücken)
Schie	Schließmuskel, Prostata, Gebärmutter

In vielen Kulturen sind die Wirkungen von Klängen bekannt; so ist etwa der herzöffnende und -stärkende A-Laut in Halleluja, Allah, Jahwe, Amen vorhanden und wirkt durch gemeinsames Sprechen und Singen in der Wiederholung besonders intensiv. Mütter, die ihre Kinder beruhigen wollen, bedienen sich automatisch des nierenberuhigenden Sse-Lautes. Es ließen sich sicher zahlreiche weitere Beispiele für das Wissen um die wohltuende Wirkung von Lauten finden. Probieren Sie einfach aus, ob Ihnen das Spiel mit den Lauten Freude macht, eventuell auch in Verbindung mit den Übungen. Sie können nicht tönen, sagen Sie? Dann singen, rezitieren und tönen Sie nach Herzenslust unter der Dusche, mit dem Wasserstrahl, dort können Sie getrost ganz mutig sein; sie werden staunen, wie leicht es Ihnen dann fällt.

Nun zu den Übungen, um sich morgens für den Tag zu stärken:

Übung – Sich selbst auf die Schulter klopfen – Der Vogelschlag

Sie starten besonders gut in den Tag, wenn Sie sich selbst auf die Schulter klopfen:

Mit dem Laut Hoho wird die Lunge gekräftigt. Die Körperübung hierzu ist der sogenannte »Vogelschlag«: tief einatmen, die Arme zur Seite strecken, leicht nach hinten ausbreiten und dabei den Brustkorb weiten, Kopf ebenfalls leicht nach hinten, dann mit dem Ausatmen den Oberkörper nach unten führen, Katzenbuckel, die Arme verschränken, die Hände schlagen auf die jeweils gegenüberliegende Schulter (die rechte Hand auf die linke Schulter und umgekehrt), beim Einatmen Brustkorb wieder öffnen, Arme und Schultern nach hinten.
Die Übung 4 Mal ausführen, dann aufrecht stehen, die Arme nach unten hängen lassen, Brustkorb leicht vorstrecken; tief ein-

atmen, beim Ausatmen den Laut Hoho bis zum vollständigen Ausatmen tönen. Ebenfalls 4 Mal wiederholen.

Anschließend empfiehlt es sich, **den Laut Schie** zu tönen, weil dies ein richtiger Muntermacher ist; es eignet sich eine Kombination mit allen Übungen, bei denen Sie die Beckenmuskulatur anspannen und den Schließmuskel hochziehen – im Stehen, Sitzen oder Liegen. Sie atmen ein, spannen Becken und Schließmuskel an; beim Ausatmen entspannen Sie die Muskeln allmählich und tönen dabei den Laut Schie.

Wirkung:

- Verbessert die Sauerstoffaufnahme durch Weiten und Verengen des Brustkorbs
- Vertreibt Müdigkeit und erfrischt den ganzen Körper
- Wirkt stärkend und ermutigend

Übung – Sich Halt geben – Zehen fassen

Auf dem Rücken liegen, die Beine gestreckt nach oben führen, Füße zeigen nach oben; Arme ausstrecken und nach oben führen, mit den Händen die Zehen fassen. Tief ein- und ausatmen, mindestens 1 Minute, auf 3 Minuten steigern.

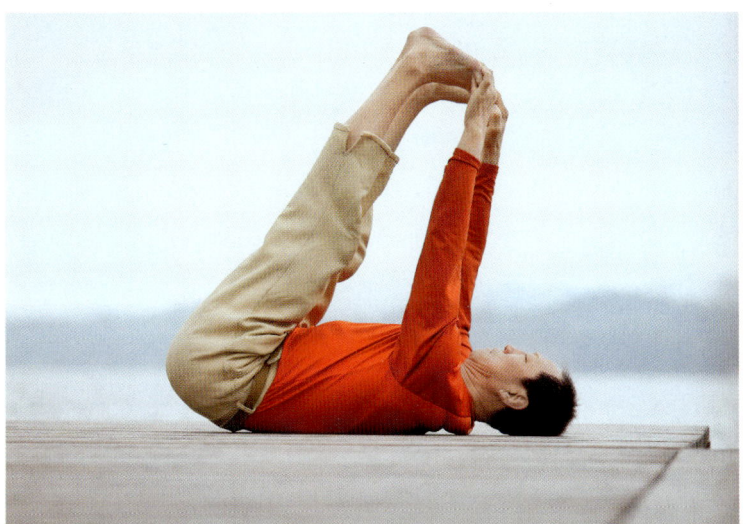

Übung – Sich selbst umarmen

Auf dem Rücken liegen, die Beine nach oben führen und anwinkeln; Oberkörper nach oben bringen, Arme nach vorne strecken, mit den Händen die Zehen halten. Tief ein- und ausatmen, mindestens 1 Minute, auf 3 Minuten steigern.

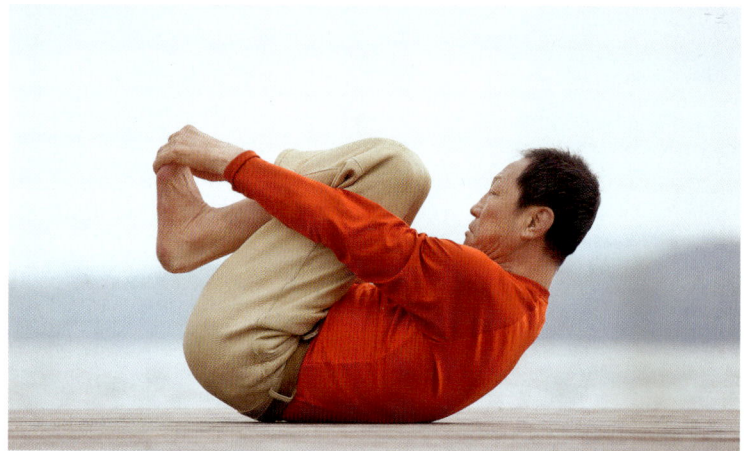

Wirkung der beiden Übungen:
- Dehnung der Oberschenkelmuskulatur
- Dehnung des Rückens und der Schulter
- Kräftigung des Kniegelenkes
- Wohlbehagen mit sich selbst

Übung – Belastendes abschütteln – Der Käfer

Auf dem Rücken liegen, Arme und Beine gestreckt, Füße abwinkeln, die Fußsohlen zeigen nach oben. Arme und Beine mal kräftiger, mal weniger kräftig schütteln. Jede Schwere weicht, Körper und Geist werden locker. Das Schütteln und Ruckeln begleiten wir einfach mit einem lauten Lachen.
Mindestens 3 Minuten, auf 15 Minuten steigern.

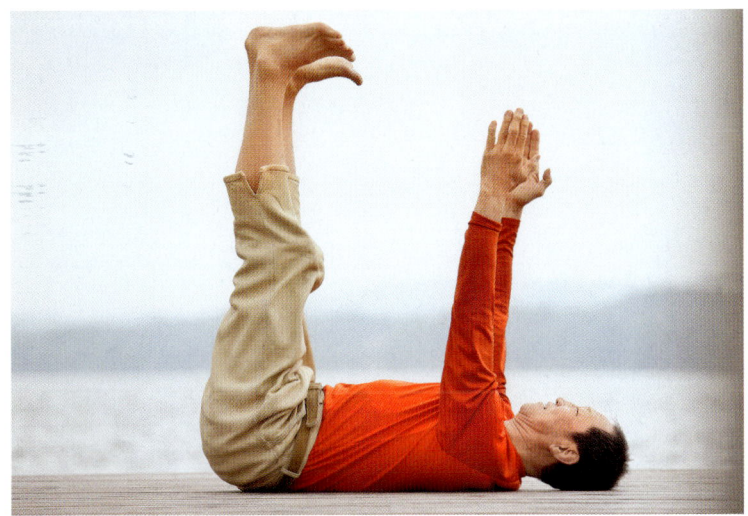

Wirkung:
- Aktiviert Muskeln, Gelenke und Kreislauf
- Macht hellwach
- Bringt Leichtigkeit ins Leben

Übung – Freundschaft mit dem Knie schließen – Knie und Oberkörper heben

Auf dem Boden liegen, Beine ausstrecken, linkes Bein anwinkeln und mit den Armen zur Brust ziehen. Dann mit dem rechten Bein.
Pro Seite 1 Minute halten, auf 3 Minuten steigern.

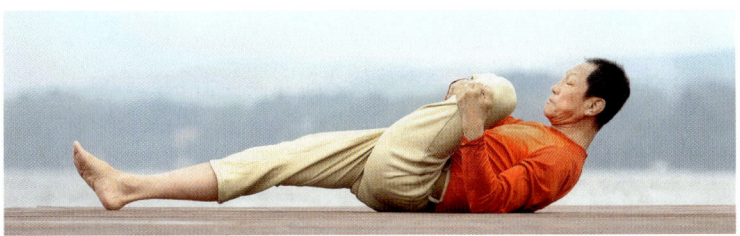

Übung – Sich ausdehnen

Auf dem Rücken liegen, gestreckte Beine nach oben führen. Linkes Bein zur Seite abwinkeln, linken Fuß ans Knie des gestreckten, rechten Beines; Fuß des rechten Beines mit der rechten Hand bei ausgestrecktem Arm halten. Das Knie des abgewinkelten Beines mit der linken Hand leicht nach hinten drücken.
Danach Bein- und Armwechsel.
Pro Seite 1 Minute halten, auf 3 Minuten steigern.

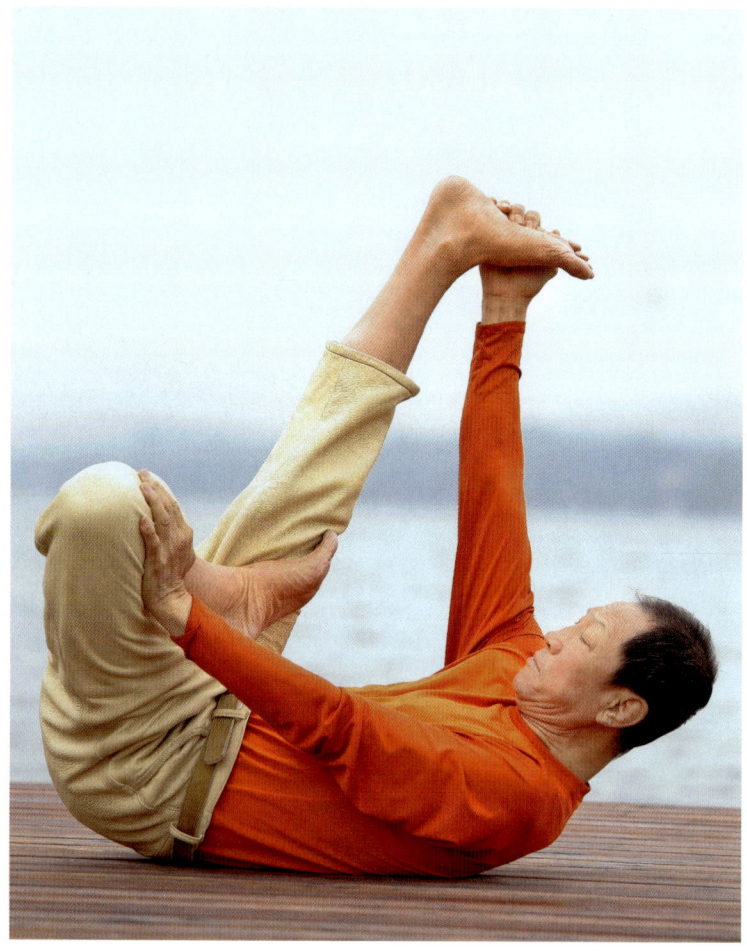

Übung – Schaukelmassage

Auf dem Boden liegen, die angewinkelten Beine nach oben führen; rechtes Bein mit beiden Händen an den Fersen fassen, linkes
Bein noch stärker hochheben, Ferse unter den Bauchnabel legen
und leicht massieren; Körper sanft schaukeln. Ausatmend hinlegen, Seitenwechsel.
Halten, solange es guttut, langsam steigern.

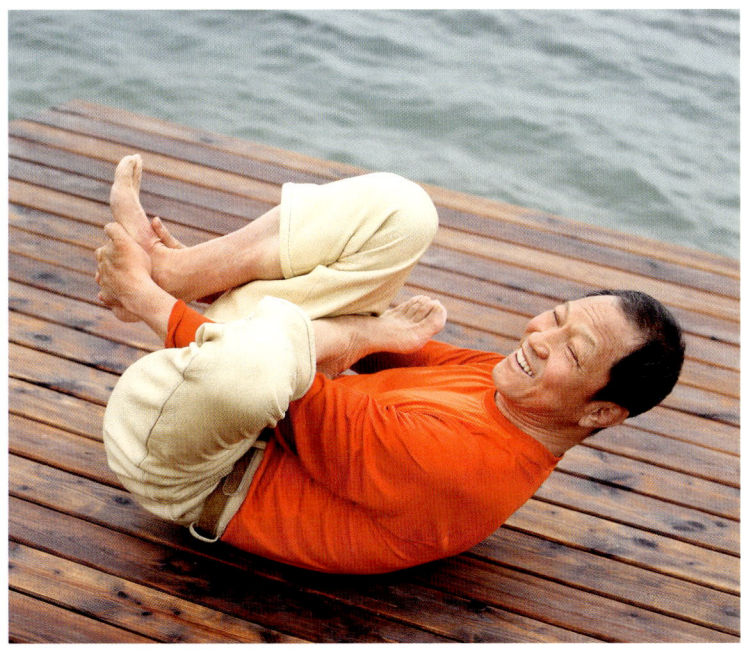

Übung – In den Fußsohlen lesen

Auf dem Boden liegen, die Knie anwinkeln und so weit es geht nach außen führen, Fußsohlenkanten aneinanderlegen und mit den Händen fassen, Oberkörper anheben. So lange halten, wie es guttut.

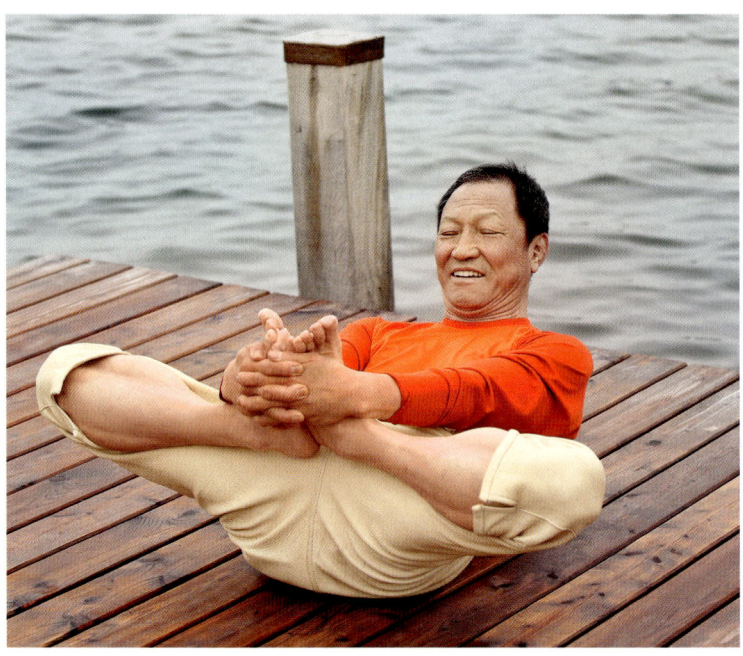

Wenn Ihnen danach ist, können Sie auch einen Kreis schaukeln, indem Sie sich aufsetzen, mit dem Oberkörper zur Seite lehnen und die Beine in die Luft führen, weiterschaukeln, solange es Ihnen gefällt.

Übung – Arme und Beine im Gleichklang

Wie bei der vorigen Übung, dann die Beine im Spagat nach hinten ausstrecken, Füße mit den Händen halten, Oberkörper anheben.

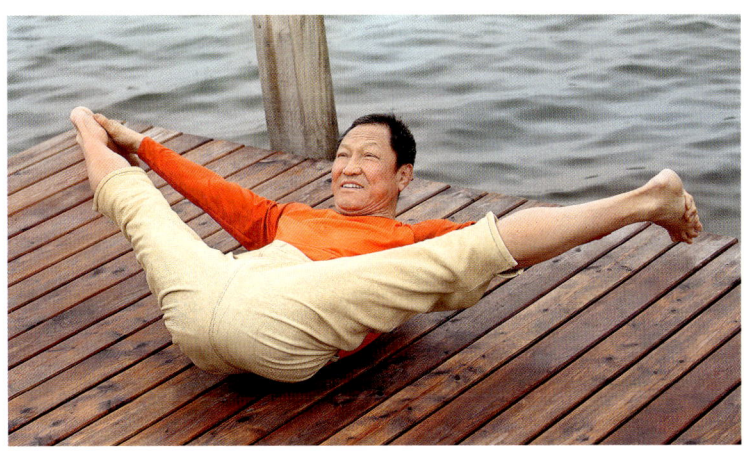

Übung – Richtung anzeigen

Mit dem Rücken auf dem Boden liegen, in den halben Lotossitz
gehen, die gestreckten Arme durch die Beinbeugen führen.

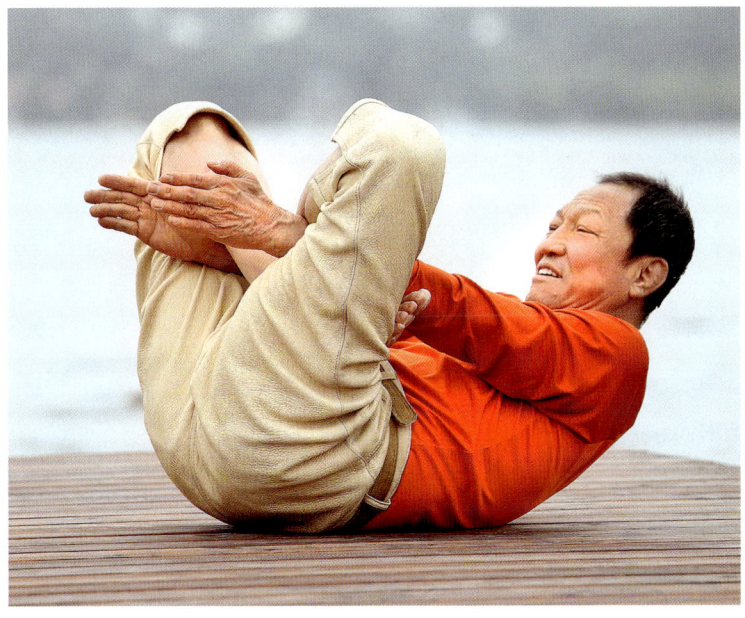

Übung – Sich der Meditation hingeben
Lotossitz auf dem Boden liegend

Fortsetzung der vorigen Übung:

Beide Hände zurückziehen und im Lotossitz bleiben, der linke Daumen drückt am rechten Fuß den Punkt *Yong Žon* (»Sprudelnde Quelle«, die weiche, empfindliche Stelle am Fußballen, zwischen dem großen Zeh und dem zweiten Zeh, Richtung Mitte der Fußsohle), der rechte Daumen drückt *Yong Žon* am linken Fuß. Die Knie gehen so weit wie möglich Richtung Boden.

Beide Übungen erfordern viel Geschick und Training. Sie sollten sie gemeinsam ausführen und dann mit gewechselter Fußstellung wiederholen.

Jeweils ca. 1–2 Minuten halten.

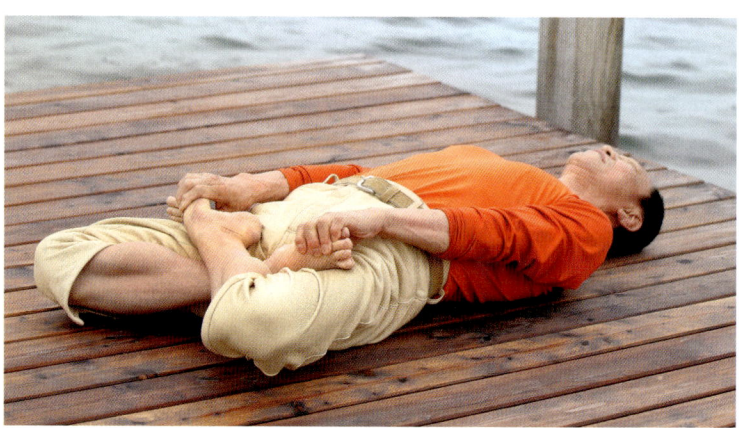

Wirkung der Übungen:

- Dehnung der Rücken-, Schulter-, Bein- und Bauchmuskulatur
- Dehnung des Beckenbodens
- Ausgleich von Sympathikus und Parasympathikus
- Harmonisierung von Anspannung und Entspannung

Nachfolgend weitere kombinierte Bewegungsübungen:

Übung – Größer werden – sich ausstrecken

Die Hände im Liegen ineinander verschränken, mit der Einatmung langsam nach oben ziehen und die Handflächen auf Herzhöhe nach außen drehen. Weiter nach oben strecken, dabei die Arme ganz durchstrecken; Schultern sanft nach unten drücken. Ausatmen.

Mehrfach wiederholen, dann Arme langsam beim Ausatmen senken. Die Füße zeigen nach oben.

Mindestens 4 Mal wiederholen.

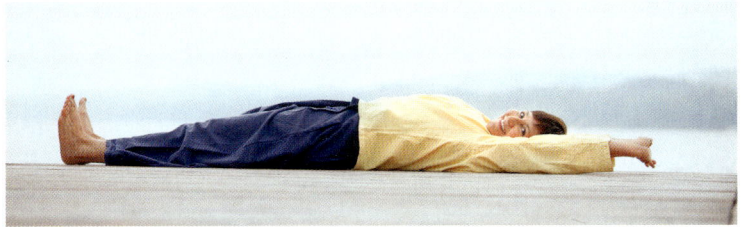

Wirkung:

- Öffnet und weitet den Brustkorb
- Dehnt den gesamten Bauchraum
- Verbessert die Blutzirkulation vom und zum Herzen
- Wirkt muskelbildend

Übung – Sich mit Himmel und Erde verbinden

»Himmel und Erde« drücken: mit der Einatmung rechten Fuß anwinkeln und rechten Arm nach oben strecken, Handfläche zeigt abgewinkelt nach oben, dabei Arm gerade lassen; der ande-

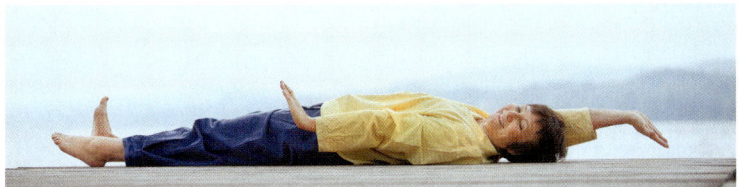

re Arm zieht – ebenfalls gestreckt – nach unten zum Boden. Ausatmen und sich mit Himmel und Erde verbinden; dann einatmend die Hände vor dem Herzen zusammenführen und dieselbe Bewegung mit dem anderen Arm und Fuß ausführen. Mindestens 4 Mal wiederholen.

Übung – Vom Boden abgehoben wippen und eine Mondsichel bilden

Im Liegen den Körper anspannen, die Hände auf die Oberschenkel legen; einatmend den Rücken anheben und leicht nach links und rechts wippen, Fersen, Schultern und Kopf bleiben am Boden. Mit dem Ausatmen wieder zum Liegen kommen. Mindestens 4 Mal wiederholen.

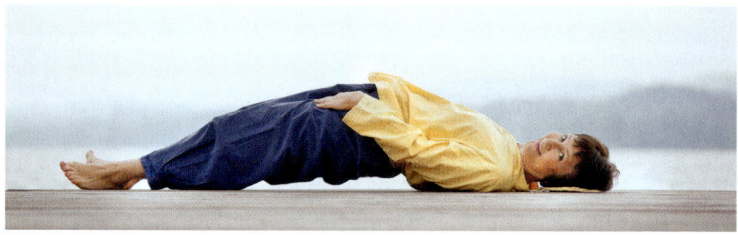

Wirkung:
* Löst Verspannungen

Übung – Sich eine Umarmung schenken – Knie anziehen

Im Liegen die Knie anwinkeln, zusammenhalten und mit den Armen hochziehen – möglichst langsam steigernd bis zur Brust –, dann den Kopf zum Knie führen und eine Weile so bleiben, einatmend langsam wieder Arme und Beine ablegen. Mindestens 4 Mal wiederholen.

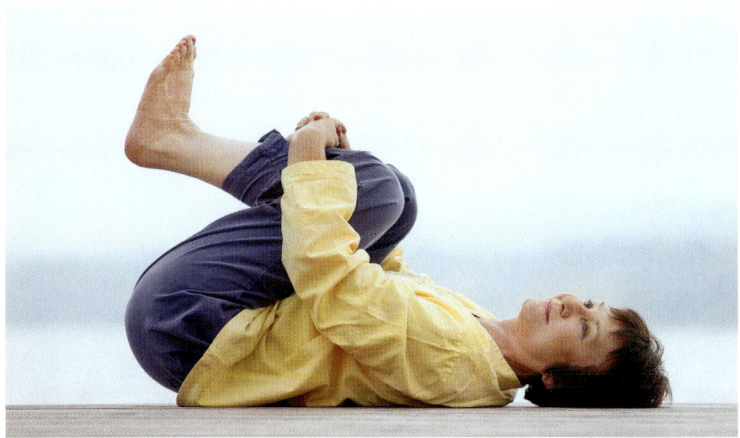

Übung – Knie mit Stirn verbinden

Wie bei der vorherigen Übung, dann Kopf bis zur Stirn führen.

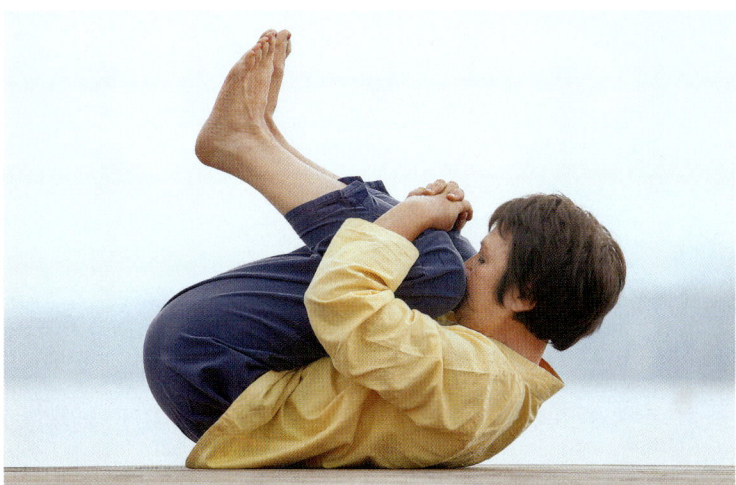

Wirkung:
- Entlastet und entgiftet die Leber
- Stärkt den Rücken

Übung – Anziehend sein

Im Liegen mit dem Einatmen ein Bein anziehen, das andere bleibt ausgestreckt am Boden, Ferse auf dem Boden lassen, Fuß abwinkeln. Das angezogene Bein an die Brust ziehen, Kopf zum Knie führen. Das Bein beim Ausatmen wieder auf den Boden legen, mit dem anderen Bein wiederholen.
Mindestens 2 Mal mit jedem Bein.

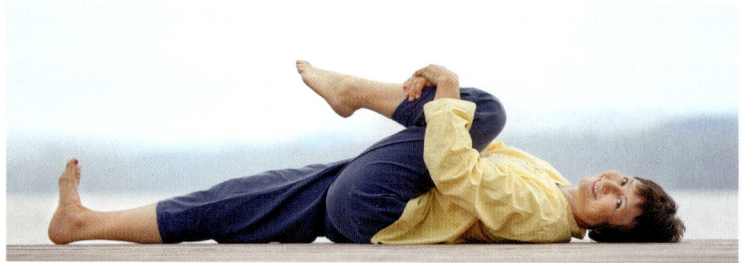

Nach Beendigung der Übungen zum Sitzen kommen, Beine anwinkeln, sich mit den Armen abstützen, dann die Beine wie einen Scheibenwischer nach links und rechts drehen, Knie zum Boden. Der Oberkörper macht dabei eine leichte Gegenbewegung. Diese Abschlussübung »Scheibenwischer« lockert die Muskulatur und löst Verspannungen.
Sie haben gar keine Zeit, sagen Sie? Da gibt es einen einfachen Rat von dem großen asiatischen Philosophen und Lehrmeister Kungfutse: »Wenn du in Eile bist, mache einen Umweg.« Also: Wer meint, keine Zeit zum Üben erübrigen zu können, übe doppelt – oder sagen wir: ein bisschen mehr, schließlich sind die modernen Zeiten mit den alten nicht ganz zu vergleichen. Hauptsache, Sie probieren es aus!

Gesamtwirkung aller Übungen:

- Dehnung der Muskeln
- Massage der Organe
- Anregung des Kreislaufs

- Verbesserung des Lymphflusses
- Stärkung des Rückgrats
- Kräftigung von Schultern und Nacken
- Stärkung des Zwerchfells als Sitz der Stimme
- Verbesserung der stimmlichen Ausdruckskraft
- Abbau von Stress
- Schaffung einer angenehmen Stimmung
- Entdeckung der eigenen Stärke und
- Freude

U gong I san – Der Umzug des Berges oder: Was Willenskraft bewirkt

Es war einmal ein Mann, der zeit seines Lebens über einen Berg in das Nachbardorf zu wandern pflegte, was jeweils einem Tagesmarsch entsprach. Da er nun schon 90 Jahre alt geworden war und der Weg ihm seit längerem schwerfiel, beschloss er eines Tages, den Berg abzutragen und an anderer Stelle wieder aufzubauen, den Berg also umzuziehen; so könnte er auf geradem Weg bequemer und schneller in das Nachbardorf gelangen. So gedacht, so getan, er machte sich an die Arbeit. Ein alter Freund kam vorbei und sagte: »Was machst du denn da, bist du verrückt geworden?« Der alte Mann erwiderte: »Überleg doch, wenn der Berg immer kleiner wird, gelange ich viel leichter ins Nachbardorf. Ich fange schon mal mit dem Umzug des Berges an; was ich nicht schaffe, machen dann meine Kinder und Kindeskinder – so lange, bis er ganz abgetragen und neu aufgebaut ist.« Dies hörte der Berggeist. Die Willenskraft des alten Mannes war so stark, dass der Berggeist befürchtete, er selbst würde mit dem Umzug ganz verschwinden. Deshalb wandte er sich mit der Bitte an Gott, er solle den Berg gleich auf die andere Seite versetzen.

U gong I san: »Ein dummer alter Mann
will einen Berg versetzen.«

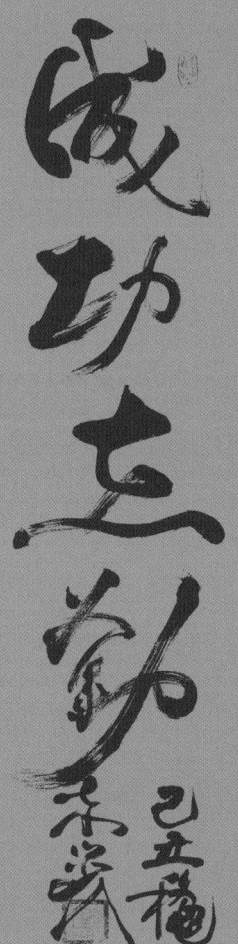

Erfolg kommt durch Fleiß

Sich bequem hinsetzen, Oberkörper leicht nach vorne beugen, tief ein- und ausatmen. Mit dem Faustrücken beim Ausatmen seitlich an der Wirbelsäule den ganzen Rücken entlangklopfen, auch das Steißbein, was die Durchblutung verbessert. Macht munter und wach, für den Start in einen neuen Tag genau das Richtige. Danach tief ein- und ausatmen.

KAPITEL 2

FREUDIG IN DEN TAG STARTEN

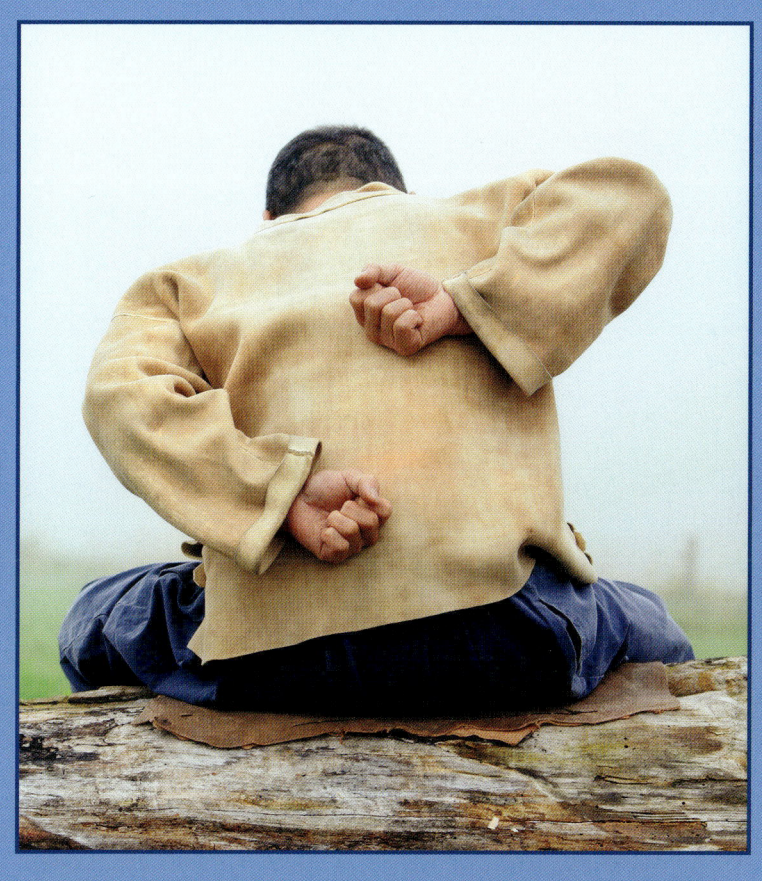

Vögel kündigen mit lautem und freudigem Gezwitscher den Sonnenaufgang an, gleich wird es Tag. Die Sonne steigt auf, über dem Wasser glänzt sie in allen Farben, wir sehen sie als Ball größer werden, bis sie den Tag ausleuchtet – auch, wenn sie sich hinter den Wolken versteckt. Die Nacht weicht langsam dem Tag, der Übergang ist gleitend und fließend. Die während der Nachtruhe gesammelten Energien stehen uns nun als Schaffenskraft zur Verfügung. Der Tag ruft nach Aktivität, die sich morgens besonders effektiv nutzen lässt.

Wenn wir mit der Sonne aufstehen, hat das einen großen Vorteil: Wir starten mit der Natur in den Tag, nehmen an ihrem Rhythmus teil. Die Mönche in allen Kulturen wussten schon, warum sie so früh aus dem Nachtlager sprangen. Im Kloster ist dies weltweit nach wie vor so üblich. Auch auf dem Land gehört frühes Aufstehen zum bäuerlichen Leben. Mit der Verstädterung haben sich die Zeiten geändert, und doch: Frühes Aufstehen ist eine gute Gewohnheit. Ihr Körper ist um diese Zeit besonders empfänglich für die aufbauenden Kräfte der Natur.

MEDITATION

Meditation ist hervorragend geeignet, um Ruhe in den Alltag zu bringen.

Optimal ist eine Stunde, doch auch eine halbe oder schon eine Viertelstunde tun ihre Wirkung. Manchmal genügt noch weniger. Es spielt keine Rolle, an welchem Ort, ob in der Natur oder bei Ihnen zu Hause, im Büro oder sogar im Großstadtlärm. Tauchen Sie ab in sich selbst. Mit der Meditation versenken Sie sich in Ihr Inneres. Sie können sich vorstellen, dass Sie eine Lotusblüte in sich haben. Der Verstand kommt zur Ruhe, Ihr Körper hat das Wort, Ihre Seele. Die Mitteilungen von Körper und Seele nehmen Gestalt an und zeigen sich in Worten, Bildern und Klängen. Dinge, die sonst das Geschehen so stark beherrschen, treiben schweigend auf dem stillen Meer unseres ruhigen Atems. Es tauchen Lösungen auf, die wir sonst nie gefunden hätten. Wie in einem Mobile finden die verschiedenen Teile zu einer harmonischen Balance. Damit verschwindet jegliches Ungleichgewicht. Es eröffnet sich die Quelle der inneren Lotoskraft (s. Kapitel 7). Meditation erhöht die Lebensenergie, indem wir alles außen vor lassen, was nicht zu uns gehört, und uns nach innen konzentrieren. Wir kommen zu uns selbst. Gleichzeitig weiten sich Körper, Geist und Seele. Unser Empfinden richtet sich hierauf aus, wir nehmen Abstand vom Alltag, eine wohltuende Leere tritt ein. Wir gleiten mit weiten Flügelschlägen dahin, um dann wie ein Eisvogel in die Wassertiefe hinabzutauchen und gleich wieder aufzutauchen, bis uns – sagen wir – eine Palme zum Verweilen einlädt. In tiefer Meditation können wir schwebend versinken. Unsere Seele bringt den Verstand in eine neue Ordnung, was sich beruhigend auswirkt. Aus der Ruhe erfahren wir Zusammenhänge, die sich in der Leere entfalten. Aus dem Freiraum, der so entsteht, scheint unsere Verbindung mit der Natur auf. Und in dieser Herzensverbindung mit ihrem Wesenskern erleben wir uns als Bestandteil der Natur.

Unsere Erde beschenkt uns mit ihren Gaben, ohne zu fragen, wie viel sie dafür bekommt: Sie verströmt bedingungslose Liebe. Die Natur stellt uns Luft, Sonne und Wasser freigebig zur Verfügung. Endlos und selbstverständlich geben die Natur und die Erde uns ihre Liebe im Kreislauf des Lebens. Die Sonne bleibt in ihrer Bahn und bescheint jeden Tag aufs Neue die Erde, wodurch das Leben überhaupt erst möglich ist. Die stärksten Energiequellen der Erde sind Sonne und Mond. Die Sonnenenergie hilft bei der Meditation und bei Therapien, die Mondenergie beschützt uns. Sie gehören wie *Úm* (*Yin* im Chinesischen, weibliche Energie) und *Yang* (männliche Energie) zusammen.

In der Meditation begegnen wir ihnen ebenso wie (zumindest bisweilen) den großen Meistern, die durch tiefe Versenkung und eine entsprechende Lebensführung ihr Bewusstsein bis zur Erleuchtung erweitert haben. Jesus, Buddha und Konfuzius weilen schon lange nicht mehr unter uns. In der Meditation können wir ihre Botschaften der Weisheit erspüren und ihr Gedankengut in uns verankern. Damit nehmen wir heilende Energien auf, die negative Einflüsse auflösen und uns gesund erhalten. In allen Religionen gelten dieselben Grundwerte – Glaube, Liebe und Hoffnung – als Quellen tiefempfundenen Wohlergehens. Meditation macht uns heiter, gelassen und weise. Kurzum, sie ist der Schlüssel für unsere Gesundheit. Wenn wir meditieren, breitet sich Frieden in uns aus, und das ist der beste Start in den neuen Tag. Meditation sollte deshalb einen festen Platz in unserer Lebens- und Zeitplanung einnehmen – manchmal auch als Blitzmeditation.

Verschiedene Sitzhaltungen für die intensive Meditation

Wir können in jeder Situation meditieren, das ist im Alltag Gold wert, um uns innere Freiräume zu erschließen.

Für eine intensive, längere Versenkung eignen sich folgende Sitzpositionen:

- der *Lotossitz* oder auch
- der *halbe Lotossitz* (mit geweitetem Gesäß)
- die sog. *Yang-Ban-Stellung* aus Japan, die früher Gelehrte und Adlige oft für Stunden einnahmen (enge Gesäßstellung): ein Bein eng zum Körper anwinkeln, das andere ebenfalls eng zum Körper angewinkelt darüber legen, die Knie aufeinander, die Füße sind an der Seite des Körpers, die äußeren Fußkanten auf dem Boden; als »Heldenstellung« finden Sie ein Foto im Kapitel 11. Sie eignet sich besonders für langes Lesen und bei Fachgesprächen, die hohe Konzentration erfordern. Sie gilt als die geeignete Position für Diskussionen.

- die sog. *Kumgang-Position* (auf dem Boden knien und auf den Fersen sitzen). Sie eignet sich für kürzere Sitzungen. Besonders spielende Kinder sitzen häufig auf den Fersen. (Ein Foto finden Sie im Kapitel 3.)

Die Atemübungen in den Bauchbereich, ins untere *Danzon* (*Dan* = roter Samen, *Zon* = Feld, im Chinesischen *Dantian*), in den verschiedenen Sitzpositionen verlangen schon mehr Übung als im Liegen oder Stehen. Insgesamt wirken sie im Sitzen noch intensiver, da sich die Atemmuskeln mehr bewegen als etwa im Liegen, so dass die Sauerstoffaufnahme kraftvoller ist. Deshalb finden die intensivsten Atem- und Meditationsübungen im Sitzen statt. Die Konzentration nimmt zu, die Meditation gewinnt an Intensität, die Muskeln entspannen sich. Ergebnis ist eine Zentrierung von Geist und Körper, die klar und frisch macht.

Der **Lotossitz** ist die traditionelle buddhistische Position der Meditation. Er ist die bequemste Stellung für langes Sitzen; dabei ermöglicht tiefes Ein- und Ausatmen maximale Konzentration und verbindet uns mit unserer Umwelt und dem Universum. Da die Oberschenkel und Knie auf dem Boden liegen, ist die Sitzfläche beim Lotussitz im Vergleich zu anderen Haltungen am größten. Um die Sitzfläche herum können wir uns einen Kreis vorstellen, den die Knie berühren, die eine Gerade durch den Kreismittelpunkt bilden. Eine weitere Gerade führt im Winkel von 90° ebenfalls durch den Kreismittelpunkt, so dass ein gleichschenkeliges Kreuz entsteht. Der Schnittpunkt des Kreuzes ist gleichzeitig der Mittelpunkt des Kreises, auf dem wir sitzen. Wir denken uns nun eine senkrechte Linie nach oben, die entlang der Wirbelsäule zum höchsten Punkt des Kopfes führt. Diese Verbindung zwischen Gesäßmitte und Kopf bildet die Stützsäule unseres Körpers, die Himmel und Erde in uns verbindet. Ziehen wir von den Endpunkten des Kreuzes im Kreis Linien und führen dann Geraden zum höchsten Kopfpunkt, sehen wir am

Boden einen gleichschenkeligen Rhombus, der an den Seiten vier Dreiecke darstellt, die über dem Kopf zusammenkommen und mit dem höchsten Kopfpunkt eine Einheit bilden. Ganz klar: Wir sitzen in einer Pyramide.

Bauch und Kreuz sind leicht angespannt, die inneren Organe liegen an der richtigen Stelle, unsere tiefen Atemzüge fließen durch das obere, mittlere und untere *Danzon* (*Dantian* im Chinesischen), also hinter der Region der Augenbrauen über der Nasenwurzel im Gehirn (oberes *Danzon*), des Herzzentrums unter dem Brustbein zwischen den Brustwarzen (mittleres *Danzon*) und des Unterbauches, dem Sitz des unteren *Danzon*; es befindet sich ca. zwei Finger breit unterhalb des Bauchnabels im Körperinneren und ist etwa zwiebelgroß. In der koreanischen Tradition sowie in der TCM (der traditionellen chinesischen Medizin) gilt es als das wichtigste, das eigentliche Energiezentrum des Menschen. Insgesamt bringt die Stimulierung der drei *Danzon*-Punkte (des oberen, mittleren und unteren) unsere Vitalität und unsere Selbstheilungskräfte in Schwung. Die Energie fließt durch den gesamten Körper. Die Schultern sind gerade, der Kopf zeigt mit dem höchsten Punkt nach oben, so dass eine ganz leichte Vorwärtsneigung erfolgt. Die Zungenspitze liegt am inneren Zahnrand, der Mund ist geschlossen. Die Fußsohlen weisen nach oben.

Die Hände ruhen auf den Knien, entweder mit den Handflächen nach oben oder in einer *Mudra*, der traditionellen symbolischen Handgeste. Der Begriff kommt aus dem Sanskrit und meint »das, was Freude bringt« (z. B. Daumenkuppe und Zeigefingerspitze zu einem O formen, Handrücken an die Knie im Lotussitz, die drei weiteren Finger leicht gerundet abspreizen – *Mudra* zur Erhöhung des Energieflusses).

Übungen im Lotossitz:

In der Position des Lotossitzes – oder auch des halben Lotossitzes – verbleiben, dann die Arme verschränken und nach oben führen, über dem Kopf die Handinnenflächen nach außen drehen. Arme strecken, Ellenbogen in Richtung Ohren, Schultern nach unten. Während wir einatmend die Arme nach oben heben, visualisieren wir alle Organe (z.B. Nieren, Lunge, Thymusdrüse, Schilddrüse, die Sinnesorgane) und schenken ihnen ein dankbares Lächeln für ihre ständige Aktivität zum Wohle unserer Gesundheit. Ebenso verfahren wir mit Skelett und Knochen. Im Weiteren die nach oben ausgestreckten Arme nach rechts und nach links wiegen, Gesäß und Beine am Boden lassen. Ausatmend den Oberkörper nach vorne dehnen, dann die Arme und die verschränkten Finger nach hinten ziehen, mit dem Beugen des Oberkörpers auf dem Rücken nach oben dehnen.

Den Lotossitz können wir üben: im Sitzen ein Bein auf den Oberschenkel legen und die Ferse bis zur Leiste ziehen. Das andere Bein angewinkelt in Richtung Schambein darunter legen. Wir können dies als vorbereitende Übung für den Lotossitz ansehen, doch ist dieser sog. halbe Lotossitz auch eine eigene Position zum Tiefenatmen oder Meditieren. Dies führt zu einer sehr starken Dehnung der Knie, diese Haltung daher maßvoll trainieren. Hilfreich ist auch eine weitere Übung: Knie im Sitzen anwinkeln und mit den Armen und Händen nach unten drücken. Wir können sie auch beim Fernsehen auf dem Sofa machen.

Die geeignete Position zum Üben und Meditieren

Welches ist nun die richtige Position zum Üben und Meditieren? Für die Atem- und Meditationsübungen im Sitzen am besten zunächst abwechselnd alle Haltungen einnehmen. Das gilt auch für die Wahl des Liegens, Stehens oder Gehens. Nach einer Weile stellen wir fest, welche Position sich für unser Wohlbefinden besonders eignet. Probieren Sie es selbst aus!

Aus meiner Erfahrung macht die stehende Position standfest und erlaubt es uns, Ein-Stellungen zu überprüfen, das Gehen erweitert den Blick und ermuntert zum Ein-Sehen; Tiefenatmen und Meditieren im Liegen machen für unsere Lage sensibel und stärken die Selbstheilungskräfte, im Sitzen sind wir aufnahmefähig für Gespräche und Mitteilungen. Der Lotussitz vereinigt die vier Aspekte; er beglückt uns mit einer umfassenden Harmonisierung. Doch auch die anderen Positionen führen zu einer wohltuenden Stärkung, die uns das Leben mit größerer Freude meistern lässt.

Die meditative Körperreise

Die meditative Versenkung in sich selbst lädt zu einer Körperreise ein, bei der Ihr Körper mit Ihnen Zwiesprache hält.

Nachfolgende Körperreise können Sie am Morgen machen oder auch abends. Vor dem Sonnenaufgang wirkt sie am intensivsten, da wir mit der Sonne verbunden wach werden; die Sonne begleitet uns dann unserem Biorhythmus gemäß durch den Tag. Auch wenn es regnet, ist sie immer da – mal hinter den Wolken, mal strahlend. Lassen Sie sich vom Bild der Sonne inspirieren. Stellen Sie sich vor, wie die Sonne aufgeht, während der Mond in ihrem Licht allmählich verblasst. Nachts umhüllt uns der Mond in seinen zyklischen Phasen und wacht über den Schlaf. Die Sonne löst ihn ab, aktiviert unsere Lebensgeister.

Nun die Beschreibung der meditativen Körperreise, die Sie ganz entspannt und weitet. Sie werden bald die Kraft spüren, die von ihr ausgeht und Sie verändert. Lassen Sie sich überraschen!

Vorbereitung der meditativen Körperreise

Sie können zur Meditation nachfolgenden Text verwenden, ihn auch nach eigenem Belieben verändern. Wenn Sie wollen, sprechen Sie sich den Text zunächst auf Tonband und spielen ihn zur Meditation ab, oder Sie machen die Reise mit einem Partner, einer Partnerin, der oder die Ihnen den Text vorliest, während Sie sich voll und ganz versenken.

Vielleicht ziehen Sie es vor, den Text während der Meditation in Gedanken selbst zu sprechen. Entspannungsmusik ohne Gesang kann die Meditation erleichtern. Machen Sie sich auch mit der Lage der Organe und Meridiane vertraut. In der Meditation nehmen Sie dann Kontakt zu diesen wichtigen Regionen in Ihrem Körper auf.

Übung – Körperreise

Sorgen Sie zunächst für eine bequeme Sitzhaltung, gute Gedanken und ruhigen, gleichmäßigen Atem. Sie können sich im Lotussitz einrichten, im halben Lotussitz oder auch sitzend auf einem Stuhl, die Füße am Boden. Schließen Sie die Augen, konzentrieren Sie sich auf den gleichmäßigen, tiefen Atem. Sie können beim Ein- und Ausatmen von 1 bis 10 zählen, statt 11 beginnen Sie wieder mit der 1, um einen Gleichklang in die Atmung zu bringen.

Querschießende Gedanken einfach vorüberziehen lassen. Nach und nach stellt sich eine Beruhigung und Konzentration ein, die uns entspannt und für die nachfolgende Übung aufnahmebereit macht.

Text als Anleitung zur Körperreise

»Ich stehe am Strand bei Sonnenaufgang (alternativ etwa: auf einem Berg mit schöner Panoramaaussicht). Leib und Seele sind entspannt. Mein Atem fließt tief in mich hinein und vollständig wieder aus mir heraus. Beim Einatmen strömt positive Energie in meinen Körper, beim Ausatmen entweichen ihm Schadstoffe, Gifte und negative Gedanken.

Die Sonnenenergie füllt meinen Körper von Kopf bis Fuß. Es ist die stärkste und schönste Energie; sie heilt meinen Leib. Ihr Licht und ich sind eins.

Die Sonnenstrahlen gehen durch den gesamten Körper vom Kopf bis zu den Füßen und geben mir die Energie, die Kraft der Erde. Die Energie durchdringt meinen Kopf bis in die Kopfmitte hinein, zum Urgehirn und zur Schaltzentrale der Nerven, dem Hippocampus – dort wo sich eine waagerechte Linie zwischen den Schläfen mit einer Senkrechten, ausgehend von der Hauptfontanelle (der spürbaren »Kuhle« auf der Schädeldecke im Übergang zum Hinterkopf), treffen würde. Meine Nerven und Hormone freuen sich, sie nehmen positive Gedanken auf und leiten sie weiter. Die helle Lichtenergie strahlt vom Mittel- zum Kleinhirn, zur Verlängerung des Rückenmarks und Großhirns. Die heilende Energie und die Erdwellen füllen jetzt meinen ganzen Kopf aus und machen Gefäße und Meridiane sowie Nervenbahnen frei und durchlässig.

Die Erdstrahlen fließen nun bis in den Nacken und strahlen bis zur Schilddrüse, der Schaltzentrale für die Bildung von Hormonen. Sie bewegen sich weiter bis ins Brustbein zur Thymusdrüse. Sie stärken mein Immunsystem und beseitigen eventuell vorhandene Entzündungen im Körper. Die Natur heilt mich mit ihrer Kraft.

Von der Thymusdrüse ergießt sich die Energie in meine linke Brusthälfte und nimmt eine rote Farbe an. Der rote Strahl scheint mir ins Herz, beseitigt Verspannungen und stärkt den Blutkreislauf. Nun wandert die Energie in meine Lunge und wird weiß. Ich bin voller Energie, auch meine Lungenbläschen nehmen sie auf. Der Strom schwemmt alle Giftstoffe aus und reinigt die Lunge.

Die Energie fließt nun vom 7. Halswirbel in beide Schultern, in die Ellenbogen, Handgelenke, Handflächen und Finger. Meine

Blutbahnen, Nervenbahnen und Meridiane werden frei und durchlässig.

Die Energiestrahlen kehren zum Herzen zurück und widmen sich nun dem Bauchbereich und den Beinen. Auf der Höhe unterhalb meines Nabels sitzt die Energie gleich einer goldenen Kugel. Ich lasse sie lebendig werden. Dadurch wird der ganze Körper angenehm warm, und die Energie kann überallhin fließen. Wenn unser Leib an einer oder mehreren Stellen diese Energie besonders benötigt, holt er sie sich nun von dieser goldenen Kugel.

Das bewusste tiefe Ein- und Ausatmen in den Bereich unterhalb des Bauchnabels, den *Danzon (Dantian* im Chinesischen), bildet Energie und Kraft. Mein Energiespeicher tritt in Aktion.

Von dort wandert der Energiefluss in den rechten unteren Brustkorbbereich zu meiner Leber, wo er ein grünes Leuchten entfaltet. Diese grünen Energiestrahlen lösen Belastungen auf und füllen den Energiespeicher in der Leber auf.

Von grün ändert sich die Farbe in gelb, und der gelbe Farbstrom fließt zu Magen, Galle, Bauchspeicheldrüse und Milz. Die gelbe Energie kann meine Organe von schädlichen Stoffen befreien.

Als weiße Energie strömen die Strahlen in den Dünn- und Dickdarm und legen die Grundlage für eine gute Verdauung.

Die Energie nimmt die Farbe Dunkelblau an und strömt in die Nieren, die Blase und die inneren Geschlechtsorgane, die sie massiert.

Am Damm angekommen, leuchtet sie in einem kräftigen Weiß. Zusätzlich nimmt der Körper über den Damm die Energie der Erde auf; sie steigt entlang der Wirbelsäule bis zum Kopf und sorgt für ein Gefühl der Stärke.

Danach entfaltet sich die weiße Energie über die Meridiane vom Becken durch Oberschenkel, Knie und Unterschenkel bis zu den Fußsohlen.

Von dort wandert sie jeden Meridian einzeln die Beine entlang empor. Sie füllt nacheinander die Meridiane der Nervenbahnen, Blase, Leber, Galle, Milz und des Magens.

An Becken, Knie und Fußsohlen erfahren die Gelenke eine besondere Verstärkung. All meine Knochen sind fest und stark. Mein Skelett wird kräftiger; ich sehe mich selbst vor meinem inneren Auge, wie ich aufrecht, fest und gut verankert auf der Erde stehe.
Mein ganzer Körper ist jetzt durchdrungen von der weißen Sonnenenergie und strahlt sie auch aus. Beide bilden eine Einheit.

Voller Dankbarkeit über die frische Energie richte ich meine Liebe an den Kosmos. Ich nehme teil am Kreislauf der Fülle. Das bewusste Aufnehmen erfüllt mich mit Liebe, dem Urgefühl absichtslosen Gebens und Nehmens.
Die neu eingeströmte Kraft lässt meinen Körper angenehm vibrieren. Die kosmische Energie, die nach der Meditation meinen Körper durchdringt, hat ihn (wieder) ins Gleichgewicht gebracht. Diese heilende Energie ist ein Geschenk, das meinen Leib von Schwachstellen befreit und mich gesund hält.
Mein Geist und mein Körper sind nun ganz klar und hellwach. Langsam öffne ich meine Augen. Ich bin jetzt bereit für einen glücklichen Start und zu einem Sprung in die Freude.«

Skeptisch? Meditation soll solche Wunder bewirken? Das werden Sie sich vielleicht fragen. Nun, damit wir uns richtig verstehen: Wenn Sie krank sind, ist medizinische Hilfe angezeigt. Die Meditation dient der Unterstützung, Vorbeugung und Lebensfreude!

Folgende zwei Übungen machen Sie wach und erfrischen:

Übung – Klopfmassage

Gönnen Sie sich eine Klopfmassage!

So wie der Schlaf den Körper und den Geist fröhlich macht, können Sie mit Hilfe der sogenannten Klopfmassage die Meridiane, Gefäße und das Lymphsystem so aufblühen lassen, dass von ihnen Freude ausgeht. Das Klopfen auf Arme, Beine und den Oberkörper führt den Organen Energie zu, macht die Blutgefäße durchlässig und bringt die Lymphflüssigkeit in Schwung. So ganz nebenbei ist es auch ein wirksames und einfaches Mittel zum Abnehmen, da das gespeicherte Wasser besser abfließen kann.

Wenn Sie dies als Partnerübung machen, dann stellt sich eine Person mit leicht gegrätschten Beinen hin, die Arme seitlich ausgestreckt. Der Partner oder die Partnerin klopft Arme, Schultern, Rücken, Beine mit beiden Händen, wobei eine Hand von oben, die andere von unten klopft bzw. an den Beinen von vorne und von hinten.

Eine weitere Übung sollte gleich in der Früh Ihren Alltag begleiten:

Die sog. *Manse*-Übung, die in Korea nach wie vor überall ausgeübt wird.

Die *Manse*-Übung aus Korea

Sie stellen sich bequem hin, die Beine schulterbreit auseinander, und werfen die Arme nach oben. Sie sollten ganz gestreckt sein, die Ellenbogen beim Hochschwingen möglichst nahe an den Ohren. Die Schultern bleiben unten, wir drücken sie leicht in Richtung Boden. Der Körper passt sich der kraftvollen Bewegung leicht und geschmeidig an.

Wenn wir uns dann noch anschließend im Spiegel betrachten und uns mal anlächeln, mal laut lachen, sind wir schon gut für den Tag gewappnet.

Übung – Die Aktivierung der Energiezentren: Den Tag betend begrüßen

Diese Übung ist im gesamten asiatischen Raum bekannt und wird vor allem in Tibet praktiziert. Pilger umrunden auf diese Weise den heiligen Kailashberg. Die Übung symbolisiert eine tiefe Ehrerbietung vor der Natur und dem Göttlichen; zugleich bringt sie die Werte zum Ausdruck, die das Leben bestimmen sollen. Sie aktiviert die drei Energiezentren – das obere, mittlere und untere *Danzon*.

1.

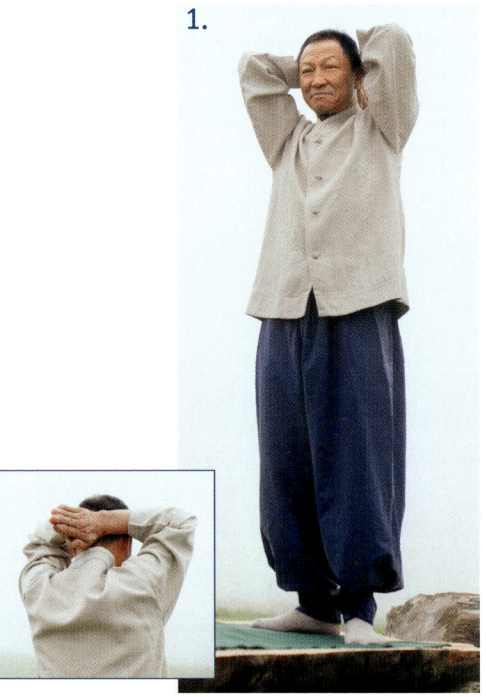

2.

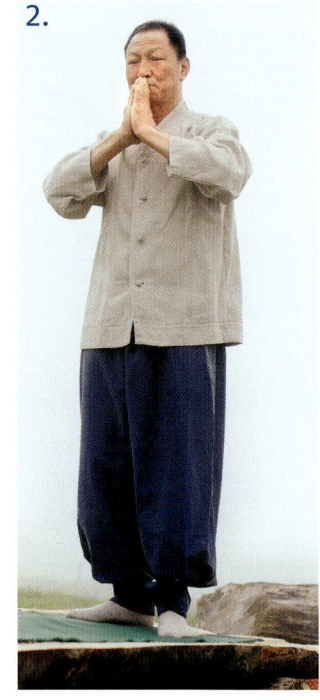

Darüber hinaus gleicht sie die Körperenergien aus, vor allem nach einseitigen Belastungen. Mit diesem Körpergebet starten Sie besonders kraftvoll in einen aktiven, harmonischen Tag. Sie können sie zusätzlich oder alternativ zur Körperreise durchführen.

Sie stellen sich aufrecht hin, die Füße leicht geöffnet nebeneinander. In entspannter Haltung dem Universum und sich selbst ein Lächeln schenken. Die Arme beim Einatmen über den Kopf führen, Hände wie zur Gebetsstellung mit ausgestreckten Fingern zusammengelegt auf den Hinterkopf bringen, Handballen am Kopf, Finger zeigen nach hinten. Stellen Sie sich dabei vor, dass Sie sich mit dem Universum, der Natur verbinden und Ihre Gedanken kontrollieren. Sie aktivieren den oberen *Danzon-*

3.

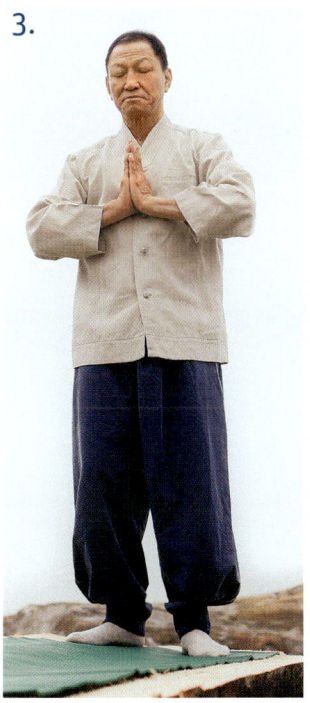

4.

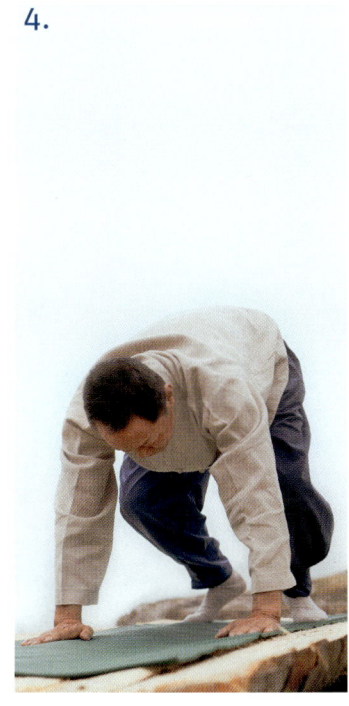

Punkt (Bild 1). Dann ausatmen und dabei die zusammengelegten Hände unter die Nase und auf den Mund führen, die Mittelfinger drücken leicht auf den Punkt zwischen den Nasenflügeln in der Kuhle der vorderen Nasenscheidewand, der energetisierend wirkt (Bild 2). Symbolisch drücken Sie damit aus, dass Sie sich der rechten Wahl Ihrer Worte bewusst sind. Arme und Hände ans Herz führen – als Ausdruck des Willens, die Herzensenergie zu stärken, zum Bereich des mittleren *Danzon*-Punktes (Bild 3). In die Knie gehen, die Hände stützen sich weiter vorne ab (Bild 4). Dann die Knie auf den Boden führen (Bild 5); während Sie weiter ausatmen, schieben Sie die Hände, Arme und den Oberkörper nach vorne und legen sich ganz auf den Boden, Arme und Hände über dem Kopf ausstrecken, was das untere *Danzon*-Zentrum aktiviert (Bild 6). Die Hände wie zu Beginn als

5.

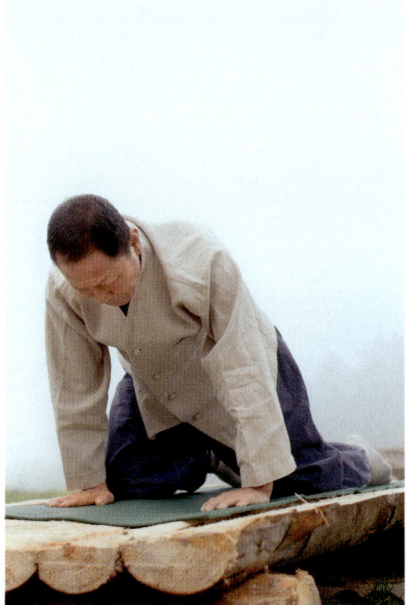

6.

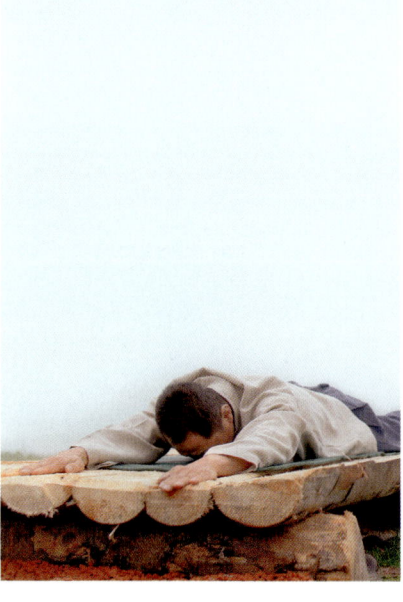

Zeichen der Hingabe in Gebetsstellung bringen, Handballen am Hinterkopf (Bild 7). Heben Sie dann den Oberkörper hoch und stützen sich auf die gestreckten Arme, was das untere *Danzon*-Zentrum unterhalb des Bauchnabels zusätzlich massiert (ohne Foto). Stützen Sie sich zum Aufstehen wieder auf die Hände (Bild 8), während Sie einatmen und sich aufrichten (Bild 9), dann die Hände in Gebetshaltung auf den Hinterkopf führen (Bild 10) und die Übung erneut ausführen. Dadurch, dass Sie beim Aufstehen aus dem Liegen vorrücken, bewegen Sie sich etwas nach vorne.

Diese Übung kräftigt, dehnt, macht geschmeidig und regt den Kreislauf an. Die Formen symbolisieren eine mentale Einstellung und verkörpern Werte wie Verbindung mit dem Kosmos, Reinheit im Herzen, liebevolle Rede und Demut.

7.

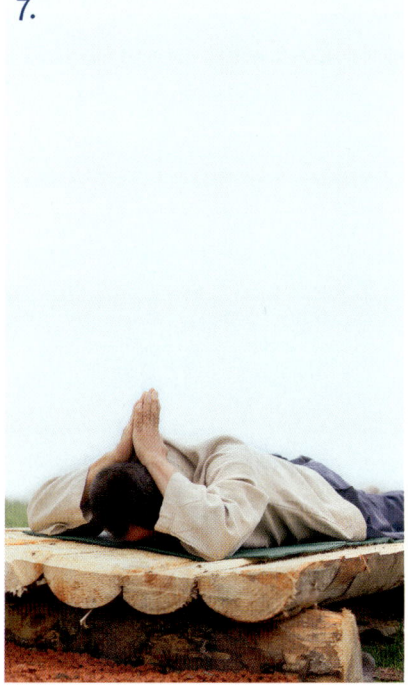

8.

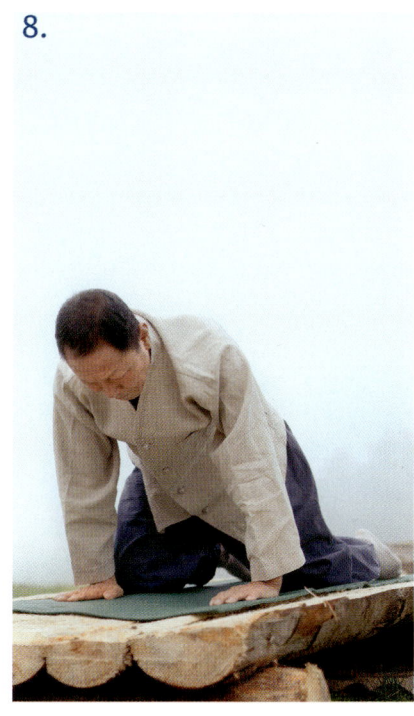

Wir können uns die »Betübung« wie die Phasen einer Welle vorstellen. Wie eine sich aufbauende Welle legen wir uns ausatmend auf den Boden. Ebenso wie sich die Welle beruhigt, ziehen wir uns einatmend wieder zurück, wobei der Kniestand den Übergang kennzeichnet (Naturatmung).

Am Anfang sollten Sie die Übung 10 Mal ausführen, dann auf 36 Mal steigern, schließlich auf 72 und nach einer Weile 108 (etwa 20 Minuten). Zählen Sie mit, das fördert die Konzentration und klärt die Gedanken. Nach einer Weile werden Sie merken, dass Sie ganz in der Bewegung aufgehen, sich hingeben, was den Verstand zum Schweigen bringt. Diese Übung ist deshalb für Körper, Geist und Seele gleichermaßen kraftvoll.

9.

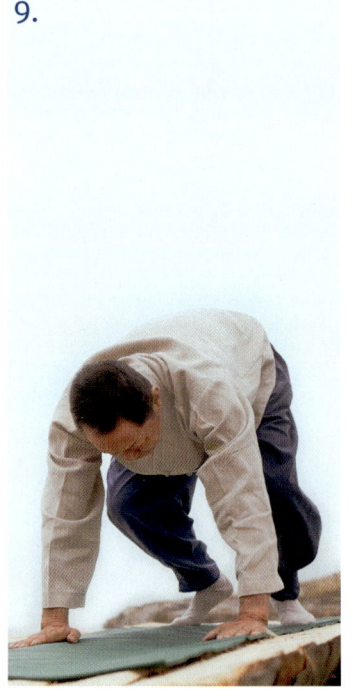

10.

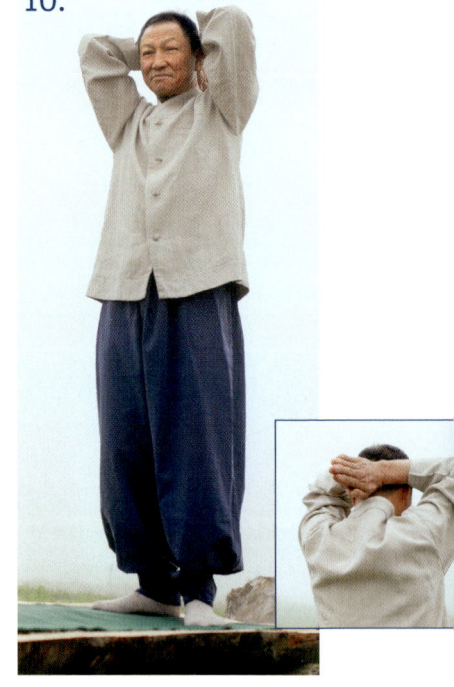

Wirkung:

- Bringt alle Organe, Muskeln und Gelenke in Schwung
- Kräftigt die Wirbelsäule
- Dehnt Schultern, Hals und Rücken
- Aktiviert den Kreislauf
- Verbindet Sie mit sich und der Natur
- Fördert wohltuende Kommunikationsformen
- Öffnet Ihr Herz
- Macht flexibel
- Stärkt die Konzentration
- Bündelt die Willenskraft

남을 쪼개도 꽃은 보이지 않는다

Beim Holzhacken sieht man nicht die Blüten des Baumes

Schneider- oder Lotossitz einnehmen, tief einatmen und dabei die linke Hand langsam nach unten führen, auf den linken Oberschenkel in Kniehöhe legen und Knie nach unten drücken. Der rechte gestreckte Arm geht gleichzeitig nach oben, die Handfläche abwinkeln. Über die Hand in die Weite des Himmels schauen. Seitenwechsel.
Gut für Atemwege und Lungen.

KAPITEL 3

DEN INNEREN SCHATZ
ENTDECKEN

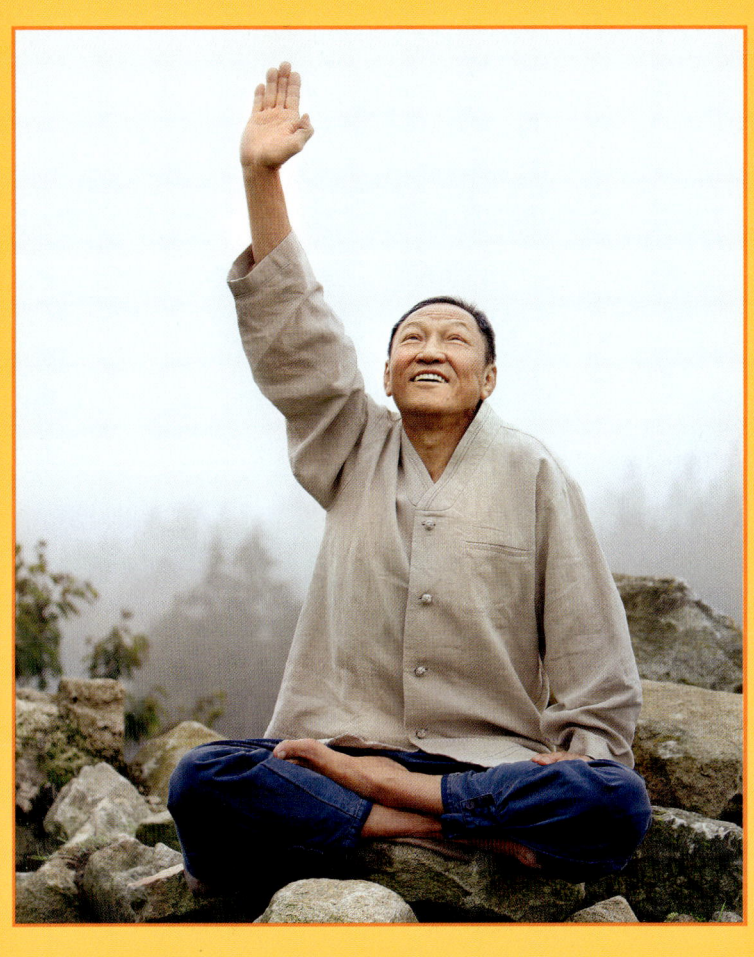

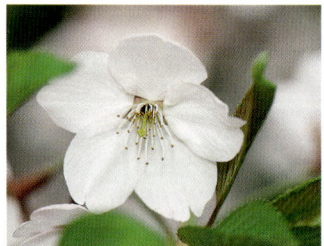

Ein Mönch betet in einem Tempel. Plötzlich reißt ein Mann die Tür auf und herrscht ihn an: »Mit wem sprichst du?« Der Mönch antwortet: »Ich bete zu Buddha.« Ungeduldig sagt der andere: »Wo ist Buddha? Ich sehe niemanden!« Der Mönch antwortet daraufhin ruhig: »Buddha ist in mir.« Nun zieht der Eindringling sein Schwert und hält es dem Mönch vor die Brust. Dieser blickt auf und nimmt den Kirschbaum vor dem Fenster des Tempels wahr, den er ruhig betrachtet, während er spricht: »Der Kirschbaum trägt in jedem Frühling aufs Neue wunderschöne Blüten. Wenn du den Stamm aufschneidest, kannst du sie niemals entdecken.« Der andere hält inne, lässt sein Schwert sinken und fällt auf die Knie. Er bittet den Mönch, dass er ihn als seinen Schüler aufnimmt.

Der Mönch ist ein Beispiel für Erkenntnis, Selbstbeherrschung und innere Ruhe. Gleichzeitig will er dem Eindringling eine Erklärung geben, sein Wissen also mit ihm teilen, was seine Liebe zu den Menschen widerspiegelt. Seine Ruhe kommt aus der Klarheit seines Geistes.

Wie ist es möglich, eine solche Klarheit zu erlangen? Das ist ein langer Weg (Do), der Willenskraft, Geduld und Mut erfordert und vor allem Liebe zu den Menschen. Wer diesen Weg geht, erlangt nicht nur die Klarheit des Geistes, sondern auch körperliche Gesundheit. Eine der einfacheren Methoden auf diesem Weg sind Atemübungen, die auf Körper und Geist gleichermaßen heilsam und harmonisierend wirken, da sie entspannen.

Eine leichte Atemübung:

Einatmen, Atem anhalten und ausatmen, wobei die Zeitabstände jeweils gleich lang sein sollten. Wer durch die Nase einatmet, atmet wesentlich tiefer, was ebenfalls zu einer verbesserten Konzentration führt.

Das »Sesam-öffne-Dich« ist bewusstes, tiefes Ein- und Ausatmen. Wir können es im Alltag tun, wann immer uns Ort und Zeit dazu geeignet scheinen, sowie ausführlicher in der meditativen Versenkung (Kap. 2). Es verbindet uns nach innen mit uns selbst und nach außen mit unserer Umwelt, stellt eine Einheit her. Wenn wir ruhen, träumen oder meditieren, werden die gespeicherten Vorräte aktiviert.

Die Wirkungen des richtigen Atmens auf Körper und Geist

Der Atem stellt die Verbindung her zwischen unserem Inneren und dem, was außen ist; als harmonische Bewegung lässt er uns eins werden mit uns selbst und unserer Umwelt. Auch wenn der Geist noch mit einer Flut von Gedanken beschäftigt ist, beruhigt er sich nach und nach durch das tiefe Bauchatmen. Es kann sein, dass sich der Bauch zunächst nur wenig beim Einatmen bewegt, doch wenn wir länger üben, sammelt sich unser Geist; es stellt sich eine zuversichtliche Gelassenheit ein, die ein allgemeines Wohlbefinden auslöst. Dies wiederum regt den Stoffwechsel an. Ein ausgeglichener Stoffwechsel führt zur Normalisierung des Blutdrucks, der Verdauung und der Blutzirkulation insgesamt. Körper und Geist kommen in Fluss. Schlacken und Ballast werden abgetragen, der Geist findet zur Ruhe, so dass neue, kreative Gedanken aufkommen können. Im wörtlichen und übertragenen Sinn werden Gärprozesse gestoppt und ihre üblen Folgen verhindert. Die Zufuhr von Sauerstoff und Nährstoffen erneuert die Körperzellen.

In Korea gibt es dafür sprachliche Bilder: »Fließendes Wasser fault nicht.« Oder auch: »Auf der Türschwelle überdauert kein Ungeziefer.« Damit drücken wir aus, dass bei ständiger Benutzung eine Türschwelle länger hält, weil sich unerwünschte Bewohner dort nicht breitmachen können. Dies gilt nicht nur für Holz, sondern grundsätzlich als Naturgesetz: Wenn Dinge nicht in Gebrauch sind und sich selbst überlassen bleiben, werden sie von anderen Lebewesen in Beschlag genommen; umgekehrt sind wir es, die durch ständigen Gebrauch die Dinge in Fluss halten können. Ein Beispiel: In Kleidungsstücken, die nur im Schrank liegen, nisten sich schnell die Motten ein, die sie für ihre gefräßigen Larven aussuchen. Werden die Kleider häufig getragen, bewegt und gelüftet, bleiben die Motten fern. Dasselbe gilt für Erde. Ein leerer Blumenkasten auf dem Balkon bleibt nicht lange ohne Pflanzen oder das, was wir Unkraut nennen.

Was insgesamt in der Natur vorherrscht, gilt auch für den Menschen: Leben ist Dynamik und Suche nach Verbindung. Das tiefe Atmen entspricht dem Bedürfnis, den fließenden Kontakt mit der Natur herzustellen, den wir lebensnotwendig brauchen. Mit dem Atem binden wir uns in ein größeres Ganzes ein und sind gleichzeitig eins mit unserem inneren Kern. Das Grundprinzip allen Lebens ist von Wandlung und Aktivität gekennzeichnet. Atem und Bewegung sind dabei die treibenden Kräfte. Auch im Deutschen gibt es eine vergleichbare Botschaft wie im Koreanischen, so in dem Sprichwort »Wer rastet, der rostet« oder auch – christlicher ausgedrückt – »Sich regen bringt Segen«. Wir können dies als »Aktivsein« auffassen, doch auch als Botschaft vom richtigen Atmen. Gemeint ist dasselbe: Durch den Atem und die Bewegung kommt der gesamte Körper in Schwung, und dies wirkt sich rundum positiv aus. Atem ist die unmittelbarste Form von Bewegung.

Sie werden durch das bewusste Atmen und die Atemübungen Veränderungen feststellen. Die Reaktionen und Zusammenhän-

ge des Körpers zeigen sich deutlich, was zu mehr Eigenverantwortung und Besinnung auf die Selbstheilungskräfte führt. Das
koreanische Sprichwort »Es ist eine Schande, wegen einer Wan-
ze ein ganzes Haus abzubrennen« spielt darauf an, dass ein Körper, dem ein ausgeglichener Geist innewohnt, weiß, wie Störun-
gen gezielt zu beheben sind. Unser Körper ist wie ein Haus, das
instand gehalten werden will. Je liebevoller wir dies tun, umso
wohler fühlen wir uns darin.

Wir können uns auch vorstellen, dass es das Haus eines geliebten
Menschen ist, nach dem wir Sehnsucht haben, wo es uns mit aller
Macht hinzieht – auch hierzu gibt es ein koreanisches Sprich-
wort:

> »Auf dem Haus des geliebten Menschen sitzt ein Rabe,
> und ich liebe selbst ihn, weil meine Liebe so groß ist.«

Unser Körper ist wie das Haus des geliebten Menschen, und er ist
auch unser eigenes Haus. Wir sollten ihn liebevoll und pfleglich
behandeln.

Die Wirkung des richtigen Atmens auf unsere Gesundheit

Die Wirkung des unbeschwerten, natürlichen Atmens liegt darin, dass der Körper mit frischem Sauerstoff versorgt wird. Das
beruhigt die Nerven und den Herzrhythmus und wirkt sich
wohltuend auf unseren Schlaf aus, lässt ihn tiefer werden. Das
Vorwölben und Einziehen der Bauchdecke bringt die Darmperis-
taltik in Schwingung; zusätzlich wird der Speichelfluss angeregt, so dass die Atemübungen auch Stoffwechsel, Entschlackung
und Verdauung aktivieren. Darüber hinaus wird das Blut besser
im Körper verteilt, was auch die Durchblutung des Gehirns fördert. Körper und Geist danken es uns durch Wohlbefinden. Ein
beruhigter Geist führt zu einem starken Immunsystem. Stellt

sich nach den Atemübungen ein deutliches Schlafbedürfnis ein, so zeigt sich darin die Entspannung nach Überforderung und Anspannung.

Wie wohltuend es ist, richtig zu atmen, merken wir dann, wenn es uns zur Gewohnheit geworden ist. Wir gehen den Alltag viel ruhiger an, auch die sportlichen Aktivitäten lösen mehr Freude aus. Wir sind durch den Atem mit uns selbst und mit dem Universum verbunden. Die Luft, der Sauerstoff steht allen zur Verfügung. Bäume und Pflanzen sorgen durch die Aufnahme von Kohlendioxid (CO_2) aus verbrauchter Atemluft und durch das Abgeben von Sauerstoff für eine ständige Erneuerung.

Da die Atemübungen das Immunsystem insgesamt stärken, sind sie auch von therapeutischem Wert bei Heilungsprozessen nach Krankheiten oder Operationen, auch nach einer Chemotherapie. Die Atemübungen beruhigen den Organismus und fördern die Zellatmung, weil mehr Sauerstoff und Nährstoffe in die Zellen transportiert werden. Die Zellen brauchen Sauerstoff zum Aufbau, zur Erneuerung und zu ihrem Funktionieren innerhalb des Körperverbundes. Heilungsprozesse entstehen mit dem Aufbau neuer, gesunder Zellen.

Richtiges Atmen im Fluss des Lebens

Körperliche Bewegung und Atem wollen in Einklang miteinander gebracht werden. Beim Sport z. B. brauchen die Muskeln eine Aufwärmphase, sonst droht Verletzungsgefahr. Von einer zu langen Vorbereitungsphase ist jedoch abzuraten, weil dadurch schon zu viel Muskelkraft verbraucht wird. Deshalb empfiehlt es sich, zunächst nur 80 Prozent der möglichen Leistung zu erbringen, dann langsam die Intensität zu steigern. Auf diese Weise entfaltet sich im Lauf der Aktivität ein harmonisches Verhältnis von Bewegung und Atmen.

Tiefes Einatmen führt dem gesamten Körper Lebensenergie zu. Die Luft wird bewusst in den Leib hineingezogen; Brust- und Bauchraum weiten sich. Beim Ausatmen findet der umgekehrte Vorgang statt. Die intensivste Form des bewussten Atmens zur Aufnahme von mehr Sauerstoff ist die Bauchatmung in den Ober- und Unterbauch hinein. In dieser Region ist das sog. untere *Danzon*, das Energiezentrum angesiedelt, das als Hauptspeicher wie eine goldene Kugel unterhalb des Bauchnabels liegt. Die Bauchatmung massiert es, was zu einem ausgeglichenen Energiefluss führt.

Die bewusste Atmung sollte die Bewegung steuern und die Bewegung wiederum den Atem bestimmen, so dass im Idealfall eine ausgeglichene Wechselwirkung zwischen Bewegung und Atmen entsteht. Wird dagegen der Körper zu intensiv belastet, hetzt der Atem der Bewegung hinterher, um den Körper mit Sauerstoff zu versorgen. Als Folge davon schnappen wir hechelnd nach Luft, wobei wir oft auch noch Seitenstechen haben. Wir sind dann zum Stehenbleiben genötigt, etwa nach schnellem Treppensteigen oder wenn wir schwere Lasten schleppen. Wir müssen uns erst wieder sammeln und beruhigen. Ein unkontrolliert flacher, rascher Atem verleitet zu fahrigen, unkonzentrierten Bewegungen, die uns instabil machen. Sie lassen auf eine Dissonanz von Körper und Geist schließen, die sich im Atmen ausdrückt und diesen Zustand noch verstärkt. Da hilft nur eine Umstimmung durch bewusstes Atmen.

Stellen Sie sich vor, dass wir nicht nur aufs Treppensteigen, sondern auch auf unsere Arbeit und die Anforderungen von außen mit der Art und Weise reagieren, wie wir atmen. Das kann kurz und flach sein – oder auch in tiefen Zügen. Zur Kurzatmigkeit gehört ein gewisses Gehetztsein. Wenn wir dagegen tief durchatmen, lehnen wir uns gleichsam zurück, gehen auf Abstand und legen erst einmal eine kurze Pause ein. Unsere Atemgewohnheiten spiegeln also das Verhältnis zu unserer Arbeit ebenso wider wie zu unserem Körper und Geist. Ob Sie sich vor allem von außen bestimmen lassen oder mit Ihrem Inneren harmonisch überein schwingen, das hängt von Ihrem Atemrhythmus ab. Wir sind, wie wir atmen.

Ebenso wie das richtige Atmen Bewegung und Sport zugute kommt, wirkt es harmonisierend im Alltag. Wir rennen nicht mehr den Ereignissen hinterher. Wir prägen ihnen unseren Atemstempel auf und werden dabei zugleich entschlossener und gelassener.

Das richtige Ein- und Ausatmen als vorbeugende Maßnahme

Die Lehre vom richtigen Atmen hat nahezu alle Kulturen immer schon beschäftigt. Normalerweise atmen wir nicht zu flach und nicht zu tief, der Atem fließt natürlich. Natürliches Ein- und Ausatmen ist zugleich Indikator und Motor von Wohlbefinden. Anspannung, häufig die Folge von Ängsten aller Art, zeigt sich an einem zu flachen Atem. Das tiefe, bewusste Ein- und Ausatmen ist aus therapeutischen Zwecken zu empfehlen, denn wir können Atemübungen unterstützend einsetzen. Wenn wir bewusste Atemübungen machen, sollten wir beim Ein- und Ausatmen die Luft auf dem höchsten bzw. tiefsten Punkt kurz anhalten, bis der Körper nach dem Weiteratmen verlangt.

Am besten suchen wir uns hierfür Grünzonen aus. Günstige Zeitpunkte sind frühmorgens nach dem Aufstehen, abends nach Sonnenuntergang und immer dann, wenn Sie ein Verlangen danach spüren, und in jedem Fall vor den Mahlzeiten. Atemübungen lassen sich sehr gut zwischendurch ausführen, so in Pausen am offenen Fenster. Sie können auch Kollegen, Freunde oder die Familie zum Mitmachen anregen, um sich auf diese Weise gegenseitig zu unterstützen. Nach einer Weile wird es Ihnen zur Selbstverständlichkeit und unverzichtbaren Freude.

Je nachdem, wohin wir beim Einatmen die Luft lenken, können wir bestimmen, ob wir eher den Sympathikus als den Muntermacher aktivieren wollen oder den Parasympathikus, der uns zur Entspannung verhilft. Einatmen in den Brustraum, der sich spürbar weitet, gibt dem Sympathikus Impulse. Der Parasympathikus wiederum dankt uns das Atmen in den Bauchraum, der sich nach außen wölbt; der Körper schaltet auf »Entspannung«. Wenn Sie eine Darstellung des lachenden oder lächelnden Buddhas mit nach vorne gewölbtem Bauch sehen, meint dies nicht, dass er sich gerade eine köstliche Mahlzeit gegönnt hat. Vielmehr genießt er die Phase der harmonisierenden Ruhe, Quelle von Gesundheit und Lebensfreude.

Die *Danzon*-Atmung

Die tiefe Bauchatmung in das untere *Danzon*, die »goldene Kugel« unterhalb des Bauchnabels, regt als Atemtherapie den Kreislauf an und bringt das Chi, die nährende Energie, in Fluss, was die Selbstheilungskräfte zum Arbeiten auffordert. Es fällt dem Körper dann leichter, eine Krankheit (durchaus auch Krebs) zu besiegen, wieder gesund zu werden und zu bleiben.
Es geht also bei der nachfolgenden Atemübung um zweierlei: Zum einen sollen durch tiefes, intensives Atmen Geist und Körper harmonisiert werden, zum anderen wollen wir Bewegung, Alltagsdynamik und Atem in Einklang bringen. Durch bewusstes Üben und regelmäßiges Training verbessert sich die Tiefenatmung. Dies lädt die Energiereserven auf, die das untere *Danzon* als Speicher aufnimmt und dem Körper weitergibt.

Die Grundübung für die untere *Danzon*-Atmung besteht darin, beim Einatmen den Bauch nach außen zu wölben, beim Ausatmen wird der Unterleib flach oder nach innen eingezogen. Die Atembewegung geht mit einer Anspannung des Körpers beim Einatmen und Entspannung beim Ausatmen einher. Beim Einatmen in den Brustraum, den mittleren *Danzon*-Bereich, weitet sich der Brustkorb, das Zwerchfell senkt sich. Beim Einatmen in das untere *Danzon*-Zentrum dehnt sich der Brustkorb weniger stark; die einströmende Luft vergrößert den Bauchraum. Beim Ausatmen wird umgekehrt der Brustkorb enger, das Zwerchfell geht nach oben, und der Bauchraum zieht sich nach innen. Das Einatmen sollte durch die Nase mit geschlossenem Mund erfolgen, die Zunge wird leicht gegen den Gaumen gedrückt. Beim Ausatmen löst sich die Zunge, und wir atmen den Strom verbrauchter Luft durch den Mund aus.

Diese Übung führen Sie am besten im Stehen in leichter Hockstellung aus. Sehr gut für die Bauchatmung ist das Atmen mit gleichzeitigem Vorbeugen des Oberkörpers um bis zu 90°, die Arme bleiben locker, dann die Gegenbewegung nach hinten ausführen, wobei die Arme in Richtung Knie gleiten. Zunächst beim Vorbeugen ausatmen, was automatisch geschieht, beim Rückbeugen tief einatmen. Das Atmen kann dann aus Übungszwecken auch umgekehrt geschehen, also beim Vorbeugen tief einatmen, beim Rückbeugen ausatmen; dieser Wechsel der Kombination von Ein- und Ausatmen mit der Bewegung stärkt die inneren Organe.

Ebenso wie Vorgaben zum richtigen Atmen gibt es auch Regeln zum richtigen Zeitpunkt. Es ist davon abzuraten, die *Danzon*-Atemübungen direkt nach dem Essen auszuführen, denn die Übungen heben und senken Zwerchfell und Magen, was der volle Magen als unangenehm empfindet. Es können sich Schwindelgefühle und Konzentrationsschwäche einstellen. Gut ist ein Abstand von ca. zwei Stunden zur letzten Mahlzeit. Optimal ist es, die Übungen frühmorgens noch vor Sonnenaufgang und abends nach Sonnenuntergang zu machen; das Atmen ist intensiver kurz nach Erscheinen und Verschwinden der Sonnenstrahlen. Dieses Wissen machen sich seit alters her die Mönche zunutze, wenn sie noch vor Sonnenaufgang aufstehen und den Tag mit Atem- und anderen Übungen beginnen und kurz nach Sonnenuntergang auch so beschließen.

Der Wert des richtigen Atmens bei Bluthochdruck und niedrigem Blutdruck

Nachfolgende Atemübungen beugen der Volkskrankheit Nummer eins, dem Bluthochdruck, und dessen Folgeerscheinungen vor, und im Krankheitsfall können sie die Therapie unterstützend begleiten.

Ein zu hoher Blutdruck ist als Warnsignal des Körpers ernst zu nehmen. Er weist immer auf eine Störung des vegetativen Nervensystems hin, auf eine erhöhte Aktivität des Muntermachers, des Sympathikus – etwa bei Stress – und ist ein Risikofaktor im Hinblick auf zahlreiche Erkrankungen wie z. B. die Arteriosklerose, also von Ablagerungen an den Gefäßwänden. Kommen noch weitere Risikofaktoren wie Übergewicht und Bewegungsmangel hinzu, können sich Diabetes mellitus sowie Fettstoffwechselstörungen entwickeln, die Leber und Galle belasten. Herz-Kreislauf-Erkrankungen, die Folge eines lange anhaltenden Bluthochdrucks, können zu Nierenversagen, Herzerkrankungen, ja zu Herzinfarkt und Schlaganfall führen.

Stress bringt das Nervensystem durcheinander, weil der Sympathikus zu stark angeregt wird, was zu Muskelverspannungen, Gefäßverengungen, Erhöhung des Herzschlages etc. führt, wenn kein Ausgleich über die Beruhigung durch den Parasympathikus erfolgt und die ständige Anspannung auf Hochtouren zu lange anhält. Das Stresshormon Adrenalin, dessen Ausschüttung mit der Anregung des Sympathikus einhergeht, beansprucht unser Immunsystem, damit es abgebaut werden kann. Dies schwächt unsere Abwehrkräfte und damit den gesamten Körper.

Die Atemübungen zeigen bei regelmäßiger Durchführung deutliche Erfolge, da sie Sympathikus und Parasympathikus ausgleichen. Sie tragen somit dazu bei, Krankheiten vorzubeugen, das heißt, sie führen zu einer Umorientierung des Körpers in Richtung Gesundheit. Das gilt auch für niedrigen Blutdruck; zwar sind ihm weniger Risikofaktoren eigen, doch er beeinträchtigt das Gesamtbefinden, weil er Müdigkeit nach sich zieht, Durchblutungsstörungen auslöst, das Kalt-warm-Empfinden stört und Schwindelanfälle verursachen kann.

Atemübung zum Einatmen in den Brustraum:

Legen Sie die Hände seitlich auf die Rippen und nehmen Sie die Dehnung des Brustraums beim tiefen Einatmen wahr.

Wirkung:
- Regt den Sympathikus an
- Erfrischt und macht wach

Atemübung zum Einatmen in den Bauchraum:

Legen Sie die Hände auf den Bauch und nehmen Sie die Wölbung des Bauchraums beim tiefen Einatmen wahr.

Wirkung:
- Regt den Parasympathikus an
- Beruhigt und entspannt

Was das Verhältnis von Ein- und Ausatmen betrifft, gibt es einige goldene Regeln, deren Kenntnis und Anwendung zur Tradition buddhistischer Mönche gehört. Sie wussten und wissen um deren therapeutische, gesundheitsfördernde Wirkung.
Grundsätzlich senkt langes Einatmen mit längerem Luftanhalten beim Einatmen die Pulsfrequenz und wirkt deshalb blutdrucksenkend; langes Ausatmen und längeres Luftanhalten beim Ausatmen erhöht die Pulsfrequenz und damit den Blutdruck. Kürzeres Einatmen und nur kurzes Luftanhalten erhöht die Pulsfrequenz und damit den Blutdruck, kürzeres Ausatmen mit nur kurzem Luftanhalten beim Ausatmen senkt Pulsfrequenz und damit den Blutdruck.

Einatmen	Wirkung
Längeres Einatmen mit längerem Luftanhalten	*Senkt den Blutdruck* *Gut bei Bluthochdruck*
Kürzeres Einatmen mit kürzerem Luftanhalten	*Erhöht den Blutdruck* *Gut bei niedrigem Blutdruck*

Ausatmen	Wirkung
Längeres Ausatmen mit längerem Luftanhalten	*Erhöht den Blutdruck* *Gut bei niedrigem Blutdruck*
Kürzeres Ausatmen mit kürzerem Luftanhalten	*Senkt den Blutdruck* *Gut bei Bluthochdruck*

Regel:

Bei Hochdruck langsamer und tief einatmen, die Luft länger anhalten, schneller ausatmen und beim Ausatmen nur einen Moment anhalten.

Bei niedrigem Blutdruck sowie bei Magenproblemen kürzer einatmen und nur einen Moment anhalten, dann langsamer ausatmen und die Luft nach dem Ausatmen etwas länger anhalten.

Gut bei hohem Blutdruck

Einatmen	Längeres Einatmen mit längerem Luftanhalten
Ausatmen	Kürzeres Ausatmen mit kürzerem Luftanhalten

Gut bei niedrigem Blutdruck

Einatmen	Kürzeres Einatmen mit kürzerem Luftanhalten
Ausatmen	Längeres Ausatmen mit längerem Luftanhalten

Genießen Sie die Gesundheitsquelle »Atem« und erleben Sie die Glücksmomente, in denen Sie sich mit Ihrem Inneren und der Außenwelt verbunden fühlen – wie mit der Blütenpracht des Baumes aus unserem Eingangsbild.

Nachfolgend eine Serie von Übungen zur Harmonisierung, Blickerweiterung und zum Perspektivenwechsel:

Übung – Sich mit dem Boden anfreunden

Sich auf den Boden setzen, ein Bein nach vorne, das andere nach hinten abwinkeln. Mit beiden Händen Knie oder Oberschenkel in Richtung Boden drücken. Den Boden spüren und zumindest lächeln, besser noch von Herzen lachen (s. Kapitel 10). Tief ein- und ausatmen.

Zusatzübung 1:
Mit der Einatmung den Kopf ganz zur Seite drehen, der Blick macht die Bewegung des Kopfes mit und schaut geradeaus. Kopfdrehung abwechselnd nach links und rechts.

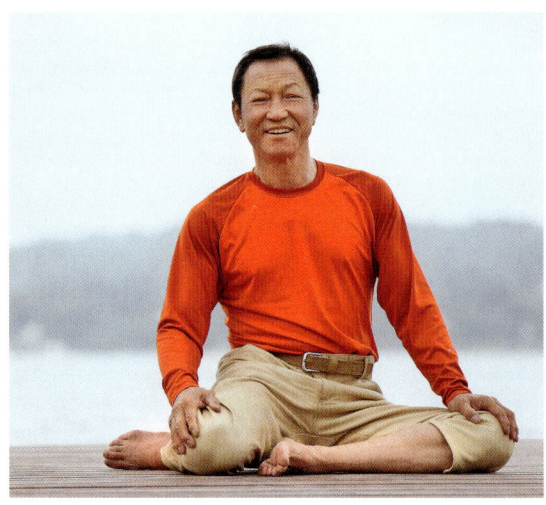

Zusatzübung 2:
Der Oberkörper macht eine große, kreisförmige Bewegung in die eine, dann in die andere Richtung.
Pro Seite 3 bis 5 Mal ausführen.

Wirkung:
- Gut für die Durchblutung, schärft das Sehvermögen
- Dehnt das Becken
- Entspannt Geist und Körper vollständig

Übung – Die Welt steht kopf: Lotossitz im Kopfstand

Diese Übung erfordert einige Praxis, Gelenkigkeit und Kraft.
Im Kopfstand bringen Sie die Beine in den halben Lotossitz oder in den Lotossitz. Sie können auch zuerst den Lotossitz einnehmen, dann in den Kopfstand kommen.
Mindestens 3, dann 5 Minuten tief ein- und ausatmend halten.

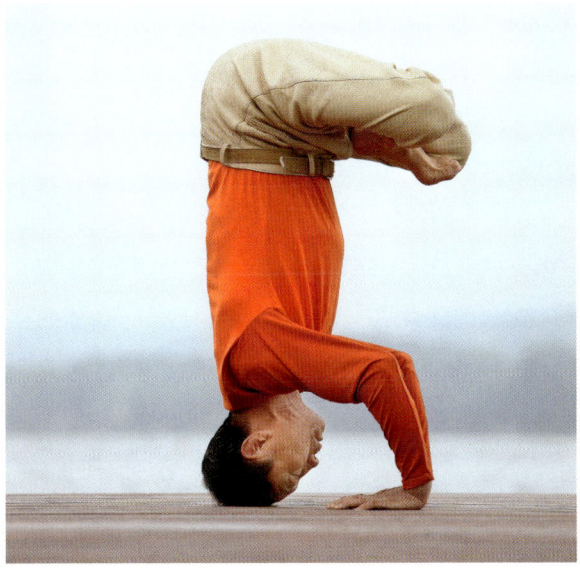

Wirkung der Übung:

- Gut für die Durchblutung, schärft die Sinnesorgane
- Kräftigt Rücken, Schultern, Arme und Beine
- Beruhigt den Geist
- Ermöglicht einen Perspektivenwechsel

Übung – Die Froschperspektive öffnen

Die Übung verlangt Gelenkigkeit, Kraft und gute Kniegelenke. Ausgangsposition ist der Lotossitz; dann so weit nach vorne beugen, bis ein Abstützen auf Armen und Knien möglich ist und der Oberkörper in Richtung Boden durchhängt.

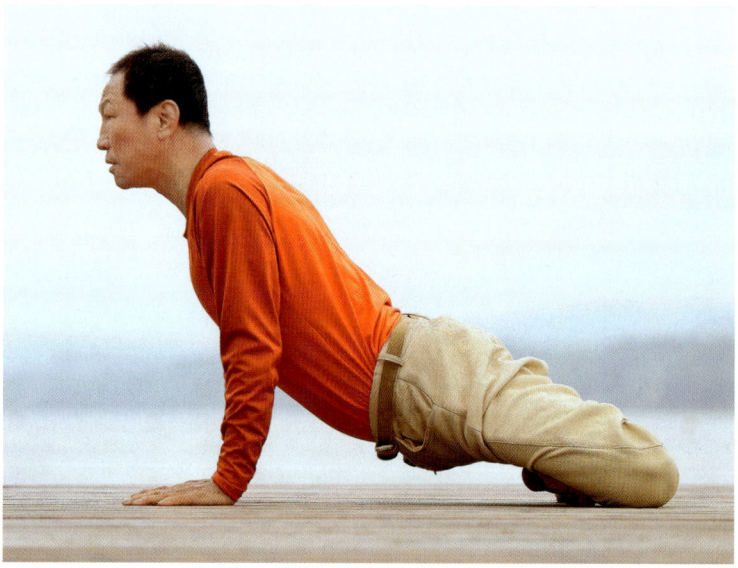

Übung – Nach innen und außen schauen

Den halben Lotossitz einnehmen, mit den Händen die Knie zum Boden drücken. Tief und gleichmäßig atmen, Lachen aus der Tiefe des Bauchraumes.

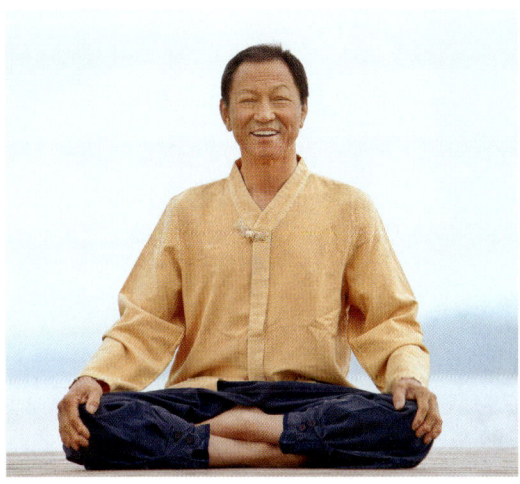

Übung – Sich versenken

Sitzen im Lotossitz. Die Hände vor dem Herzen wie zum Gebet zusammenfalten, Kopf nach vorne neigen, Augen halb schließen. Das Herz spüren, Dankbarkeit und Freude entfalten.

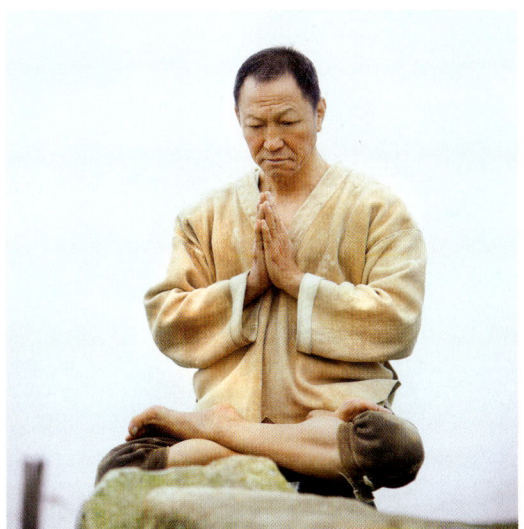

Übung – In sich ruhen – Die *Kumgang*-Position

Diese Position ist Ihnen aus Kapitel 2 bekannt. Wenn die Knie weniger gelenkig sind, ist Vorsicht geboten; die Übung so weit ausführen, wie es angenehm ist. Nach einer Weile tritt meistens eine deutliche Besserung ein.

Auf den Fersen sitzen, Hände auf die Knie, in die Ferne schauen und lachen.

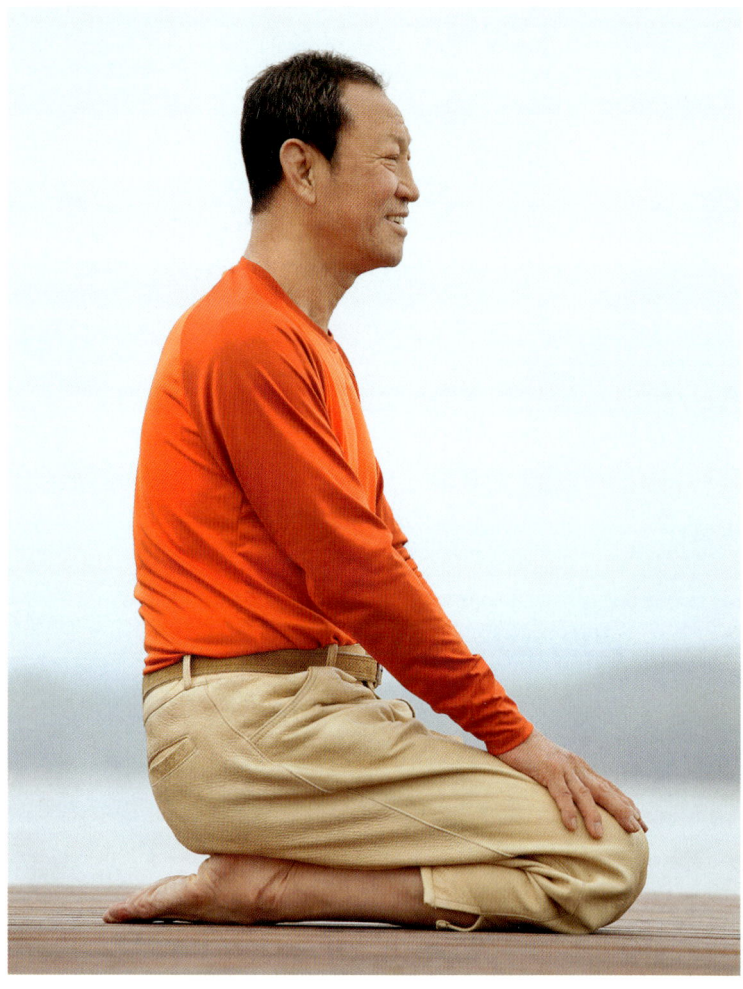

Übung – Den Himmel mit dem ganzen Körper begrüßen

Diese Übung dehnt Knie und Oberschenkel sehr stark, deshalb ist dafür Gelenkigkeit erforderlich.

Position wie bei der vorigen Übung, dann den Oberkörper nach hinten bis zum Boden führen, die Füße mit den Händen festhalten und den Himmel mit einem Lachen im gesamten Körper begrüßen.

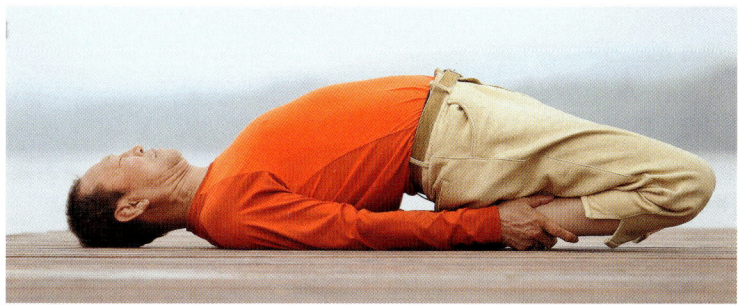

Wirkung der Übungen:

- Alle Übungen dehnen Knie, Oberschenkel und Schultern
- Stärken die Knie-, Arm- und Fußgelenke
- Lösen Verspannungen
- Verändern Ein-Stellungen
- Beruhigen und zentrieren
- Erhöhen die Wahrnehmungsfähigkeit nach innen und nach außen

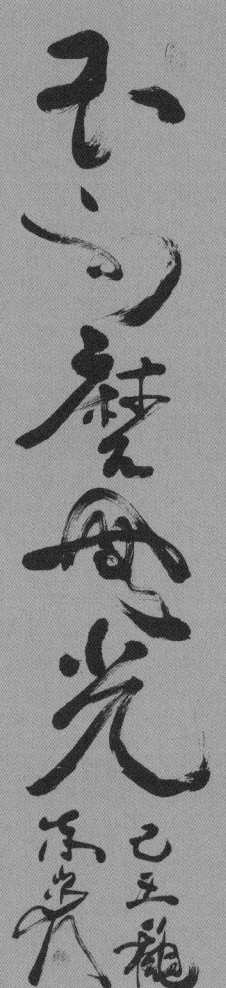

Erst der Schliff bringt den Edelstein zum Erstrahlen

Schneider- oder Lotossitz einnehmen, den
Oberkörper und Kopf zur Seite neigen; mit
dem Ellenbogen das Knie berühren und
mit den Händen die Ohren fest verschließen. Der Blick führt in die Weite. Lachen!
Anschließend Seite wechseln.
Stärkt den Gehörsinn und die Nieren, da
Ohren und Nieren miteinander verbunden
sind.

KAPITEL 4

JEDER TAG IST SCHÖN

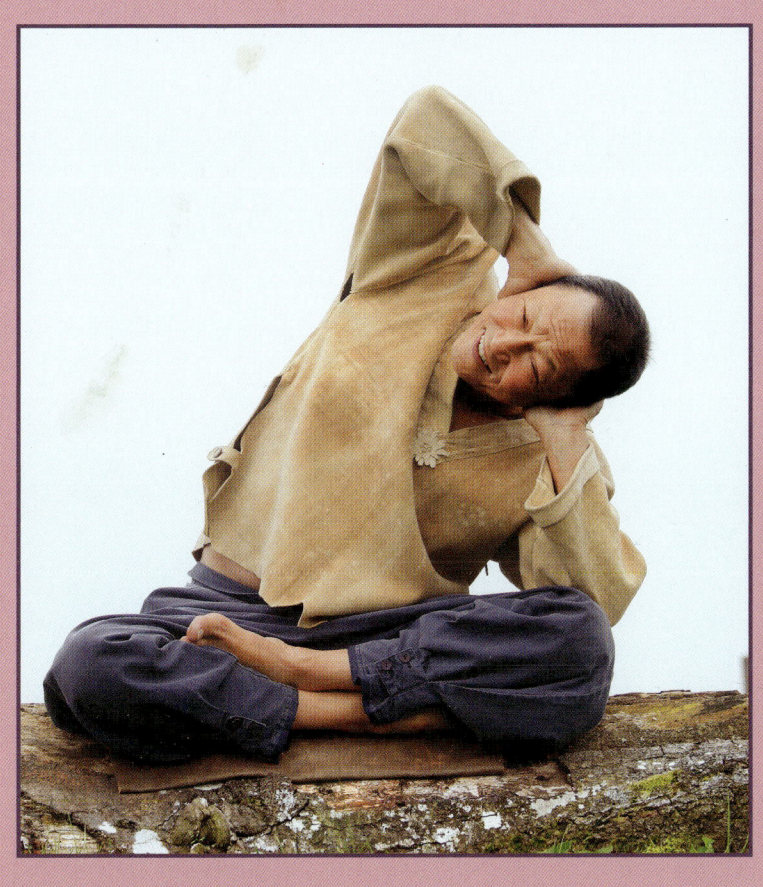

Ein schöner Edelstein funkelt und blitzt in der Sonne. Die ihm eigene Strahlkraft zum Leuchten zu bringen, darin besteht der Sinn des Schleifens. Seine natürliche Form, sein Wesenskern zeigt sich, die Farbe glitzert, er öffnet unser Herz.

Ebenso wie erst der Schliff den Edelstein als etwas Besonderes erkennbar macht, teilen wir uns selbst und den anderen erst dann unseren inneren Kern mit, wenn wir einiges dafür getan haben, Ecken und Kanten zu glätten. Gesundheit und Lebensfreude wollen herausgearbeitet werden. Wie das gehen soll, fragen Sie skeptisch? Ich verrate Ihnen ein Geheimnis:

Es gibt einen goldenen Schlüssel, der das Tor zu unserer Gesundheit öffnet. Er lässt sich in einem Satz zusammenfassen:

Ein Mal weniger und fünf Mal mehr

Einmal weniger (*Il so*) bezieht sich auf das Essen (Kap. 8). Was sich hinter dem fünf Mal mehr verbirgt, erfahren Sie im Folgenden.

Da súll: viel Ausscheidung

Hiermit ist sowohl der körperliche als auch der geistige Aspekt der Verdauung gemeint. Schauen wir uns zunächst den körperlichen Aspekt der Ausscheidung über den Darm und die Nieren genauer an. Machen wir uns noch einmal deutlich, wie wichtig es ist, dass unser Grundumsatz im Gleichgewicht bleibt.

Der Mensch besteht zu 80 Prozent aus Wasser, und so liegt es nahe, das Wasser zu beobachten. Es fließt immer von oben nach unten und nicht umgekehrt. Wird der Fluss unterbrochen oder ist der Wasserdruck nicht stark genug, sammelt es sich in einem Becken, das immer voller wird und überläuft, wenn kein Abfluss gegeben ist. Welchen Lauf das Wasser nimmt, hängt von den Bodenverhältnissen ab. Es fließt über Steine oder seitlich daran vorbei, wird bei starkem Bodengefälle schneller, bildet Wasserfälle.

Es passt sich also an seine Umgebung an. Fließendes Wasser macht Geräusche, die wir als Rauschen, Gluckern und Strömen wahrnehmen. Gestautes Wasser ist jedoch mit den Ohren nicht vernehmbar, allenfalls nach einer Weile mit der Nase wegen eines aufkommenden Fäulnisgeruchs.

Wir können den menschlichen Körper mit dem Wasser vergleichen. Solange das Blut gleichmäßig fließt, die Organe im Einklang miteinander arbeiten, sind wir im Fluss. Bei Verengungen – wie etwa Ablagerungen in den Adern – erhöhen sich seine Geschwindigkeit und der Druck auf die Gefäße. Auch unsere Verdauung braucht Wasser. Die Nahrungsaufnahme erfolgt über den Mund, der zum Kopf gehört, der den obersten Teil des Menschen bildet. Im Laufe des Verdauungsprozesses geht die Nahrung immer weiter nach unten, bis die nicht mehr verwertbaren Restbestände über den After wieder ausgeschieden werden. Die Fontanelle im Kopf auf dem höchsten Punkt im Körper des Menschen steht mit dem After, dem tiefsten Punkt unseres Körpers, des Rumpfes, in direktem Zusammenhang. Kopfmassagen wirken sich deshalb auch wohltuend auf den Darmausgang aus; das Zusammenziehen des Schließmuskels entkrampft den Kopfbereich.

Wenn wir die Nahrung hastig aufnehmen oder auch zu viel in uns hineinschlingen, ist der Magen mit der Verdauung überlastet. In den Dünn- und Dickdarm gelangt dann ein Speisebrei, der bei zu langer Lagerung ähnlich faulig wird wie abgestandenes Wasser. Bakterien, Viren und einzellige Lebewesen übernehmen dann die Oberhand, so dass die natürliche Verdauung nicht mehr stattfinden kann; es tritt ein Prozess der Zersetzung und Fäulnisbildung ein. Entsprechende Gerüche und Konsistenzen des Ausgeschiedenen geben einen klaren Hinweis darauf. Verstopfung zeigt an, dass dem Speisebrei zu viel Wasser entzogen wurde, die Darmschleimhaut beeinträchtigt und die Muskulatur erschlafft ist.

Unser Körper verhält sich wie das Wasser in der Natur

Der Vergleich mit den Fließeigenschaften des Wassers gibt uns außerdem Aufschlüsse darüber, was mit unserem Körper insgesamt passiert. Die ganze Palette der als »Zivilisationskrankheiten« bekannten Gesundheitsstörungen ist auf Phänomene zurückzuführen, die wir aus der Beobachtung des Wassers als naturgesetzlich erkennen können.

Die einseitige Sitzhaltung führt zu Anstauungen im Verdauungsapparat, in den Blutgefäßen und den Zellen insgesamt, so dass der Austausch von Nährstoffen und die Entsorgung der Restbestände gestört sind. Die Aufnahme neuer Nährstoffe kann nur erfolgen, wenn die alten Restbestände entsorgt sind. Die Ansammlung von Altem führt unweigerlich zu dem, was als »Schlackenbildung« bezeichnet wird. Im Verdauungsapparat kommt es zu krankhaften Prozessen auf der Grundlage der Übersäuerung, in den Blutgefäßen bilden sich Ablagerungen, die sich z. B. in einem weiteren Stadium als Arteriosklerose bemerkbar machen, in den Gelenken als Arthritis.

Die Zellen nehmen nicht mehr genug Sauerstoff auf, es kommt schließlich zu einer Übersäuerung des gesamten Körpers. Bluthochdruck stellt sich ein, weil die verengten Gefäße zur Beförderung des Blutes einen höheren Druck erforderlich machen. Die Frage danach, wie es zu dieser Störung kommt, bringt uns auf ein komplexes Zusammenwirken von Organen, Hormonen und allgemein von Zellgeweben. Sie sind ihrerseits von der Schaltzentrale Gehirn oder auch vom »Bauch« gesteuert. Gedanken, Gefühle und Eindrücke lösen Befehle in den verschiedenen Regionen des Gehirns aus, die dann wie beim Computer auch an den Körper weitergegeben werden.

Wenn wir ständig Verdauungsprobleme haben, zeigt uns der Körper, dass wir uns in mentaler und materieller Hinsicht einseitig belasten. Wir schlingen zu viel in uns hinein, es bleibt zu lange liegen, sammelt sich an. Aus-scheidung ist gefragt!

Übung:

Vier Fragen an Sie, Hand aufs Herz, und nur ein bisschen mogeln: Wann haben Sie

- das letzte Mal kräftig bei sich entrümpelt?
- Ereignisse verdaut, Dinge neu geordnet und sich von so manchem getrennt?
- ein Gleichgewicht hergestellt zwischen dem, was Sie schon immer mal sortieren wollten, und dem, was ständig neu ansteht?
- auf Ihren Körper gehört, wenn er nach Bewegung, Ruhe und einer schönen, liebevollen Umgebung verlangt?

Also:
Aus-scheiden durch ent-scheiden,
sich be-scheiden und scheiden.
Ballast, adieu!

Da mang: Reinigung von »giftigen« Emotionen und die Anwendung der »Edelstein-Weisheit«

Im Buddhismus gibt es die Bezeichnung der »Geistesgifte« für Gemütslagen, die von Hass, Neid, Eifersucht, Hochmut und Gier bestimmt sind. Wenn wir uns von diesen Emotionen mitreißen lassen und sie unser Denken, Handeln, ja, das Leben über einen längeren Zeitraum bestimmen, richten sie sich gegen uns. Wir lagern ein Giftfässchen in uns, das ständig von seinem unseligen Inhalt etwas abgibt. Wenn wir uns nicht davon reinigen und das Giftfässchen entsorgen, werden unheilvolle Auswirkungen bemerkbar. Das finstere Gebräu führt ein Eigenleben und entzieht sich unserem Einfluss. Wie ein Despot macht es uns zu seinem Sklaven. Es setzt sich aus einem Cocktail zusammen, der letztlich aus der Angst entsteht, dass wir schlechtergestellt sind als andere. Folgende, immer wiederkehrende Gedanken sind hierfür typisch:

- Ich kann das nicht, die Vorschriften oder Vorgaben sind gemein.
- XYZ hat es viel besser als ich.
- Alle behandeln mich ungerecht.
- Mir geht es viel schlechter als XYZ.
- Ich hatte einfach kein Glück im Leben – schon gar nicht so viel wie XYZ.
- usw.

Kommt Ihnen irgendetwas davon bekannt vor? Wollen Sie die Liste verlängern? Wenn es Ihnen hilft, sich selbst auf die Spur zu kommen, tun Sie es. Schauen Sie sich an, wo Sie Groll oder Feindschaften hegen, Wut haben, sich ärgern, verzweifeln, bocken. Was auch immer Sie noch anfügen: Sie werden entdecken, dass dahinter immer ein Gefühl des Mangels steht, das sich im Vergleich mit etwas anderem oder einer anderen Person meldet und laut schreit: »Ich kann nicht, weil (es folgt eine Begründung).« Sie machen sich zum Opfer und rechtfertigen sich. Da hilft nur eins: tief durchatmen (s. Kapitel 3) und sich von solchen Gedanken trennen!

Der erste Schritt in diese Richtung ist die Vorstellung, wie viel besser es Ihnen geht, wenn Freude in Ihrem Leben ist. Sie richten sich auf, von Ihnen geht ein Strahlen aus; es wirkt auf andere ansteckend, was wiederum bei Ihnen Wohlbefinden auslöst. Wir sind ständig im Gespräch mit uns selbst – mit unserem Körper, unserem Geist und unserer Seele, mit der gesamten Umwelt; in welcher Art wir es führen, das teilt sich über unsere Körpersprache, Handlungs- und Verhaltensweise nach außen mit, natürlich auch über unsere Worte. Wenn wir jemanden kennenlernen, machen wir uns in nur sieben Sekunden einen Eindruck von dieser Person, den wir im Nachhinein nur selten korrigieren.

Die »Edelstein-Weisheit« zur Pflege von Gedanken und Emotionen

Manchmal haben wir Gedanken und Emotionen, die machen, was sie wollen, und gleichsam ins Kraut schießen. In der Natur bleibt kein Raum leer. Das sehen wir daran, dass Pflanzen überall wachsen, auch in Betonwüsten. In einem Garten siedeln sich bald Gewächse an, die wir dort nicht angepflanzt haben. Es kommt zu einem Wildwuchs, der sicher auch seinen Reiz hat; doch beginnt die ästhetische Gestaltung des Gartens dort, wo wir ihn bewusst pflegen, also das entfernen, was dort nicht hingehört, gleichzeitig jedoch das natürliche Wachstum der Pflanzen fördern. Genau dies ist mit »Gedankenpflege« gemeint. Ebenso wie wir im Garten die Schere ansetzen, sollten wir Emotionen wie Ärger, Unzufriedenheit, Lustlosigkeit usw. bildlich gesprochen »abschneiden«. Wir lassen sie vorbeiziehen, halten nicht weiter an ihnen fest. Sie erhalten dann keine weitere Nahrung. Die damit verbundenen Ereignisse und Personen, auf die wir negativ reagiert haben und die uns wie Fesseln einengen, verlieren an Bedeutung. Stattdessen widmen wir uns aktiv dem, was uns zum Strahlen und Tanzen bringt; wir erobern uns Platz für Neues, für Lebensfreude und Wohlergehen. Gedankenpflege ist wie liebevolle Gartenpflege.

Im Buddhismus verwenden wir hierfür die Vorstellung von der »Edelstein-Weisheit«. Ein Edelstein wird geschliffen, um seine Schönheit erstrahlen zu lassen. Auch das »Schleifen« können wir auf unser Leben übertragen. Pflege des Lebens meint das Wegnehmen von Störendem, von dem, was uns nicht guttut, wozu auch ein Wechsel der eigenen Perspektive gehört. Die natürliche Schönheit kommt zum Vorschein, der Glanz und das Leuchten erfreuen unser Herz. Es entsteht eine Dynamik, ein Schwung, der uns transformiert. Die Freude am Schönen führt zu Gesundheit. Behandeln wir unser Leben wie einen kostbaren Edelstein, wie Schmuck! In Korea gibt es das Sprichwort: »Schmuck muss man reinigen und polieren, dann erst glänzt er.«

Das gilt für alles im Leben: für unsere Umgebung und für uns, im Innen und Außen; für unsere Talente und Fähigkeiten. Wir können noch so talentiert, künstlerisch, sportlich und handwerklich begabt sein – erst, wenn wir uns dem widmen, geht davon eine Strahlkraft aus.

Das Leben ist wie ein Edelstein. Bringen Sie ihn zum Strahlen.

Übung:

Machen Sie sich eine Liste von dem, was Sie stört, und von dem, was Ihnen Freude macht.

Fragen Sie sich dann, was Sie brauchen, damit sich das für Sie Störende in Freude verwandelt.

Meditieren Sie über die »Edelstein-Weisheit«.

Wirkung:
- Klarheit
- Wandel
- Glückliche Grundstimmung

Nebenwirkung:
- Vorsicht: Meilenstein für eine Rundumerneuerung!

Da žob: Viel soziale Nähe in unser Leben bringen

Freundschaft ist etwas Wertvolles im Leben, und die Formgebung des Zusammenlebens ist eine ganz besondere Aufgabe. Das ist weniger im Sinne eines »Pflichtprogramms« aufzufassen, vielmehr als Aufforderung, die eigenen sozialen Beziehungen so zu gestalten, dass sie uns zur Freude gereichen. Manchmal räumen wir der Arbeit einen sehr hohen Stellenwert ein; Familie und Freunde kommen zu kurz, was wir in einer anderen Lebensphase vielleicht bereuen. »In unserem sozialen Umfeld gärtnern« bedeutet, Freundschaften wie einen Garten zu behandeln, denn sie brauchen Nahrung und Pflege, damit sie sich entfalten können. Geben und Nehmen wird zu einem lebendigen Austauschprozess, der von Wohlwollen ebenso getragen ist wie von dem Willen, den anderen zu verstehen, ohne dass Beurteilungen die Oberhand gewinnen. Wenn wir andere Menschen oder auch Ereignisse und Zustände gleich in die Schubladen »gut« und »böse« einsortieren, nehmen wir uns nämlich die Chance, Entwicklungen geschehen zu lassen.

Was heißt dies genau? Allzu schnell verfallen wir in Euphorie oder noch häufiger ins Schimpfen, was selbst auch wieder eine Dynamik in Gang setzt. Andere pflichten uns bei, wir fühlen uns bestätigt – und haben doch nur das gefestigt, was wir ohnehin schon vorher meinten. Der Kreis schließt sich, bis wir gar nicht mehr aus ihm herauskommen. Wir sind in ihm gefangen, auch sozial. Diejenigen, die wir in »Feindesland« einsortieren, meiden wir, mit den »Meinungsfreunden« wiederum bilden wir etwas wie eine »verschworene Gemeinschaft«, deren Basis oft die gemeinsame »Antifront« ist. Gegenseitige Bindungen erhalten dann den Charakter von Kontrollen, damit niemand aus den Bündnissen ausschert. Unsere Urteile bedingen unsere Wahrnehmung und umgekehrt! Denn *Da mang* (Reinigung von Stress, voreiligen Urteilen und schlechten Emotionen) und *Da žob* (Viel soziale Nähe in unser Leben bringen) hängen eng miteinander zusammen.

Der Einzelne ist heutzutage mehr auf sich gestellt – mit allen Chancen und Risiken. Umso wichtiger die bewusste, liebevolle Gestaltung der sozialen Kontakte! Sich selbst gut versorgen und zugleich für andere öffnen bedingt sich gegenseitig. Je stärker wir selbst sind, je mehr wir selbst durch unsere innere Kraft gefestigt sind, umso besser können wir uns den Freundschaften und der Familie in Liebe widmen. Das Innen bedingt das Außen und umgekehrt. Die bewusste Gestaltung der sozialen Umgebung (Familie, Freunde, Arbeitskollegen) führt also über die Stärkung unseres eigenen Wesenkerns.

Da unsere Wahrnehmung von unserem Weltbild und unseren kulturellen Einstellungen geprägt ist, können wir nicht wissen, wie der andere Mensch denkt, fühlt und wie er sich darstellt. Natürlich können wir vieles mit unserer Intuition erfassen, wenn wir offen dafür sind. Nehmen wir uns vor, nicht sofort zu bewerten, sondern zunächst einmal zu beobachten. Wenn z. B. ein Mensch laut spricht, mit bestimmten Gesten und Worten, sind wir geneigt, dies als »Wut« anzusehen, und reagieren entsprechend, was es jedoch nicht unbedingt sein muss. Auch Schweigen gibt zu vielfältigen Interpretationen Anlass – vor allem, wenn Asiaten und Europäer zusammentreffen. Wir kommunizieren immer, auch wenn wir schweigen. Diese Interpretationen nehmen wir automatisch vor – und sehr häufig, ohne es zu bemerken.

Deshalb ist es gut, erst einmal das Beobachtete genau zu betrachten – wie etwas, das wir vor uns hinlegen; wir gehen einen Schritt zurück und schauen es uns aus der Distanz an. Langsam erschließt sich uns die Lebenswelt des anderen Menschen. Gehen wir einfach davon aus, dass alle Verhaltensweisen und Handlungen ihren Sinn haben, auch wenn wir ihn nicht immer verstehen. Die Grenzen dessen sind dann gegeben, wo wir anderen schaden oder sie verletzen. Sich mit Respekt zu begegnen meint, dem anderen diesen Handlungsspielraum zuzugestehen. Manchmal sind wir auch dazu aufgefordert, ihn im Gespräch auszuhandeln.

Nicht jeder kann unser Freund oder unsere Freundin sein, doch wir können allen mit Respekt begegnen. Die Menschen, die uns nahestehen und mit denen wir Freundschaft pflegen, genießen unser Vertrauen. Freundschaften sind ebenso kostbar wie Edelsteine. Sie sind über Jahre gewachsen, aus vielerlei gemeinsamen Erlebnissen entstanden. Geben und Nehmen sind aufeinander abgestimmt. Nehmen wir den Ausdruck »Freundschaften pflegen« wörtlich. Es meint: nähren, füreinander Zeit haben, sich gegenseitig Freude bereiten.

Übung:

Wie pflegen Sie Ihre Freundschaften?
Wie wollen Sie Ihre Freundschaften pflegen?
Was tun Sie dafür?

Wirkung:

- Zunahme an Handlungsstärke
- Gewinn an Lebensfreude

Da dong: Regelmäßige, doch unangestrengte Bewegung

Auch wenn wir es wissen, so fällt es uns in der Tagesgestaltung doch oft schwer, diesem Prinzip gerecht zu werden. Allzu schnell macht sich ein gewisses Trägheitselement bemerkbar, das uns daran hindert, mehr Bewegung in unser Leben zu bringen. Dabei ist Leben Bewegung, allein schon durch den Atem, denn er bringt uns selbst in Bewegung und Fluss (s. Kapitel 3), ohne dass wir willentlich etwas dazu tun müssten. Wir brauchen körperliche Bewegung und geistige Beweglichkeit wie die Luft zum Atmen. Wie innen so außen! Der Körper verlangt nach natürlicher Bewegung. So können wir etwa einen Weg zu Fuß zurücklegen, lieber die Treppe statt den Aufzug nehmen, um nur einige Beispiele zu nennen. Unser natürlicher Bewegungsdrang wird durch die einseitige, sitzende Haltung im Berufsleben und oft auch in der Freizeit von einem weiteren Impuls überlagert; dies geschieht als Ergebnis von Stress, wenn wir unser Sympathikusnervensystem überstrapazieren, das uns eigentlich nur in Gefahrensituationen warnen sollte. Die Habtachtstellung und innere Unruhe, die sich als Nervenstress auswirken, lassen uns rastlos werden.
Wir gleichen dann einer Maschine, die nicht mehr abgestellt werden kann. Wie ein innerlich Getriebener machen wir mit unserer Tätigkeit immer weiter, jede Form von Entspannung entfällt. Wir sind (fast) süchtig geworden! Körperliche Bewegung

ist in diesem Programm nicht mehr vorgesehen, stört sogar, weil der Geist auf »Weitermachen« eingestellt ist und den Körper gar nicht mehr beachtet. Es entsteht ein Missverhältnis zwischen Geist und Körper, die nicht mehr zusammenarbeiten, sondern gegeneinander: Der Geist hat das Sagen, genauer der überdrehte, von Stresshormonen gedopte, der als Befehlszentrale den Körper beherrscht und schließlich Opfer seiner selbst wird, weil nun der Leib reagiert. Ein Zyklus körperlicher Symptome kommt in Gang, der seinerseits den Geist gefangen hält: freie Radikale, ein hoher Homocysteinwert im Blut (eine Säure, die beim Stoffwechsel entsteht und in hoher Konzentration die Blutgefäße schädigt), mangelnde Sauerstoffversorgung, flaches Atmen usw. Und dazu kommt dann auch noch der sog. »innere Schweinehund«!

Dieser verhängnisvolle Kreislauf beginnt mit dem andauernden Hochfahren unserer Kräfte, was eigentlich nur für einen Ernstfall vorgesehen ist. Dies führt zu einer Dauerbelastung, die sich zunächst als kleine »Wehwehchen« hier und da zeigt, dann jedoch zu all den sog. Zivilisationskrankheiten führt, die uns trotz aller Fortschritte in Forschung und Medizin zunehmend zu schaffen machen. Wer weiß dies nicht, und doch scheint der Dauerstress etwas fast Unvermeidliches zu sein. Ist dieser Kreislauf erst einmal in Gang gesetzt, braucht es ein entschlossenes, willensstarkes Handeln, das eine Umstimmung herbeiführt. Man muss den Käfig sprengen, sich Freiräume und bewusst eingebaute Zeiten für Bewegung verschaffen.

Das passende Bewegungsprogramm

Sport treiben ist sicher besser als gar keine Bewegung, doch führt er nicht unbedingt zu einem guten Ergebnis. Wenn z. B. ein herzkranker Mensch joggt, kann dies ebenso schaden wie wenn ein dicker Mensch springt, denn dies kann zu einer erheblichen Belastung der Gelenke bis hin zu einem Knochenbruch führen.

Schwere, belastende und anstrengende Übungen können den Blutdruck stark erhöhen, was sich bei ohnehin hohem Blutdruck schädigend auswirkt. Gesundheitlich beeinträchtigte und ältere Menschen sollten ihren Gesundheitszustand testen lassen und danach die passende Sportart aussuchen.

Jede sportliche Betätigung hat spezifische Auswirkungen, so etwa beansprucht Joggen Herz und Lunge. Es ist ein gutes Ausdauertraining, macht jedoch nicht gelenkig; gekräftigt werden vor allem die Beinmuskeln, die übrigen jedoch weniger oder gar nicht.

Ein schwächerer oder dünner Mensch sollte zunächst seine Muskeln aufbauen – Liegestütze, leichte Gewichte heben oder z. B. den Oberkörper im Liegen anheben. Ein zusätzliches Ausdauertraining mit einem Sport wie Aerobic zur Verbesserung der Gesundheit wäre ideal. Sehr gute Formen von Ausdauertraining sind Joggen, Radfahren, Wandern und Schwimmen. Wer körperlich ohnehin schon viel arbeitet, braucht eher ausgleichende Bewegung. Sport hält schlank; der Körper eines erwachsenen Menschen verbraucht im modernen Großstadtleben bei einer eher sitzenden Tätigkeit täglich ca. 1500 Kalorien. Wird das Mehr an Kalorien nicht verbrannt, setzt es sich als Speckröllchen an, die sich dann hartnäckig halten. So weit muss es gar nicht kommen, wenn Sie rechtzeitig einen Umschwung herbeiführen. Hierbei können die Prinzipien »BMW« und »3-7-30« hilfreich sein (s. Kapitel 12).

Da hiu: Entspannung und Schlaf

Zum »Ein Mal weniger und fünf Mal mehr« gehört der Grundsatz *Da hiu*, das heißt, bewusst zu entspannen und für einen tiefen und erholsamen Schlaf zu sorgen. *Da Dong* (regelmäßige, doch unangestrengte Bewegung) bewirkt den Ausgleich von An- und Entspannung. Zusätzlich ist die bewusste Herbeiführung von Ruhe vor allem für die Umstellung des Lebens mehr als empfehlenswert. Anfänglich fällt es vielleicht schwer, den rastlosen Geist durch Nichtstun zu beruhigen, dann merken wir, dass die besten Ideen in der Ruhe entstehen. Spielfreude und Kreativität brauchen das Abschalten vom Strom der Ereignisse. Die Alltagsgestaltung ist dann erfolgreich, wenn wir unser Leben bewusst mit Ruhephasen gestalten und Freiräume schaffen, die es uns ermöglichen, das Leben bis ins hohe Alter freudig zu meistern. Im Gleichgewicht der Kräfte von *Úm* (*Yin* im Chinesischen, das Weibliche) und *Yang* (das Männliche) fühlen sich Geist, Körper und Seele am wohlsten.

Wenn der Schlaf tief und ausreichend war, ist dies der beste Start für den nächsten Tag. Körper und Geist brauchen den Schlaf zur Regenerierung. Das Einhalten des Tag-und-Nacht-Zyklus entspricht dem natürlichen Rhythmus und trägt den Gegebenheiten der Natur Rechnung. Das Prinzip der Anspannung, des Wachseins und der Entspannung, des Schlafs ist festgeschrieben und im menschlichen Körper durch das vegetative Nervensystem verankert: Der Sympathikus regt an, macht zu Höchstleistungen bereit, der Parasympathikus lässt zur Ruhe kommen, besänftigt und bereitet auf den Schlaf vor.

Der Sympathikus gehört zur männlichen (*Yang*), der Parasympathikus zur weiblichen Energie (*Úm, Yin* im Chinesischen). *Úm* bedeutet als weibliches Prinzip Entspannung und Pause von der Arbeit, Regenerierung, *Yang* als männliches Prinzip Aktivität und Leistung. Abends ab Einbrechen der Dunkelheit ist der Körper auf den Parasympathikus eingestellt, auf Entspannung, was in einen erholsamen Schlaf übergeht. Die Erholungsphase beginnt also mit der Dunkelheit, es folgt der Schlaf; beide gehören zusammen, da sie von der Phase der *Úm*-Energie geprägt sind. Wenn wir vor allem den Abend als Ruhephase gestalten, leben wir im Einklang mit dem Rhythmus der Natur.

Wenn Sie unter Schlaflosigkeit leiden, empfiehlt sich eine Überprüfung Ihrer Arbeits- und Ruhephasen. Sind beide im Gleichgewicht?

Bewährt haben sich darüber hinaus folgende Methoden:

- Rückwärts zählen von hundert bis eins und sich selbst sagen: »Ich kann gut schlafen.«
- Änderungen vornehmen, wenn Störfaktoren den Schlaf behindern. So stimulieren Licht und Lärm das Herz und den Sympathikus, der wach macht.
- Die Zeitgestaltung überprüfen – »weniger ist mehr«.
- Das Einhalten der Naturzyklen ist eine wichtige Grundlage unserer Gesundheit.

Zum Schluss noch ein Haiku zur Regel des »Ein Mal weniger und fünf Mal mehr«:

Ein Mal weniger,
Fünf Mal mehr freudig verteilt:
Glücklich jeder Tag.

Fünf Mal mehr:

Da súll:	Viel Ausscheidung
Da mang:	Reinigung von Stress und krank machenden Emotionen
Da žob:	Viel soziale Nähe in unser Leben bringen
Da dong:	Regelmäßige, doch unangestrengte Bewegung
Da hiu:	Mehr Entspannung und Schlaf

Übung – Schwung holen – Knie drehen

Aufrecht stehen, mit den Händen die Knie umfassen und in gebeugter Haltung die Knie rechts- und linksherum kreisen lassen. Pro Seite mindestens 10 Mal wiederholen.

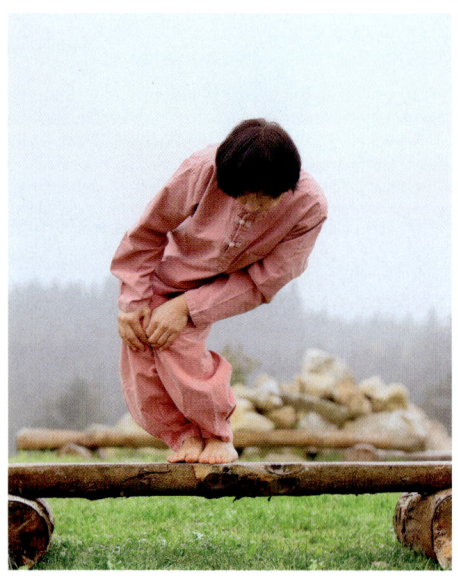 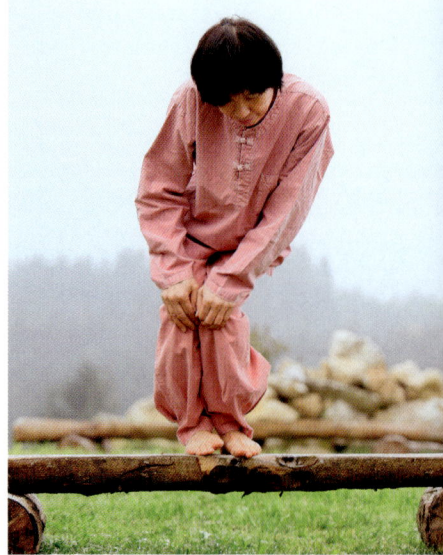

Wirkung:
- Stärkt die Oberschenkel- und Armmuskeln
- Stabilisiert die Kniegelenke

Übung – Sich einschwingen – Oberkörper drehen

Aufrecht stehen, Hände in die Hüften stemmen und den Oberkörper nach rechts biegen, die Hüfte geht in die Gegenrichtung, mit dem Oberkörper und der Hüfte einen Kreis nach hinten, zur anderen Seite und wieder nach vorne ausführen. Dann mit der linken Seite die Kreisbewegung beginnen.
Pro Seite mindestens 10 Mal wiederholen.

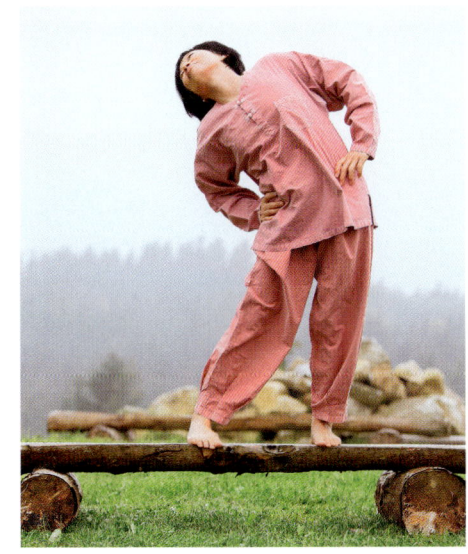

Wirkung:

- Kräftigt den Rücken
- Massiert die Organe
- Dehnt den Brustbereich

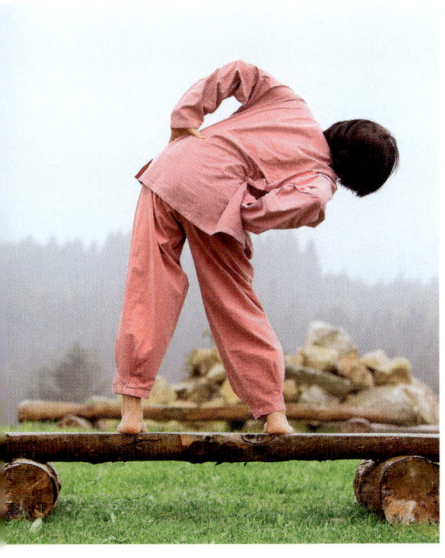

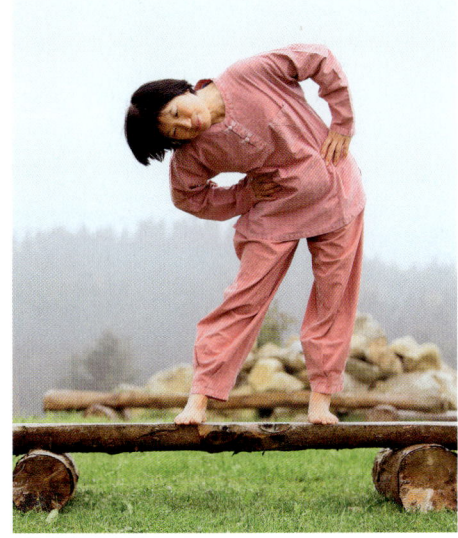

Übung – Die Erde erfassen

Aufrecht stehen, einen Fuß vor den anderen stellen, den Oberkörper nach vorne neigen, Arme ausstrecken und Hände auf den Boden legen (oder so weit wie möglich in Richtung Boden bringen) – dabei die Beine durchgestreckt lassen.

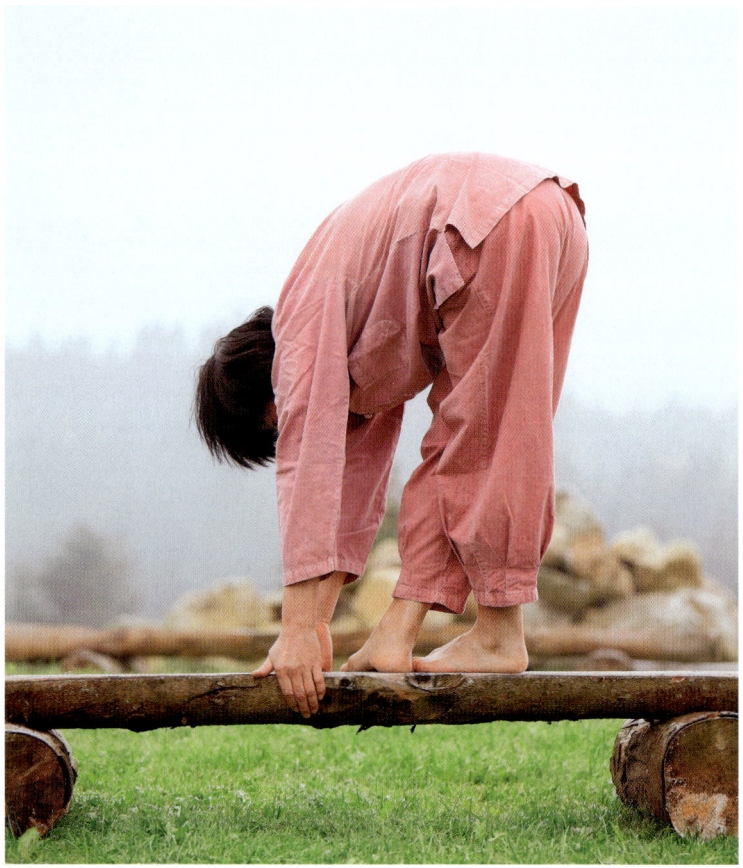

Wirkung:
- Dehnt Wirbelsäule, Rücken- und Schultermuskulatur
- Massiert die Organe

Übung – Mit den Beinen Freundschaft schließen

Auf einem Stuhl sitzen, ein Bein gerade nach oben heben, die Fußsohle zeigt nach oben, und mit der Hand umfassen – danach Bein wechseln.

Übung – Den Boden begrüßen

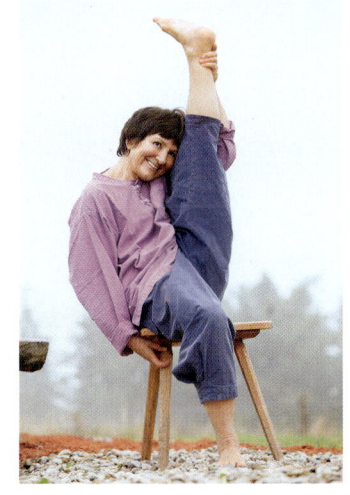

Die Beine grätschen, Oberkörper nach vorne neigen und die Unterarme im rechten Winkel auf dem Boden ablegen. Als Variation den Kopf auf dem Boden aufstützen und durch leichte Kreisbewegungen massieren.

Mindestens eine Minute so bleiben, auf 3 Minuten steigern.

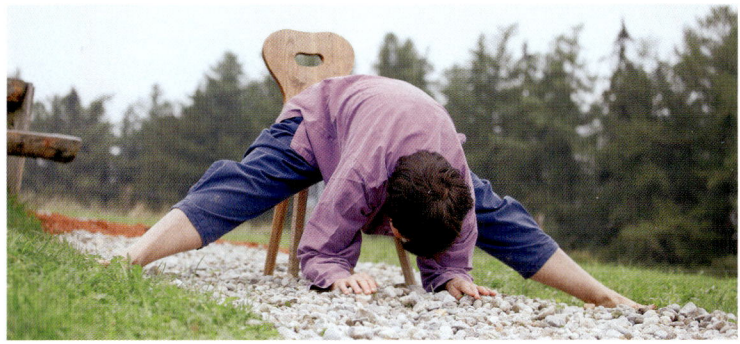

Wirkung der beiden Übungen:
- Dehnt die Beinmuskulatur, Rücken und Schultern
- Belebt den Kreislauf und erfrischt
- Macht gute Laune

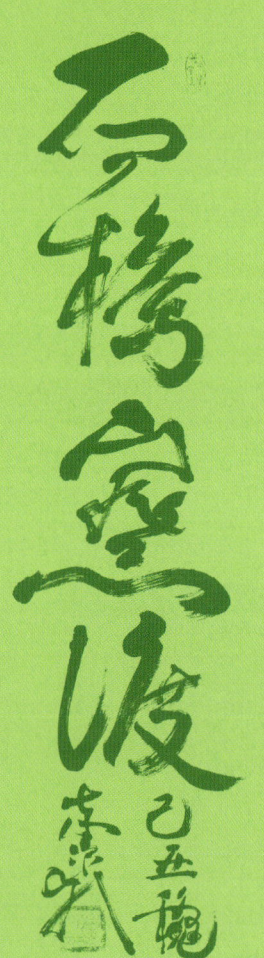

Bevor ich den Fluss überquere, muss ich den Steg prüfen

Sie setzen sich im Lotossitz und halten die Balance. Dies erfordert viel Gleichgewichtssinn – und gleichzeitig eröffnen sich Ihnen neue Perspektiven.

Selbst ein starrköpfiger Mensch gibt nach, wenn man ihn mit guten Argumenten überzeugt.

KAPITEL 5

DEN ALLTAG BEWUSST GESTALTEN

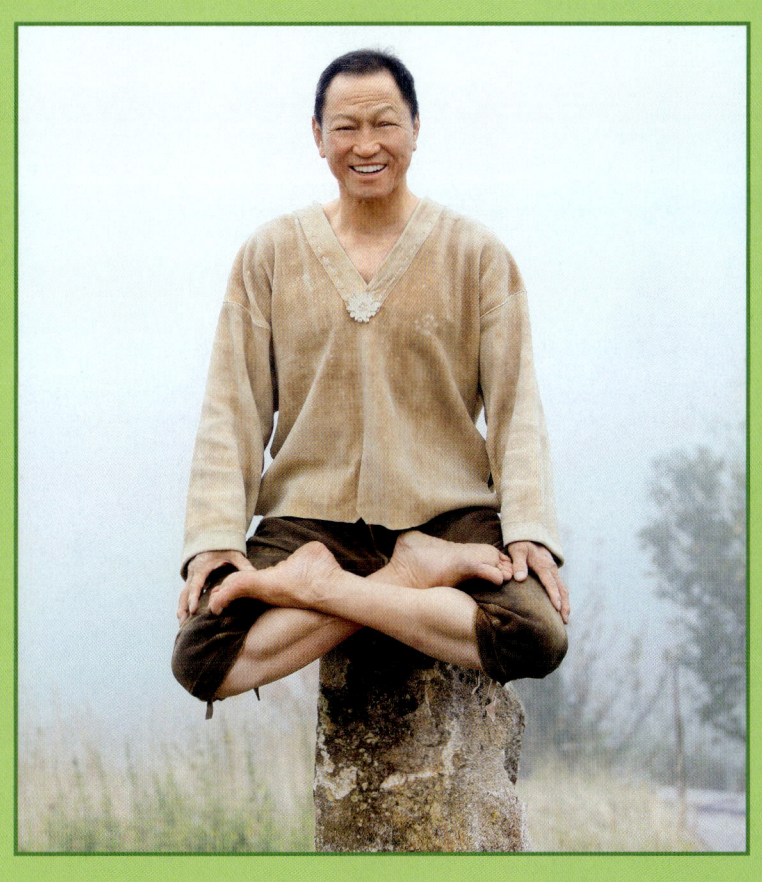

»Den Steg prüfen« bedeutet:
Wer in Eile ist, macht sehr leicht Fehler. Ein koreanisches Sprichwort sagt, dass es gut ist, nach dem Weg zu fragen, selbst wenn man ihn schon kennt. Sich zu vergewissern bringt Ruhe und Sicherheit. Wer dann auf seinem Weg von einem Gewitter überrascht wird, kann ohne Angst und Selbstzweifel ruhig seinem Ziel entgegengehen.

Wer ein Ziel erreichen will, muss erst nachdenken und sich seiner Fähigkeiten bewusst werden, sich auf seinem Weg die nötige Zeit lassen und immer wieder prüfen, ob alles richtig ist. Viele Menschen erwarten schnelle Erfolge, haben jedoch Probleme, ihr Ziel zu erreichen, oder geben vorzeitig auf, weil sie von Selbstzweifeln geplagt werden und sich ständig mit anderen vergleichen. Die Folgen sind Enttäuschung und zu wenig Stabilität im Leben. Ein Ziel zu planen und den Weg zu Ende zu gehen ist mühsam, ja manchmal ein schwerer Kampf. Wer aber seine Fähigkeiten kennt, nutzt und mit Willenskraft ans Werk geht, erreicht auch sein Lebensziel am besten.

Da Gesundheit bedeutet, das eigene Leben in Balance zu bringen, und der Königsweg zur Gesundheit im Ausbalancieren von Kräften besteht, müssen wir unser Gleichgewicht wie ein Seiltänzer immer wieder neu finden. In Korea gibt es dazu eine Geschichte; sie illustriert, was es bedeutet, gegensätzliche Kräfte miteinander zu verbinden:

Es hat sich ergeben, dass Hund und Katz zusammen in einem Boot sitzen, da beide einen sehr breiten Fluss überqueren wollen. Sie müssen miteinander auskommen, wollen sie es nicht auf einen Kampf ankommen lassen, in dem sie vielleicht großen Schaden erleiden würden. Beide sitzen im wörtlichen und übertragenen Sinn im selben Boot. Es bleibt ihnen nichts anderes übrig, als sich zu einigen. Wie sie das machen, davon könnten wir für die Gestaltung unseres Alltags einiges lernen. Sie entwickeln die hohe Kunst, sich miteinander zu verständigen; sie sind einmal kriegerisch und willensstark, dann wieder nachgiebig und angepasst. Sie haben immer das gemeinsame Ziel vor Augen, sicher am anderen Ufer anzukommen. Nähe und Abgrenzung loten sie geschickt aus, so dass sie mit der Zeit gute Freunde werden. Wie schaffen sie das?

Nun, ganz einfach:

Sie kennen die Lehre von den drei Verhaltensformen, die sie den Steinen, dem Wasser und dem Sand abgeschaut haben. Hier ihre genauere Erklärung: Kein Fleiß ohne Preis.

Von den Steinen lernen

Die Steinkraft weckt das Durchhaltevermögen in uns, sie macht uns stark und widerstandsfähig. Wir brauchen sie, wenn wir Berge besteigen, wenn wir Ziele erreichen wollen, in allen Situationen, in denen Geduld nötig ist. Eine gewisse Sturheit ist mit ihr verbunden, die sich dann negativ auswirkt, wenn sie in Situationen überwiegt, die ein Umdenken erfordern – so, wenn im Gebirge ein Unwetter auftaucht und für die weitere Bergbesteigung Gefahren absehbar sind.

Die Steinkraft verleiht Willensstärke beim Verfolgen von Zielen, die einen langen Atem erfordern. Die Bereitschaft, sich auch dem Kampf zu stellen, führt zu Entschlossenheit. Das »Ich will«, notwendiger Beginn eines jeden Prozesses, führt dann zum Ziel, wenn es von den Qualitäten der Steinkraft begleitet wird. Auch die Korrektur eigener Fehler und Schwachstellen verlangt nach dieser Energieform. Viel Steinkraft brauchen wir, wenn es darum geht, immer wiederkehrende Gedanken und Taten einzudämmen, die auf Rache, Hass, Neid, Eifersucht, Gier und starker Konkurrenz beruhen und alles andere als beruhigend auf uns wirken. Wir sind dann nämlich in einem Kreislauf gefangen, der unsere Energien bindet und uns unfrei macht. Natürlich ist es schwer, sich nicht von all dem kränken zu lassen, was wir als ungerecht, gemein und boshaft empfinden. Lassen wir uns davon jedoch zu Gegenmaßnahmen verführen, beginnt der unselige

Kreislauf einer Energiespirale, die uns mit Gespinstfäden umwebt, bis wir uns wie in einem Kokon gefangen fast nicht mehr bewegen können. Durchsetzungskraft und Entschlossenheit helfen uns dabei, diese Fessel zu sprengen.

So nützlich die Steinkraft auf der einen Seite ist, so sehr ist ihr auch eine andere Seite zu eigen: Allzu starres Festhalten führt zu einer Versteinerung, die sich Veränderungen und Anpassungen verschließt. Das »Ich will« wird dann zum Ausdruck eines wild entschlossenen, zornigen Menschen, der sich zu Wut und Jähzorn hinreißen lässt, was bis zum Fanatismus reichen kann. Fehlende Achtsamkeit und Unhöflichkeit sind die Folge, so dass in diesem Gemütszustand rücksichtslose Selbstbehauptung vorherrscht. Auf der körperlichen Seite schlägt sich das in Verkrampfung und Unbeweglichkeit nieder, auf der mentalen in Sturheit und mangelnder Flexibilität.

Um uns hiervon zu befreien, brauchen wir große Willenskraft: Statt zu bezichtigen, sollen wir verzeihen. Das Verzeihen von eigenen Fehlern und denen der anderen heilt Verletzungen und schließt Energielöcher. Das erfordert Entschlossenheit und Durchhaltevermögen. Einem Zuviel an Steinkraft können wir mit Übungen zu Leibe rücken, die flexibel und beweglich machen – Beispiele finden Sie in Kapitel 4.

Vom Sand lernen

Sandformationen verändern sich ständig; sie können leicht von Wind und Wasser weggetragen werden, ihre Existenz ist also stetigem Wandel unterworfen. Der Wind lässt den Sand fliegen, der immer neue Landschaften formt, die von einem Zusammenspiel zeugen. »Auf Sand bauen« meint, auf unsicherem, vergänglichem Boden etwas errichten, dem das feste Fundament fehlt.

Sand poliert den Stein und macht ihn glatter. Er ist veränderbarer, weicher, doch weniger als Wasser, weshalb die Sandkraft

zwischen Stein- und Wasserkraft eine mittlere Position ein-
nimmt. Wenn wir Sanddünen und Wüsten beobachten oder Bilder davon sehen, zeigen sich uns die immer wieder veränder-
lichen Muster, Zeichnungen und Ordnungsstrukturen, die sich
aus den Einflüssen der Naturelemente wie Wind, Wasser, Sonne
ergeben. Aus dem Moment heraus entwickeln sich neue Forma-
tionen, eine aus der anderen, im Zusammenspiel. Dies zu beobachten lehrt uns, dass Bewegung zwar zu Dynamik führt, doch
auch zu Umwandlung und Änderungen, die wenig vorherseh-
bar sind. Wenn wir Sandburgen bauen, lernen wir bald, dass da
nichts Dauerhaftes entsteht, dass wir machtlos sind gegen die
Einwirkungen der Naturelemente. Als ein Spiel, das uns Be-
scheidenheit, Mäßigkeit und begrenzte Machbarkeit lehrt, mögen wir uns daran erfreuen.

Vom Wasser lernen

Das Wasser ist die Basis allen Lebens; es kann verschiedene Formen und Aggregatzustände (wie Eis, Schnee, Tau, Dampf) annehmen, ist also sehr anpassungsfähig an Temperaturen und
wirkt klimaausgleichend. Gleichzeitig gilt: »Steter Tropfen höhlt
den Stein«, was bedeutet, dass der Wassertropfen, obwohl so
klein und unscheinbar, prägende Kraft hat, wenn er über
einen langen Zeitraum immer wieder auf dieselbe Stelle fällt.
Übertragen meint dies: Gewohnheiten formen den Charakter,
weshalb wir sie uns genau anschauen sollten. Wasser, das fließt,
sucht sich sein eigenes Flussbett. Es folgt der Schwerkraft und
bewegt sich von oben nach unten zur tiefsten Stelle hin. Aufge-
stautes Wasser ohne Zufuhr von frischem Wasser wird unge-
nießbar – es erhält erst in der Bewegung seine Frische.
Bei der Wasserkraft ist alles im Fluss, nichts ist beständig. Das
Wasser sucht sich immer wieder neu seinen Weg. Wasserkraft
im Charakter äußert sich positiv dadurch, dass sie durchspülend
und erneuernd wirkt, negativ als Unbeständigkeit und Willens-

schwäche, wenn das Gegengewicht der Steinenergie fehlt. Wer zu sehr von der Wasserkraft geleitet wird, lässt sich leicht wegreißen oder stagniert. Es fehlt an eigener Mitte und Stabilität. »Mit dem Strom schwimmen« meint die gedankenlose Übernahme dessen, was alle tun – ohne sich der Frage nach den Folgen zu stellen. Wer dagegen ständig »gegen den Strom schwimmt«, will sich selbst behaupten, was sehr viel Energie braucht.

Wir sind im Fluss, solange wir uns weder von Strömungen oder Wirbeln wegreißen lassen noch andauernd gegen den Strom ankämpfen. Die Wasserkraft ist in Harmonie, wenn wir wie ruhig fließendes Wasser ohne Spannung und ohne Aufgeregtheit heiter und gelassen den Alltag meistern. Tiefes Wasser bewegt sich sanft und lässt Raum für Entfaltung. Immer deutlicher werdende Klarheit, Freude und Hoffnung führen zu Seelenfrieden – und mehr Genuss des Lebens.

Die Balance der drei Energieformen

Die Balance zwischen Stein-, Sand- und Wasserkraft, die nach der asiatischen Vorstellung jeweils eigene Energieformen darstellen, macht uns stark und gesund. Willenskraft, Wissen um Unbeständigkeit und vertrauensvolle Hingabe an den Fluss des Lebens, diese Kombination erlaubt uns eine Gestaltung in der Balance von Annehmen und sanftem, entschlossenem Verändern. In der eigenen Mitte sein, das bedeutet, dieses Ausbalancieren so selbstverständlich zu leben wie das Ein- und Ausatmen von Luft. Wir werden die wohltuende Wirkung eines Lebens zwischen Annehmen und Verändern mit Hilfe der drei Energieformen bald spüren. Die dadurch frei werdende Energie kommt unserer Lebensfreude zugute.

Wir benötigen alle drei Formen, um zur rechten Balance zu gelangen, denn es wohnt ihnen eine bestimmte Energie inne, die wir als Kraft spüren. Die Härte des Steins bei der Entfaltung von Willenskraft, die Beweglichkeit des Sands für neue, harmonisch entwickelte Ordnungsstrukturen und die Anpassungsfähigkeit, Ruhe und Kraft des Wassers für den Fluss eines Daseins in Harmonie. Erst in Kombination bilden sie den Tanz des Lebens und entfalten ihre Kräfte in idealer Art und Weise. Mit seiner Anpassungsfähigkeit kann Wasser den Stein polieren und ästhetisch formen, ja mit Beharrlichkeit aushöhlen. Außerdem bringt Wasser Steine zum Glänzen, was ihre eigene Struktur verstärkt. Vom Wind verwehter Sand überdeckt mal den Stein, mal gibt er ihn frei. Sand eignet sich ebenfalls zum Glätten der Steinoberfläche.

Übung:

Versenken Sie sich in Bilder der drei Energieformen.
Meditieren Sie über Stabilität und Flexibilität der drei Energieformen.
Bringen Sie die drei Energieformen mit der Gestaltung Ihres Alltags in Verbindung.
Malen Sie sich aus, wie sich Hund und Katze im gemeinsamen Boot mit Hilfe der drei Energieformen versöhnen.
Wenden Sie Ihre Erkenntnisse auf eigene Konfliktsituationen an.

Wirkung:

- Klarheit in der Alltagsgestaltung
- Verbindung mit der (eigenen) Natur
- Entfaltung von Kreativität
- Unkonventionelle Konfliktlösungen

Nachfolgende Körperübungen stärken die Fähigkeit, uns selbst fest in der Balance zu verankern und flexibel in Raum und Zeit zu orientieren. Sie unterstützen unsere Koordinationsfähigkeit. Es gibt einen außerhalb des Großhirns liegenden Teil des Gehirns, der als Schaltzentrale für Ordnungsstrukturen wie Raum und Zeit und für die Verarbeitung von Erfahrungen und Informationen usw. zuständig ist; vor allem übermittelt er Emotionen

und steht in enger Verbindung mit Nervenbahnen und Sinnes-
eindrücken: der sog. Hippocampus. Er reagiert unmittelbar auf
Programmierungen durch Geist und Körper.

Stabilität und Geschmeidigkeit sind die Folge eines gezielten
Trainings. Natürlich brauchen wir hierfür Regelmäßigkeit und
Ausdauer, denn schließlich wird man, wie wir in Korea sagen,
»vom ersten Löffel nie satt«. Dazu bedarf es – wie beim Üben –
der nachfassenden Wiederholung. Erst dann kommt die Rück-
meldung vom Körper: »So ist's gut!« Beim Essen wie beim Üben
stellt sich irgendwann ein Sättigungsgrad ein. Nicht zu früh
nachgeben, doch auch nicht übertreiben. Bei der Ausführung der
Übungen ist weniger und öfter mehr als viel und unregelmäßig.
Also: Wir bewegen uns umso sicherer, wenn unsere Gelenke stabil und gesund sowie die Muskeln gut ausgebildet und geschmeidig sind. Menschen, die von Natur aus stabil gebaut sind, sollten
eher die Gelenkigkeit trainieren; dies gilt insgesamt für die Ge-
neration 50 plus, da die Wirbelsäule eine Stabilisierung braucht
und Gelenkentzündungen häufiger vorkommen. Dreh- oder
Dehnungsbewegungen nach hinten belasten die Gelenke, wenn
sie zu schnell oder gar ruckartig ausgeführt werden. Bitte sanft
und im Atemrhythmus vorgehen! Menschen mit eher schwachen
Muskeln brauchen ein ebenfalls behutsames Muskelaufbautrai-
ning, speziell für die Muskeln an Hüfte und Oberschenkel. Die
Übungen zur Stimulierung des Hippocampus tragen dem Rechnung, und grundsätzlich gilt: Die Intensität der Übungen sollte
sich an dem ausrichten, was noch angenehm ist.

Übungen zur Stimulierung des Hippocampus

Bei dem Hippocampus handelt es sich um den evolutionär ältes-
ten Bestandteil des Gehirns. Genau genommen lassen sich zwei
Hippocampi ausmachen, da es jeweils einen Hippocampus pro
Hemisphäre gibt. Als Schaltzentrale im Gehirn ist er für die
Weitergabe von Emotionen und von Außenreizen an die Nerven

verantwortlich. Zudem sorgt er dafür, dass wir uns räumlich gut orientieren können. Weiterhin speichert er die Sinneseindrücke und leitet sie an das Langzeitgedächtnis weiter. Angenehme, erfreuliche Reize wie Hobby, Sport, spielerische Bewegung, wohlige Gesellschaft, Schönheit, liebe Worte, Spaziergänge, die uns mit der Natur verbinden, beruhigende Musik, gutes Essen in Gesellschaft stimulieren ihn dazu, den Körper zur Ausschüttung von Glückshormonen anzuregen. Sie wirken wieder auf ihn zurück, was bei allen Menschen Glücksgefühle auslöst. Auch wenn sich Menschen nicht mehr bewegen oder gut reagieren können, wirken diese Reize nachweislich – so etwa, wenn sie ein Lächeln hervorrufen.

Übung – Sich selbst über die Schulter schauen – Drehen des Oberkörpers

Aufrecht stehen, die Beine schulterbreit auseinander, die Arme hängen am Körper herab. Einatmend den Oberkörper nach links drehen, über die Schulter schauen, ausatmend wieder zur Mitte kommen, dann nach der anderen Seite drehen.
Pro Seite mindestens 3 Mal.

Übung – Hoch hinaus – Virtuelles Treppensteigen

Auf einem Bein stehen, das andere anwinkeln und wie beim Treppensteigen eher langsam so weit wie möglich hochheben, dann wieder auf den Boden nach unten führen, ohne dass der Fuß den Boden berührt. Die Arme bleiben locker am Körper hängen. 20 Mal oder eine Minute ausführen, dann das Bein wechseln.
Mindestens 6 Mal wiederholen, am besten 3 Mal am Tag. Macht topfit!

Übung – Den Raum erspüren – Das Bein seitlich abheben

Aufrecht stehen, die Arme hängen locker am Körper. Das Standbein bleibt gestreckt, das andere Bein ebenfalls gestreckt seitlich anheben; das Becken leicht nach innen rollen, wobei die Ferse des abgehobenen Beines nach oben bzw. in Richtung nach oben zeigt, nicht die Zehen. Beinwechsel, Wiederholung wie bei der vorigen Übung.

Übung – Standfest bleiben

Aufrecht stehen, linken Fuß über Kreuz neben den rechten stellen, einatmen. Mit dem Ausatmen den Oberkörper zum Boden beugen, die Knie bleiben gerade. Wenn möglich, berühren die Fingerspitzen den Boden bzw. die Hände neben die Füße am Boden legen.
20 Sekunden verbleiben, dann die Seite wechseln.

Übung – Sich selbst auf die Schenkel klopfen und in Schwung bringen

Aufrecht stehen, linkes Bein angewinkelt anheben, mit dem rechten Arm leicht auf den linken Oberschenkel schlagen, dann umgekehrt rechtes Bein anheben, linken Arm auf den rechten Oberschenkel. Tief ein- und ausatmen. Nach einer Weile die Bewegung schneller werden lassen und hüpfend ausführen, Geschwindigkeit wieder variieren.
Zentriert und bringt gleichzeitig den Kreislauf auf Touren!

Übung – Immer locker bleiben – Nach etwas schnappen

Sie stellen sich vor, dass Sie mit dem Mund nach etwas schnappen, was Sie mögen (ein Würstchen, eine Süßigkeit), Hände dabei auf dem Rücken lassen. Sie aktivieren durch die leichte Drehbewegung die Beweglichkeit des Nackens und der Wirbelsäule.

Übung – Mit der Schnelligkeit spielen: Tuch – Stein – Schere

Die Übung können Sie alleine – wie auf dem Foto abgebildet – oder als Partnerübung machen:
Beide Personen sitzen sich gegenüber und machen gleichzeitig schnell eine der drei Bewegungen mit einer Hand, oder eine Person sagt an, welche der drei Gesten die andere machen soll, dann Rollenwechsel – Schnelligkeit zählt!

Das Tuch:
Die Hände sind mit den Handflächen nach vorne oder wie zur Begrüßung ausgestreckt.

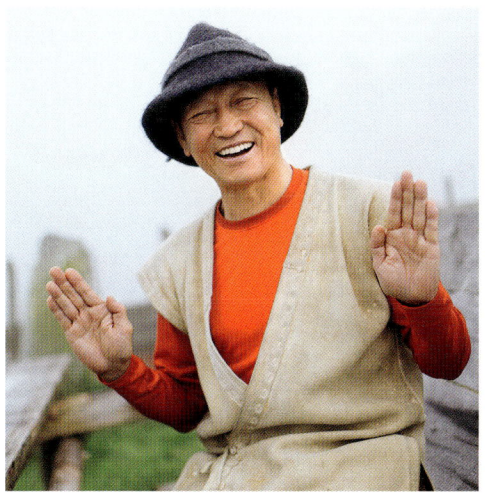

Der Stein:

Hände zur Faust ballen.

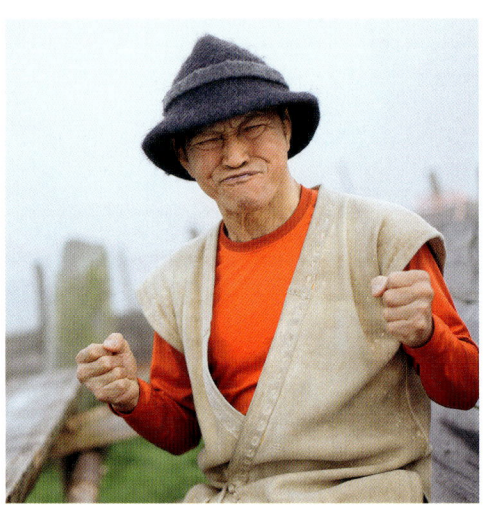

Die Schere:

Zeigefinger und Mittelfinger abspreizen, die übrigen Finger zur Faust schließen.

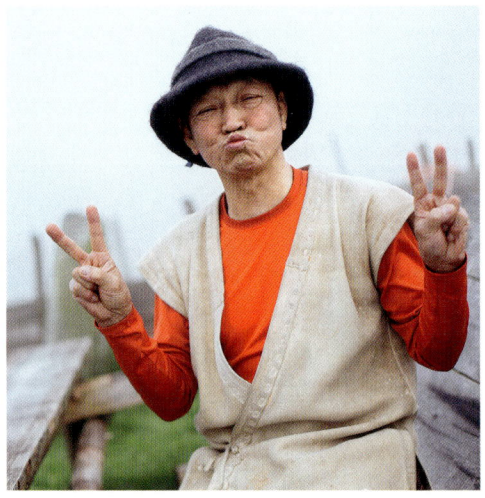

Nach Belieben kann auch noch eine Gesichtsmimik die Bewegungen untermauern, z. B.:

Beim Stein: Augen, Mund und Nase fest zusammenziehen.

Bei der Schere: den Mund spitzen und nach vorne wie zu einem übertriebenen Kuss vorschieben.

Beim Tuch: Mimik des Lachens oder Lächelns.

Wirkung:

- Diese (Partner-)Übung bringt zum Lachen und macht viel Freude
- Steigert die Konzentrationsfähigkeit

Partnerübung – Den anderen erspüren – Mit geschlossenen Augen aufeinander zugehen

Zwei Partner stehen sich in einigen Metern Entfernung gegenüber und strecken die Arme aus. Einer der beiden schließt die Augen.

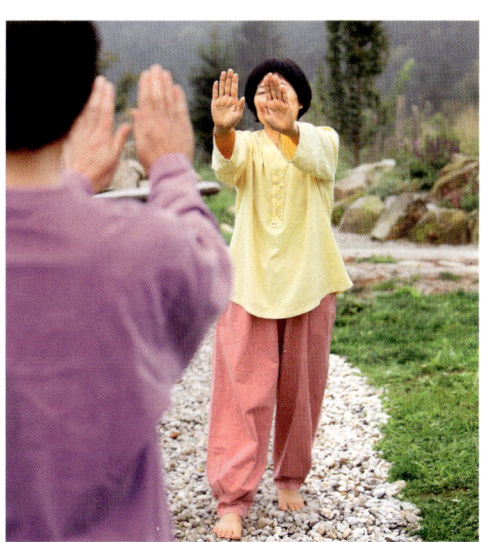

Fortsetzung der Übung

Die Person mit geschlossenen Augen dreht sich einmal um sich selbst und geht dann mit stets geschlossenen Augen auf die andere Person zu.

Die Partner tauschen die Positionen, mindestens 4 Mal.

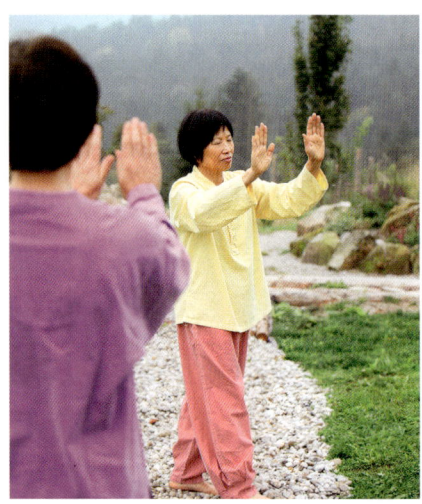

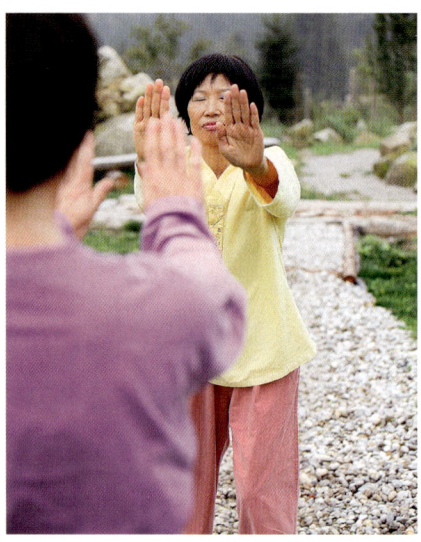

Übung – Sich einfädeln – Nadel und Faden

Aufrecht stehen, dann ein Bein abwinkeln. Das andere Bein anheben, Knie zeigt nach außen, und auf den Oberschenkel des gebeugten Beines legen. Den Fuß festhalten, dann mit dem anderen Arm durch den Winkel hindurch die Ferse des gebeugten Standbeines festhalten – also wie den Faden durch die Öse der Nadel führen. So lange wie möglich in Balance bleiben, dann kommt die andere Seite dran!

Auch wenn die Übung am Anfang vielleicht nicht gleich glückt – es lohnt sich, Geduld zu entwickeln, denn sie kombiniert Dehnung mit Balance in idealer Weise.

Pro Seite mindestens 2 Mal.

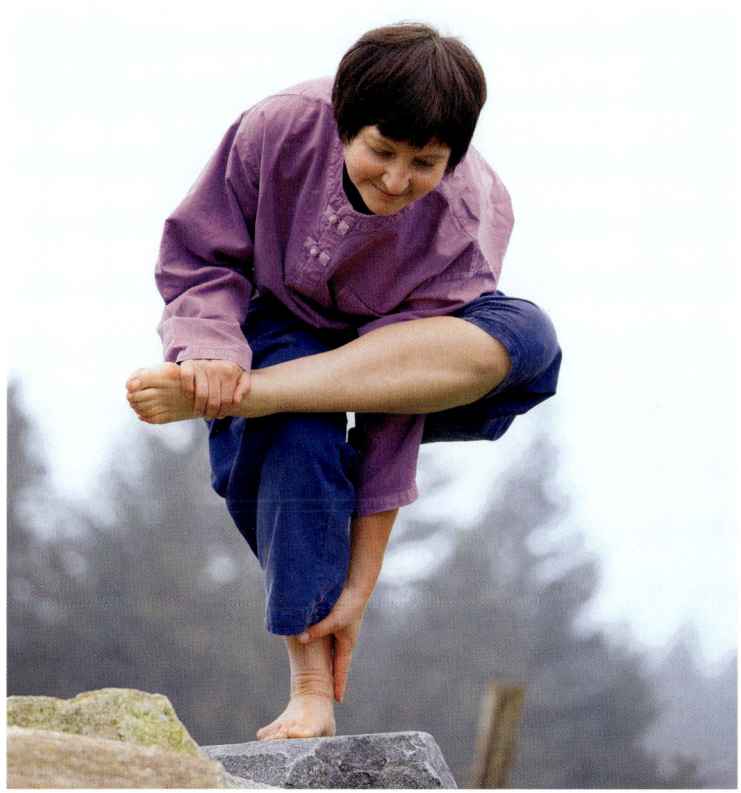

Übung – Die innere Mitte finden in Balance – Fuß auf Fuß und Augen schließen

Gerade stehen, dann einen Fuß mit dem Ballen auf den anderen Fuß stellen; die Arme verschränken und nach innen ziehen. Für eine Weile die Augen schließen und Balance halten, tief ein- und ausatmen. Anschließend Bein und Arm wechseln.
Pro Seite mindestens 3 Mal.

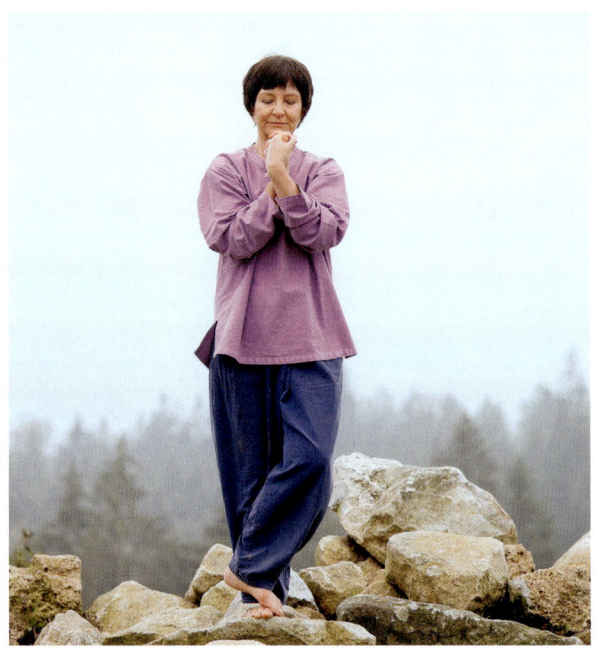

Wirkung aller Übungen:

- Muskelaufbau
- Stärkung der Gelenke
- Anregung des Hippocampus
- Verbesserung des Gleichgewichtssinns sowie
- der Koordinationsfähigkeit und
- der Orientierung im Raum sowie der
- Reaktionsschnelligkeit

Situationen im Alltag gelassen meistern

Wie das Wort »gelassen« schon sagt, lassen wir zu, dass sich Dinge entwickeln – wir lassen ihnen ihren Lauf. Natürlich setzt das voraus, dass wir damit einverstanden sind und klare Entscheidungen treffen. Auf den Alltag angewendet, schlage ich Ihnen vor, zwischen lang-, mittel- und kurzfristig zu unterscheiden.

Wenn wir unter Druck leiden, sollten wir uns darüber klarwerden, was den Druck auslöst. Eine Liste dessen ist hilfreich. In einer weiteren Spalte tragen wir ein, was wir wie verändern können und in welchem Zeitraum. Manches ist vorgegeben; wir sollten uns fragen, wie wir es am freudigsten in den Alltag einbauen können. Was dann noch übrig bleibt, erfährt eine Lösung durch Perspektivenwechsel, indem wir uns überlegen, wie wir die damit verbundenen ablehnenden Gefühle neutralisieren oder sogar in positive umwandeln können. Vielleicht hängen wir an nicht hinterfragten Überzeugungen wie »das geht nicht« oder »XYZ ist schuld«, die unsere Kreativität blockieren und den Blick für einen neuen Zugang verstellen.

Lassen Sie uns einige typische Alltagssituationen durchspielen:

Wut, wenn etwas nicht so abläuft, wie ich es geplant oder mir vorgestellt hatte

Nehmen wir an, wir stehen im Stau, oder der Zug hat Verspätung. Wir können uns darüber aufregen, schimpfen oder uns beschweren. Solche Reaktionen sind ungesund, wenn sie mit lang anhaltenden Emotionen wie Wut, Sauersein etc. einhergehen, die bei jedem Erzählen (»Stell dir vor, was mir schon wieder passiert ist …«) wieder hochkochen.

Wir können uns aber auch rasch wieder beruhigen, handeln (in diesem Fall durch Neuorganisation) und die Veränderung nutzen: zum Nachdenken – so etwa über die Begrenzung unseres Einflussbereiches oder über die Zeit, für Gedächtnistraining,

Körper- und Geistübungen, Schreiben, Diktieren … und was Ihnen sonst noch einfällt. Ein beruhigter Geist weiß immer eine kreative Lösung zur Erbauung der Seele.

Ärger mit anderen

Es gibt immer einen guten Grund zum Streiten und Ärgern. Schließlich macht uns dies hellwach, denn es regt den Sympathikus an. Ständiger Ärger vergiftet jedoch nicht nur die Psyche, sondern übersäuert auch den Körper. Er setzt sich wie alle anderen Gewohnheiten in unseren Zellen fest und führt dort ein unseliges Eigenleben. Wenn ich mich ständig über andere ärgere, sind nicht nur immer die anderen schuld, wie ich vielleicht meine, sondern auch ich selbst habe meinen Anteil daran. Es ist gut, sich zu überlegen, wie ich die missliche Situation, den Grund des Ärgers, verändern kann. Fühlen Sie sich mit der Freude lebendig, das regt die Glückshormone an und teilt sich ebenso den Zellen mit.
Also: Was ist vorgefallen, dass es Sie so ärgert?
Weigert sich der Nachbar, seinen Licht schluckenden Baum zu fällen? Machen Ihre Kinder (oder andere Personen) das Gegenteil von dem, was Sie denken, dass sie tun sollten? Empfinden Sie Ihren Kollegen/Ihre Kollegin als Nervensäge? Meinen Sie, dass Ihre Vorgesetzten Sie tyrannisieren?
Die Liste wäre endlos zu verlängern.

Übung:

Sie machen sich eine Liste von dem, was Sie ärgert.
Halten Sie dann fest, welche Maßnahmen Sie ergreifen wollen, um die Situation so zu lösen, dass Frieden und Freude einkehren. Das kann ein klärendes Gespräch sein, ein Lösungsvorschlag, eine Korrektur Ihrer eigenen, vielleicht beengten Vorstellungen. Ergreifen Sie die Initiative und suchen Sie den Dialog – mit sich und anderen!

Wirkung:

- Klärung
- Handlungsorientierung

Ich fühle mich schlapp und abgespannt, von den Ereignissen und Zuständen überfordert

Dies weist auf zweierlei hin: zum einen auf ein Übergewicht des Pflichtbereiches (zu viel Arbeit, Zeitdruck, Beanspruchung in ganz unterschiedlichen Bereichen gleichzeitig usw.), zum anderen auf die Notwendigkeit, die Nerven zu beruhigen, flexibler zu werden und mehr Kraft aufzubauen, um eine neue Dynamik anzuregen – durch Muskelaufbau, Dehnung und Kreislauftraining. All dies sind Bestandteile meines Gesundheitstrainings und der hier – und in meinen früheren Büchern – vorgestellten Übungen. Vertrauen Sie ihrer Wirkung, denn sie programmieren Geist und Körper (neu). Leben Sie, statt gelebt zu werden, werden Sie zu Ihrem Lebensprogrammierer!

Schauen Sie, was Sie wirklich brauchen: Bett, Schuhe, eine angenehme Wohnung, ein wohltuendes soziales Umfeld, Geld zum Leben. Eine alte Weisheit in Korea besagt:

»Hast du Geld verloren, hast du nicht viel verloren.

Hast du Ruhm und Ehre verloren, hast du schon mehr verloren.

Hast du die Gesundheit verloren, hast du alles verloren.«

Ich habe viele Sorgen

Wenn Sie das Gefühl haben, dass Sie von Sorgen erdrückt werden, atmen Sie erst einmal ganz tief durch. Mit dem Einatmen nehmen Sie frische Energie auf, mit dem Ausatmen stellen Sie sich vor, dass Bedrückendes nach außen abfließt. Machen Sie sich klar, worüber Sie sich Sorgen machen, vielleicht auch in schriftlicher Form. Überlegen Sie sich dann, welche Lösungen Sie sich vorstellen können und wie Sie das erreichen. Oft hilft schon ein Perspektivenwechsel, eine andere Sichtweise, die auch Schönes ins Blickfeld rückt. Wir stellen dann fest, dass wir uns auf Probleme fixiert haben, was den Blick für kreative Ideen zum Beschreiten neuer Wege verstellt hat. Manches können Sie nicht ändern, nehmen Sie es an. Über Probleme, die wir tatkräftig anpacken können, brauchen wir uns keine Sorgen zu machen; bei dem, was sich unserem Einflussbereich entzieht, hilft es auch nicht weiter, sich darum zu sorgen. Also: Verabschieden Sie sich von diesem Gefühl der Angst und nutzen Sie die Energie für ein aktives Leben – in Freude.

Ich habe mein Leben nicht mehr im Griff

Das passiert z. B. nach einem Schicksalsschlag, durch eine (plötzliche) Veränderung der Lebenssituation, durch Burn-out-Phänomene. Wir haben das Gefühl, aus der Bahn geworfen zu sein. Die Spannungszustände der Nerven und des Herzens machen sich in vielerlei Form bemerkbar. Auch ein schlechtes Gedächtnis ist darauf zurückzuführen. Vielleicht fragen wir uns auch: »Warum gerade ich?«

Mehr denn je tun uns dann Freunde und verständnisvolle Menschen gut, die für uns da sind, denn geteiltes, auch mit-geteiltes Leid ist halbes Leid! Freud und Leid gehören zum Leben wie Tag und Nacht. Wenn wir sehr traurig sind, hilft uns eine solche Feststellung sicher nicht sehr. Doch wenn es uns gutgeht, können wir uns wappnen. Was ist eigentlich Leben? Welche Gesetze gibt es? Wir kommen schon sehr viel weiter, wenn wir zwei Grundgesetze in der Art unserer Lebensführung, unseres Denkens, Handels und Fühlens verankern:

Alles ist vergänglich.
Alles hat zwei Seiten.

Alles ist vergänglich meint, dass es keinen dauerhaften Zustand gibt. Vielmehr ist Leben Zyklen und Phasen unterworfen, die es bestimmen. Auf den Alltag übertragen, meint dies: Glück kommt, Glück geht; heute habe ich einen sehr guten Job, eine erfüllende Arbeit, morgen macht die Firma pleite; gestern ging es mir sehr gut, heute geht alles schief. Es ließe sich noch sehr viel mehr aufzählen, doch es läuft alles auf dasselbe hinaus: »Auch dieses ändert sich.« Ja, es wird sich sogar sehr wahrscheinlich ändern, denn Tag und Nacht gehören untrennbar zusammen. Wer keine Wünsche mehr hat, schafft sich Probleme. Wer nur im Glücksrausch und im siebten Himmel lebt, kann tief fallen. Ohne schmerzliche Erfahrungen wüssten wir auch nicht, was Freude ist.

Ratschlag: Lassen Sie sich nicht von Freude, Trauer, Verzweiflung mitreißen, indem Sie daran festhalten. Im Gegenteil: Alles ändert sich, nehmen Sie Ihr Leben in die Hand und gehen Sie auf Entdeckungsreise. Behalten Sie Ihren Gleich-Mut bei, leben Sie nach den Prinzipien:

- Ein Mal weniger und fünf Mal mehr (s. Kapitel 4).
- Die drei Kraftformen anwenden (dieses Kapitel).

Die Übungen geben Ihnen den festen Rahmen, Wandel und Stabilität im Tanz des Daseins auszubalancieren.

Für alle Fälle drei Übungen als Notfallhilfen:
- Nasereiben: Zeigefinger unter die Nase legen und kräftig reiben
- Tiefes Ein- und Ausatmen (s. Kapitel 2)
- Mindestens eine Übung nach freier Wahl

Wirkung:
- Beruhigt und gleicht aus
- Führt zu innerem Gleichgewicht
- Stabilisiert Körper und Geist

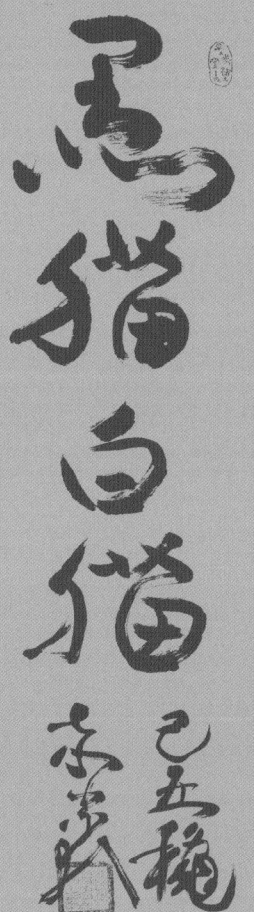

Schwarze und weiße Katzen fangen gleichermaßen gut Mäuse

Den Lotos- oder Schneidersitz einnehmen, tief einatmen, den Kopf zur Seite drehen und die Arme nach vorne ausstrecken, dabei ausatmen – und lächeln. Sehr gut bei verspanntem Nacken, steifem Hals und Schulterproblemen.

KAPITEL 6

RAN AN DIE ARBEIT!

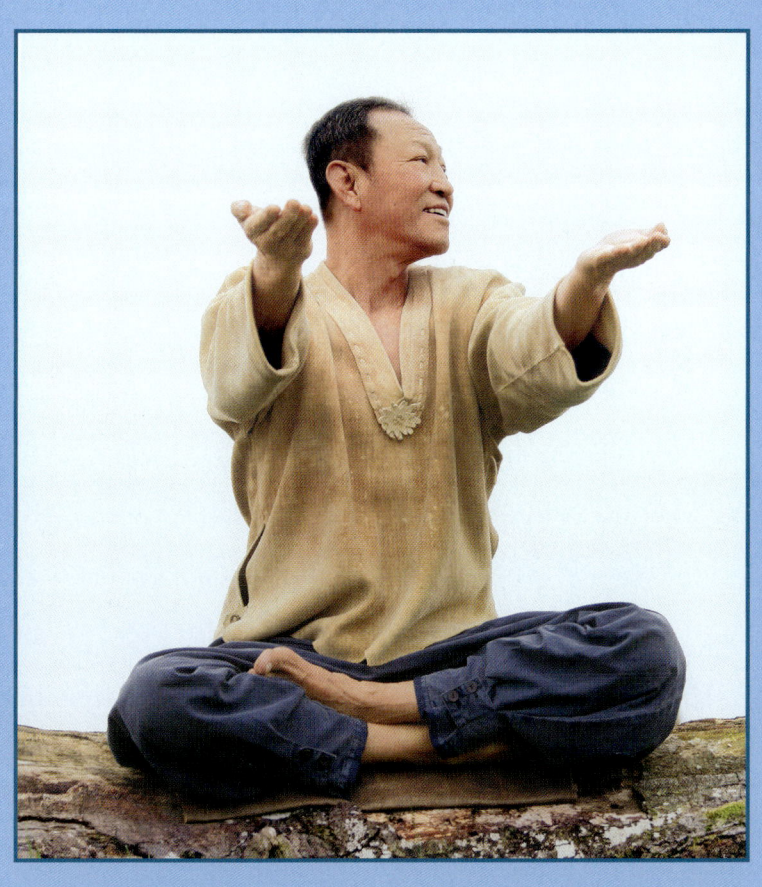

Schwarze und weiße Katzen sind gleich gute Jäger, ihr Aussehen spielt dabei keine Rolle. Ausschlaggebend sind ihre Fähigkeiten als Jäger.

Viele Menschen haben eine Idealvorstellung vom Leben. Aus dieser Sicht sollte es immer eitel Sonnenschein geben und die sog. »dunklen Seiten«, das Schwierige, ja Schmerzliche möglichst ausgespart bleiben. Doch zum Leben gehört beides.

Alles hat zwei Seiten

Die asiatische Philosophie lehrt uns, dass alles zwei Seiten hat. Die koreanische Fahne verkörpert dieses Prinzip in den Farben Rot und Blau. Das sog. *Yin-Yang*-Symbol wird allgemein in den Farben Schwarz und Weiß dargestellt, wobei in der lichten, hellen und aktiven Seite immer auch wenigstens ein Korn des Dunklen, Schweren und Passiven enthalten ist; dies gilt auch umgekehrt. Im Koreanischen heißt die schwarze Seite *Úm* (*Yin* im Chinesischen, das Weibliche, Passive) und die weiße wie im Chinesischen *Yang* (das Männliche, Aktive). Sie kommen in der gesamten Natur vor und enthalten keinerlei Bewertungen, sind vielmehr unterschiedliche Ausdrucksformen in Raum und Zeit. Beide arbeiten zusammen und brauchen sich gegenseitig. Die Bipolarität gestaltet sich in einem ständigen Prozess immer wieder aufs Neue, wobei die gegensätzlichen Seiten nach Ausgleich und Harmonie streben. Sie sind als unterschiedliche Aspekte von Wirklichkeit zu sehen, nicht als etwas Statisches. Dies können z. B. Naturzyklen sein wie Winter und Sommer, in denen sich die verschiedenen Formen entfalten und die sich in einem rhythmischen Zyklus ablösen. Wir können dies auch auf unseren Alltag übertragen. Im Berufsleben werden vorwiegend »männliche« Eigenschaften *(yang)* gefordert – wie Aktivität, Schnelligkeit, Effizienz –, während im Familienleben oder in der Freizeit die »weiblichen« Formen *(Úm, Yin)* – wie Geduld oder Langsamkeit, Hingabe, Freude an Schönem – gefragt sind. Die Energieformen sind nicht Mann und Frau eins zu eins zuzuordnen; vielmehr sind sie in jedem Menschen unabhängig vom Geschlecht vorhanden. Wir können sie eher mit Rollen in Verbindung bringen – wie die Rolle als Eltern, als Sohn, als Tochter, als Berufstätige usw., die jeweils unterschiedliche Aspekte in uns ansprechen. Es gibt Anforderungen, die von außen gestellt werden, und gleichzeitig steht es uns frei, die jeweiligen Situationen nach unserem Wohlbefinden zu gestalten. Wir können z. B. auch im Berufsalltag Aspekte einbauen, die Ansprüche aus dem Bereich des »Männlichen« durch das »Weibliche« ausgleichen – dazu eignen sich Übungen, Pausen, Durchatmen. Beide Pole wollen als Ordnungsform im Leben verankert sein. Es kommt darauf an, sie in Harmonie zu bringen und darauf zu achten, dass nicht eine Seite überwiegt. Dies ist in unserer *Yang*-orientierten Leistungsgesellschaft schnell gegeben, weswegen die Energieformen immer wieder bewusst ausbalanciert werden sollten. Als ein Beitrag hierzu versteht sich dieses Buch.

Um nur einige Beispiele zu nennen:

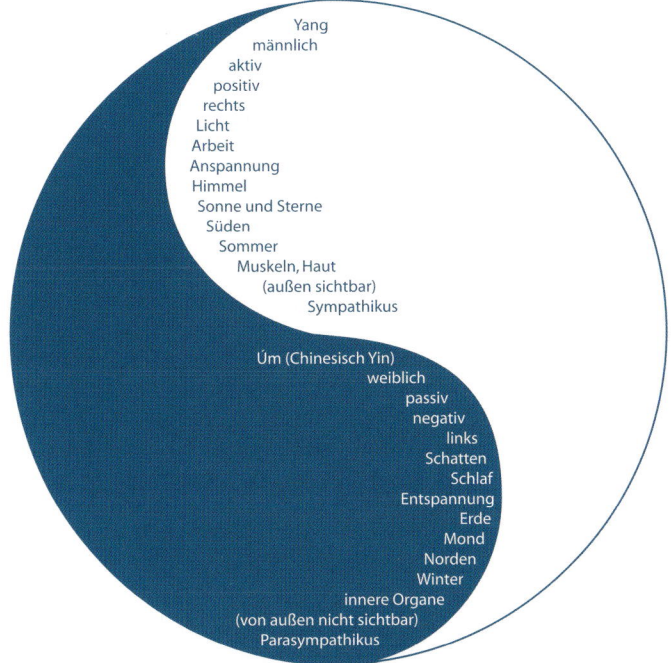

Yang
männlich
aktiv
positiv
rechts
Licht
Arbeit
Anspannung
Himmel
Sonne und Sterne
Süden
Sommer
Muskeln, Haut
(außen sichtbar)
Sympathikus

Ûm (Chinesisch Yin)
weiblich
passiv
negativ
links
Schatten
Schlaf
Entspannung
Erde
Mond
Norden
Winter
innere Organe
(von außen nicht sichtbar)
Parasympathikus

Die Annahme, dass im Leben alles zwei Seiten hat, fordert uns immer wieder dazu auf wahrzunehmen, welche Seite wir gewöhnlich im Blick haben. Wenn wir vor allem die negativen Seiten zum Tragen kommen lassen, prägt sich dies allmählich allen unseren Zellen ein, die dann darauf geeicht sind, diese Sichtweise zur einzig wahren zu machen. Sie erhält dann den Rang der einzig möglichen Wahrheit; hiermit bestätigen wir uns etwas, was wir schon immer wussten oder auch befürchteten. Das gilt auch für den Fall, dass wir ausschließlich das wahrnehmen, was wir als positiv empfinden. Wir blenden dann mögliche Fallen oder notwendige Maßnahmen aus und merken nicht, wenn sich etwas zusammenbraut, vor dem wir uns besser schützen sollten. So gesehen erschaffen wir uns unsere eigene Wirklichkeit selbst. Gehen wir davon aus, dass jeder Sache zwei Seiten innewohnen, werden wir nicht ein-seitig, sondern nehmen auch die mögliche andere Seite wahr. Das Aufrufen von zwei Seiten gelingt dann am besten, wenn wir selbst in einem beobachtenden Abstand bleiben. Wir sind dann wirklich präsent.

Eine Geschichte aus Korea soll deutlich machen, was passiert, wenn wir uns von unserer vorgefassten Meinung oder von Sorgen zu einer Handlung verleiten lassen:

Die ängstliche Schwiegertochter

Es war einmal eine Familie, deren Mitglieder alle zusammen in einem Haus wohnten – Eltern, Kinder, deren Familien usw. Eines Tages meinte die Schwiegertochter, gehört zu haben, dass ihr Schwiegervater sie aus dem Haus treiben wolle. Bei längerem Nachdenken wurde ihr dies immer mehr zur Gewissheit. Das gesamte Verhalten ihres Schwiegervaters schien ihr recht zu geben. Es erfasste sie große Sorge bei dem Gedanken, dass sie dann alleine für sich sorgen müsste; daher beschloss sie, sich einen Vorrat an Reis anzulegen. So gedacht, so getan, sie entnahm aus der

Vorratskammer immer wieder Reis für sich. Eines Tages ertappte sie der Schwiegervater dabei. Empört warf er sie sogleich aus dem Haus.

Diese Geschichte zeigt genau, was passiert, wenn wir uns von unseren Einbildungen, Befürchtungen oder einfach nur Gedanken hinreißen lassen. Sie bestimmen unsere Handlungen. Es ist dann sehr wahrscheinlich, dass genau das eintritt, wovor wir Angst haben. Die sog. »selbsterfüllende Prophezeiung« kommt häufig vor; wir bestätigen uns das, was wir schon vorher dachten, fühlten, sagten. »Ich habe es ja gleich gewusst.« Wenn Sie das (auch) bei sich feststellen: begegnen Sie solchen Situationen mit Humor, Mut und der Entschlossenheit, das Ergebnis mit Abstand zu betrachten.

Stressabbau

Die Reinigung von Stress und Emotionen ist ein Meilenstein in unserem täglichen Gesundheitsprogramm (s. Kapitel 4). Damit ist gemeint, dass wir Belastungen bewusst umwandeln und zum Verschwinden bringen. Alles, was wir als negativ empfinden, als beschwerlich oder unangenehm, drückt wie ein Gewicht auf Körper und Seele. Es macht uns kleiner, wir sinken in uns zusammen. Es kommt zu Stauungen, die unseren Körper beeinträchtigen und unser Immunsystem schwächen.

Es gibt zwei Wege, diesen Prozess gar nicht erst in Gang zu setzen oder ihn umzustimmen: zum einen den Zeitplan genau anzuschauen, nach dem wir leben, zum anderen Stimmungslagen durch Körperübungen umzuwandeln.

Eine Änderung unserer Zeitgestaltung ist sinnvoll, wenn wir feststellen, dass wir überfordert sind, etwa weil wir uns zu vielen Aufgaben zugleich mit einem gewissen perfektionistischen Anspruch widmen, wenn Arbeit und Freizeit sich nicht die Waage halten, wenn Erholungsphasen fehlen oder aber Freizeitstress vorliegt. Sie können sich gerne eine Liste von dem machen, was Sie als stressend empfinden. Fragen Sie sich dann, was Sie wie nach folgendem Grundsatz ändern können:

»Ändern, was möglich ist, annehmen, was nötig ist.«

Machen Sie sich selbst Änderungsvorschläge und einen Zeitplan hierzu.
Führen Sie dies entschlossen aus. Anpassungen und Änderungen sind möglich, ja nötig; im Kern bleiben Sie zielstrebig.

Diese bewusste Bestandsaufnahme und daraus resultierende Neuorganisation entlastet uns; wir erschaffen Freiräume, die wir mit dem füllen können, was uns guttut. So finden wir Zeit für Bewegung und Übungen. Mehr Zufriedenheit und Glück sind der Lohn dafür. Körper und Geist danken es uns mit guter Gesundheit.

Über die Neuplanung hinaus gehört auch Meditation zu einem solchen Reinigungsprogramm (s. Kapitel 2). Damit ist die Versenkung in das eigene Innere gemeint, die Außeneinflüsse »abschaltet«. So relativieren wir all das, was uns in Zeiten der mehr oder minder hektischen Alltagsgestaltung umtreibt, unruhig macht und gefangen hält – besonders dann, wenn Emotionen, Gedanken, vorschnelle Urteile und in Hektik vollzogene Handlungen die Oberhand gewinnen. Meditation bringt uns zu all dem auf Abstand. Wir kommen innerlich zur Ruhe und erkennen Schieflagen, so dass eine Korrektur möglich wird. Meditation führt also zur Harmonisierung im Leben. Sie wissen ja schon: Jede Meditation beruht auf dem tiefen, gleichmäßigen Atmen, das wir uns auch im Alltag für eine Kurzmeditation angewöhnen sollten. Sie mag nur wenige Minuten betragen und zwischendurch unabhängig von Ort und Zeit stattfinden. Wir nehmen dabei auch wahr, was sich um uns herum tut, doch liegt der Fokus unserer Konzentration in der Tiefe unseres Selbst.

Unserem Leben einen Rhythmus geben

Die asiatische Weltsicht ist sehr naturverbunden. Dies kommt in dem Symbol von *Úm (Yin* im Chinesischen, das Weibliche) und *Yang* (dem Männlichen) sinnbildlich zum Ausdruck. Es steht für die Naturgesetze, das Ordnungssystem, das unseren Kosmos und unsere Erde bestimmt wie auch alle Lebewesen. Ebenso wie sich die Planeten auf ihrer Umlaufbahn bewegen, wohnt auch den Organen ein eigener Rhythmus inne. Schauen wir uns die Mondphasen an. Meditieren wir am Meer – real oder in der Vorstellung. Beobachten wir Pflanzen. Wir werden feststellen, dass alles in der Natur vier etwa gleich lange Phasen durchläuft: eine des Keimens oder des Wachstums, eine der höchsten Entfaltung, eine des Rückzugs und eine der Eingliederung in ein größeres Ganzes durch den Tod. Auch das menschliche Leben ist von vier verschiedenen Lebensphasen geprägt, denen unterschiedliche Kraftformen innewohnen: Kindheit, Jugend, Erwachsensein und Alter. Die Abgrenzung ist heutzutage eher durchlässig geworden. Die Jugend steht für Tat- und Durchsetzungskraft, für Aktivität – ein äußerst attraktives Ideal auch noch im Alter. Wir möchten alt werden und gleichzeitig ein Leben lang so vital bleiben wie in der Jugend.

Wenn wir im Einklang mit unserer Natur leben, fühlen wir uns wohl. Alles in der Natur hat seinen Rhythmus. Es tut uns gut, wenn wir ihn kennen und danach leben. Dazu gehört die Erschaffung eines bestimmten Rahmens in unserem Leben, der in unserer Tages- und Lebensgestaltung zum Ausdruck kommt – wie z. B. die Einhaltung regelmäßiger Schlaf- und Essenszeiten. Sollten wir z. B. einmal sehr spät, ein andermal wieder sehr früh zu Bett gehen, werden Körper und Geist unruhig. Schlaflosigkeit ist dann die Folge. Dies gilt auch für den Fall gänzlich ungleicher Arbeitsbelastung. Der Körper ist nämlich wie ein Computer, den wir durch unsere Lebensgewohnheiten selbst programmieren. Eine Ursache von Stress ist das unregelmäßige Leben unter Zeitdruck, das schon fast zum modernen Alltag gehört. Doch halt: Machen Sie sich jetzt nur keinen Stress, wenn Sie feststellen, dass Sie Stress haben, weil Sie z. B. ein unregelmäßiges Leben führen. Schauen Sie es sich einfach nur näher an – mit dem festen Entschluss, etwas aufzuspüren, was Sie sanft und zugleich energisch verändern wollen.

Am wohlsten fühlen wir uns, wenn unsere Selbstprogrammierung den natürlichen Abläufen folgt und wir diesen Rhythmus einhalten. Wir können das mit Wellenbewegungen vergleichen und dieses Bild auf die Tagesgestaltung übertragen; es genügt oft schon, Phasen einzubauen, in denen wir uns trotz oder gerade wegen des Trubels um uns herum kurz nach innen zurückziehen, so dass wir tief ein- und ausatmend zur Ruhe kommen. Die nächste Welle kommt bestimmt.

Die Macht der Körpersprache und der Worte

Unser Körper speichert unseren Gemütszustand und bringt ihn wie selbstverständlich zum Ausdruck. Er spiegelt unseren Gesundheitszustand ebenso wider wie all unsere Bewegungen, die insgesamt unsere geistige und seelische Verfassung wiedergeben. Dies geschieht automatisch und ohne unser Zutun. Es übermittelt sich auf der unbewussten Ebene, weshalb wir auch gleich einen Eindruck von einem anderen Menschen haben.

Die Sprachform, in der wir uns mitteilen, drückt unsere Lebensweise, unseren geistig-seelischen Zustand aus – und ist dessen Motor. Mit unserer sprachlichen Ausdrucksform erschaffen wir unsere Wirklichkeit; darüber hinaus löst sie bei den Mitmenschen Gedanken, Gefühle und Reaktionen aus, die angenehm oder unangenehm sein können. In Korea sagen wir: »Worte treffen die Ohren wie ein Pfeil, den wir nicht mehr herausziehen können«; sie bleiben im Ohr stecken. Einmal Gesagtes können wir nicht rückgängig machen. Die Sprache ist wie ein Samen. Er keimt, wächst und entfaltet ein Eigenleben, auf das wir keinen

Einfluss mehr haben. Bisweilen versuchen wir, negative Reden wieder geradezubiegen, weil wir merken, dass uns im Affekt (vor allem in Wut) geäußerte Worte selbst schaden und uns fesseln. Rechtfertigungen oder Suche nach Bestätigung sind die Folge. Das verlangt Kraft und Energie, die wir viel besser einsetzen können, so für die Körper- und Geistübungen.

Wenn Meinungsverschiedenheiten bestehen, sollten wir das Gespräch suchen, um die anstehenden Probleme zu klären. Wir beginnen es am besten dadurch, dass wir dem anderen die Wertschätzung zeigen, die wir für ihn empfinden. Das Problem selbst können wir dann am besten mitteilen, wenn wir es sachlich benennen, ohne gleich eine Anklage vorzunehmen, die bei der anderen Person als Beleidigung ankommt. Ein konkreter Vorschlag zur Problemlösung bietet die Chance, sich einig werden zu können.

Die Art der Kommunikation ist abhängig von kulturellen Traditionen und Wertvorstellungen, die eine Kulturgemeinschaft teilt. In Deutschland ist es z. B. im Namen von Werten wie »Ehrlichkeit« oder »Aufrichtigkeit« durchaus üblich, Kritik direkt zu äußern, ohne dabei im Blickfeld zu haben, was dies beim anderen in der momentanen Situation auslösen kann. Daraus entsteht ein Pingpong-Effekt, der im schlimmsten Fall mit Unverständnis und Ablehnung endet. Indirektere und vorsichtige Andeutungen, wie sie in anderen Kulturräumen zumindest in der Phase des gegenseitigen Kennenlernens eher üblich sind, lassen genug Spielraum für offene Reaktionen, die dem Wissen Rechnung tragen, dass alles zwei Seiten hat und immer mehrere Interpretationen möglich sind.

Die Macht der Worte ist stark. In Korea sagen wir: »Ein gutes Wort ist das Wertvollste, was es gibt.« Deshalb die Empfehlung, in bestimmten Situationen wenigstens drei Mal darüber nachzudenken, bevor ein Wort ausgesprochen wird. Die mit Sprache ausgedrückten Vorstellungen teilen sich mit und lösen Assoziationen aus, die als unangenehm oder angenehm empfunden werden. Der Rhythmus der Sprache kann unsere Sinne zum Tanzen bringen, und die Laute haben einen direkten Einfluss auf unser Wohlbefinden. Durch Sprache wird Wissen bewahrt und weitergegeben. Mythen, Gedichte und Gesänge sind künstlerische Ausdrucksformen in allen Kulturen. *»Der Ton macht die Musik«* bringt als Sprichwort zum Ausdruck, dass wohltuende Sprachformen freundliche Reaktionen auslösen und umgekehrt. Die nachfolgende Märchengeschichte aus Korea lehrt uns diesen Zusammenhang.

Die Macht der Worte

Es war einmal ein König, der träumte, seine unteren Zähne seien ausgefallen. Er erschrak sehr über diesen Traum, denn er befürchtete, dies könnte die Ankündigung des Todes seiner Angehörigen sein. Er bestellte deshalb seinen persönlichen Ratgeber im Ministerrang zu sich und befahl ihm, die Bedeutung dieses Traums herauszufinden. Der Ratgeber machte sich bei einem kundigen Traumdeuter schlau und teilte schließlich dem König Folgendes mit:

»Der Traum bedeutet, oh mein König, dass alle Ihre Anverwandten früher sterben werden als Sie.«

Den Traumdeuter und Überbringer der schlechten Nachricht ließ der König ins Gefängnis stecken. Er befahl, ein anderer kundiger Traumdeuter solle kommen, um ihm den Traum zu interpretieren. Dieser kam, trat vor den König und sprach:

»Euer Hoheit, Sie werden am längsten von Eurer Familie leben und steinalt werden.«

Den König erfreuten diese Worte über alle Maßen, weshalb er den Traumdeuter mit Geschenken überhäufte.

Und die »Moral von der Geschicht«?
Die Sichtweise und Wortwahl bei der Interpretation des Traumes ist wichtiger als der Traum selbst.
Die beiden Traumdeuter haben vom Inhalt her dieselbe Botschaft überbracht, doch mit unterschiedlichen Worten.

Selbstbeobachtung und Korrektur von Gewohnheiten

Sobald wir selbst merken, dass wir einseitig festgefahrene Urteile und Gewohnheiten immer wieder »zum Besten geben«, können wir etwas daran ändern. Die einfache Frage »Ist das wirklich so, oder stimmt nicht auch das genaue Gegenteil?« führt zu einer Überprüfung dessen, was sicher zu sein scheint. Darüber hinaus verweist die Wahl der eigenen Worte auf unsere Glaubensvorstellungen, die wiederum Auswirkungen auf die Reaktion der Umwelt haben. Das Wechselspiel von Aktion und Reaktion ist ebenso eng miteinander verwoben wie zwei Seiten einer Medaille. Das, was wir für eine Aktion (etwa »der anderen«) halten, ist vielleicht eine Reaktion (z. B. auf mein Verhalten) und umgekehrt. Es geht darum, uns Klarheit zu verschaffen und dann auch die Verantwortung für das zu übernehmen, was uns widerfährt. Es hat in der einen oder anderen Form mit uns zu tun; wenn wir dies aufdecken, können wir eine sanfte Veränderung einleiten – immer auch augenzwinkernd und lachend, willensstark und entschlossen zugleich.
Eine weitere Technik basiert auf der Beobachtung dessen, was uns im Gesundheitstraining schwer- oder leichtfällt, ohne dies allerdings gleich nach Leistungskriterien zu bewerten. Da der Körper unsere Lebensgewohnheiten zum Ausdruck bringt, lässt eine fehlende Flexibilität z. B. vermuten, dass sich dies auch auf den Alltagsbereich erstreckt. In dem, was uns zunächst am schwersten fällt, liegt die Herausforderung. Verbesserungen im körperlichen Bereich setzen Energien für die mentale Ebene frei

und umgekehrt, so dass Änderungen möglich werden, die dann zu einer Besserung oder Stabilisierung der Gesundheit führen. Dieser ganzheitliche Ansatz gilt auch für die Sprache, denn unsere Körpersprache bildet mit der stimmlich vermittelten Sprache eine Einheit.

Kraft entsteht aus der konzentrierten Zusammenfügung von scheinbaren Gegensätzen durch die Festigung der eigenen Mitte. Genau darauf verweist der Dreiklang von

Žong	*Žung*	*Dong*
Ruhe, Stille	**Mitte**	**Bewegung**

Aus der Mitte heraus entstehen die Ruhe und die Bewegung gleichermaßen. Im Stillstand, in der Ruhe ist Bewegung, in der Bewegung Ruhe. »Bewegung in der Ruhe, Ruhe in der Bewegung«, so lautet die Botschaft (s. Kapitel 8).

Selbstbeobachtung hat etwas mit einem Spiegel zu tun, und daraus können wir eine wichtige Anregung ableiten.

Die Lehre des Spiegels

In Korea sagen wir:

»Ruhiges, stilles Wasser ist wie ein ganz sauberer, klarer Spiegel.«

Der Spiegel und das Wasser haben eines gemeinsam: Sie spiegeln das wider, was sich ihnen zeigt. Wenn wir es selbst sind, können wir uns im Spiegel sehen und damit den Blick erhalten, den sonst die anderen auf uns werfen. Spiegel sagen die Wahrheit. Sinnbildlich ist dies etwa in dem Märchen von Schneewittchen dargestellt, in dem der Spiegel der Königin die Wahrheit über die Schönheit ihrer Stieftochter Schneewittchen sagt. Spiegel und klares Wasser reflektieren, doch sie speichern die Bilder nicht. Ebenso wenig verändern sie etwas, nehmen etwas weg oder fügen hinzu. Sie zeigen, was sich ihnen zeigt.

Preisfrage:

Was haben Spiegel, Vogel und Biene gemeinsam?

Dazu folgende Worte:

»Der Spiegel reflektiert unser Licht, ohne es zu schlucken.

Der Vogel fliegt hoch in die Lüfte und füllt sie mit seinem Gesang, ohne die Luft zu trüben.

Die Biene arbeitet unermüdlich und saugt Nektar aus den Blüten, um uns Honig zu schenken, ohne den Duft der Blüten zu nehmen.

Daher möchte ich sein wie der Spiegel, wie der Vogel und wie die Biene.«

Nachfolgende Übungen sind besonders für den Alltag geeignet – bei der Arbeit oder zu Hause. Sie sind leicht zwischendurch auszuführen, entspannen und kräftigen zugleich. Bleiben Sie so lange in der Position, wie es Ihnen angenehm ist.

Übung – Sich verneigen – Mit gebeugtem Oberkörper den Fuß massieren

Auf einem Stuhl sitzen und ein Bein auf den Oberschenkel des anderen Beines legen, das Knie weist nach außen. Beim Ausatmen den Oberkörper vorbeugen, das Knie mit der Hand nach unten drücken, mit der anderen Hand den Fuß massieren. Tief ein- und ausatmen.
Dehnt den Rücken-, Schulter- und Beckenbereich und stabilisiert die Kniegelenke. Die Massage tut einfach gut!

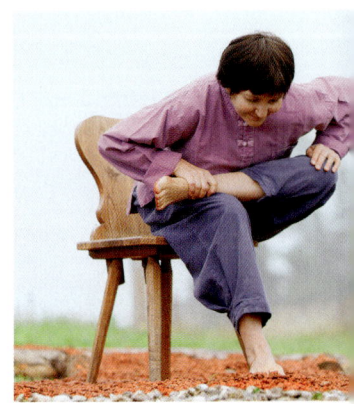

Übung – Luft durch die Hände aufnehmen

Auf einem Stuhl sitzen, die Hände verschränken, einatmend die Arme nach oben ausstrecken und die Hände in Richtung Himmel drehen, die Handflächen zeigen nach oben; die Schultern leicht nach unten drücken. Ausatmend zurückführen.
Wunderbar für Rücken, Schultern und Nacken!

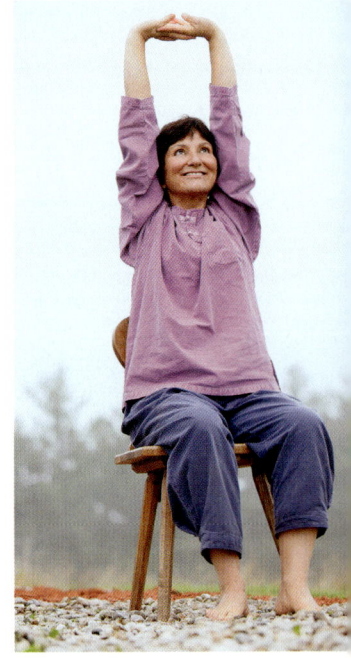

Übung – Flexibel werden – Seitliches Dehnen des Oberkörpers

Auf einem Stuhl sitzend beim Einatmen die Arme verschränkt nach oben führen, dann den Oberkörper nach rechts und links dehnen, ohne das Gesäß anzuheben, weiteratmen. Beim Ausatmen die Arme zurückführen.
Dehnt die Schultern und den Oberkörper und bringt in Balance.

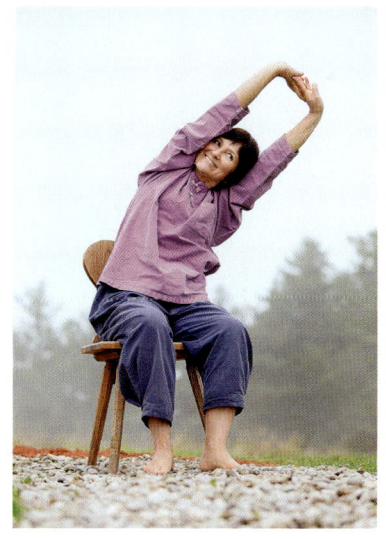

Übung – Sich in Schwung bringen – Vor- und Zurückdehnen des Oberkörpers

Auf der Vorderkante eines Stuhls sitzen, tief einatmen, beim Ausatmen den Oberkörper mit geradem Rücken vor und zurück beugen; die Arme beim Vorbeugen nach vorne ausstrecken, beim Rückwärtsbeugen nach hinten führen.
Eine Wohltat für Rücken, Nacken und Schultern sowie die Organe!

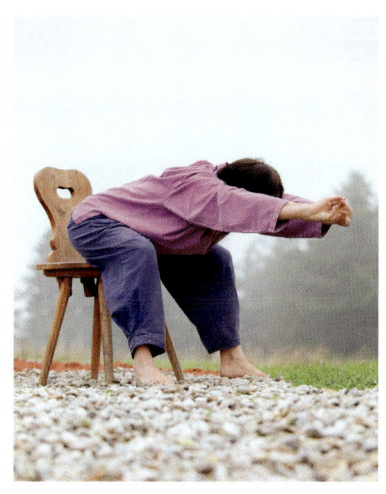

Übung – Strecken und Recken – Sitzen auf Stuhl und Strecken eines Armes seitlich am Kopf

Auf einem Stuhl sitzen und mit dem Einatmen einen Arm seitlich am Kopf ganz durchstrecken, Schulter leicht nach unten drücken, mit der anderen Hand an der Sitzkante festhalten. Weiteratmen, dann ausatmend Armwechsel vornehmen.
Wirkt wie die vorige Übung, ermöglicht jedoch mehr Halt.

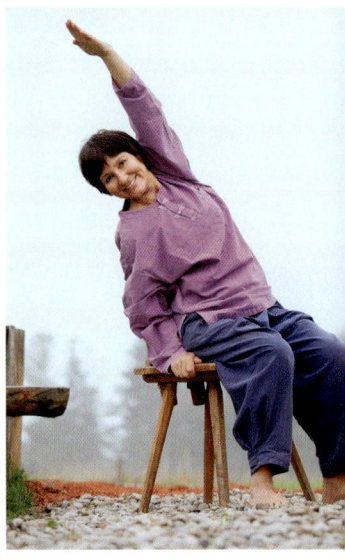

Übung – Sich am Ohr kraulen – Dehnung der Schulter und des Nackens

Auf einem Stuhl sitzen und einatmend mit dem rechten Arm das linke Ohr greifen, der Kopf neigt sich nach rechts; weiteratmen, beim Ausatmen den Arm wechseln, Kopf in die andere Richtung. Entspannt Schultern, Nacken und Kopf.

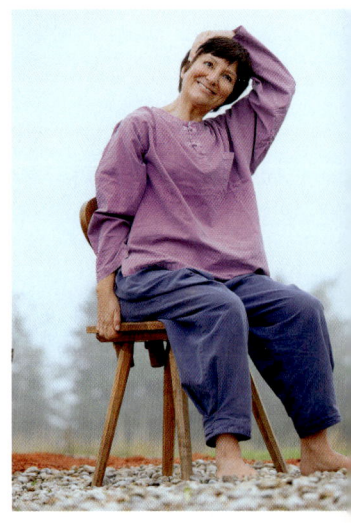

Übung – Hier bin ich und hier bleibe ich – Brustkorb vorstrecken

Auf der Vorderkante eines Stuhles sitzen, mit den Händen die Stuhlkanten festhalten und beim Einatmen den Brustkorb vorstrecken, die Schultern nach hinten.
Öffnet den Brustkorb, was ein tieferes Einatmen ermöglicht, und stärkt den Rücken.

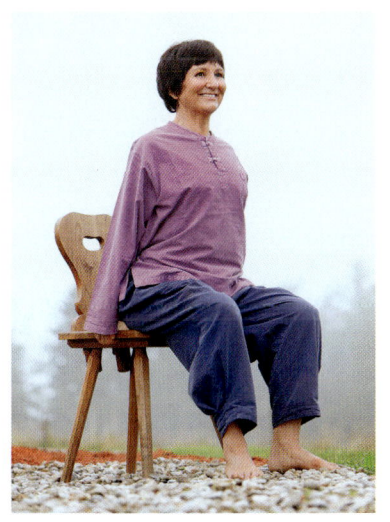

Fortsetzung der Übung

Beim Ausatmen den Oberkörper und die Schultern nach vorne neigen, den Kopf hängen lassen.
Beim Ausatmen sich von allem verabschieden, was beschwert.

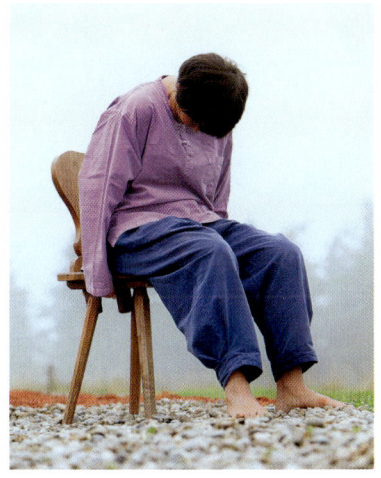

Wirkung der Übungen:
- Dehnt den gesamten Körper
- Stärkt den Rücken
- Macht selbstbewusst
- Bringt in die eigene Mitte
- Fördert die Wahrnehmungsfähigkeit und Konzentration

Übung – Stark und flexibel werden – Dehnung in der Stellung des Diskuswerfers

(S. auch Kapitel 12, Übung »In die Knie gehen und balancierend den Himmel spüren«)

Sich hinstellen, ein Bein nach vorne bringen. Vorderes und hinteres Bein gleichzeitig ca. im Winkel von 90° abwinkeln, die Ferse des hinteren Beines geht nach oben; kurz auch den vorderen Fuß anheben und auf dem Ballen stehen. Arme hängen am Körper herab.
Die Position erst 10 Sekunden, dann 20 und eine Minute halten. Das Bein wechseln.

Wirkung:

- Dehnung der Beinmuskulatur, vor allem der Waden
- Kräftigung der Sehnen und Gelenke
- Stabilisierung des Skeletts

Übungen zum Wohlergehen der Füße

Wenn es den Füßen gutgeht, dann fühlt sich der ganze Körper wohl. »Die Füße sind wie das zweite Herz«, sagen wir in Korea. Das Herz pumpt das Blut in den Körper, und von den Füßen fließt es zurück zum Herzen.
Ein Fuß besteht aus 26 Knochen, 33 Gelenken, 56 Bändern und 38 verschiedenen Muskeln, aus vielen Gefäßen und Nerven. Über die Meridiane und Reflexzonenpunkte sind die Füße mit den Organen verbunden. Eine Fußmassage tut dem ganzen Körper gut. Der Aufbau der Muskeln an den Füßen, vor allem der sog. »kleinen Muskeln« ist besonders wichtig. Dies sind Muskeln, die sich sowohl zwischen den Zehen als auch im Bereich zwischen Ballen und Ferse befinden. Bei müden Füßen helfen Wechselbäder zur Entspannung:

Einen Behälter mit warmem, einen anderen mit kaltem Wasser füllen, die Füße abwechselnd in warmes und in kaltes Wasser stellen.

Die Füße in ca. 40° warmes Wasser eintauchen, bis der Körper heiß wird und leicht ins Schwitzen gerät. Füße dann eine Minute ins kalte Wasser stellen. Füße anschließend trockenrubbeln.

Wenn Sie Ihren Füßen weitere Wohltaten zugute kommen lassen und sie kräftigen wollen, seien folgende Aktivitäten empfohlen:

Übung – Massage

Sich hinsetzen, ein Bein auf das Knie legen, die Fußsohlen vom Ballen zur Ferse kräftig massieren. Ist auch als Partnerübung geeignet!

Übung – Massage durch den Boden

Gehen auf Boden mit verschiedener Beschaffenheit wie großen Steinen, Kies, Holz, Sand usw. (s. Kapitel 10).

Übung – Wozu Zahnstocher so alles gut sind

Ein Bündel Zahnstocher aus Holz mit einem Gummiband zusammenbinden und mit den Spitzen den Spann der Füße so beklopfen, wie es angenehm ist.

Wirkung:

- Fördert die Durchblutung
- Entspannt
- Regt die Organe an

Übungen zum Aufbau und Stabilisierung der Fußmuskeln, Fußgelenke und Zehen:

Übung – Greifen

Ein Tuch auf den Boden legen, mit den Zehen fassen und hochheben, 10 Mal links und rechts.

Übung – Fußwippen auf Treppe

Auf einer Treppenstufe stehen, ein Bein auf die obere Stufe stellen, dann die Ferse abheben und den Ballen belasten, Fußsohle wieder auf dem Boden abstellen.
Je 20 Mal mit dem linken und rechten Fuß.

Übung – Wippen im Stehen

Beim Warten in einer Schlange z. B. die Zeit nutzen und sich auf den Ballen stellen, dann hinten auf den Fersen stehen, die Zehen zeigen nach oben. So oft wie möglich zwischendurch!

Übung – Entenfüße machen

Die Zehen abspreizen, wieder zusammenführen.

Wirkung dieser Übungen:
- Stärkt Beckenboden- und Wadenmuskeln
- Kräftigt die Fußgelenke

Die beiden Hähne

Ein König geht mit seinem Untertan spazieren. Sie kommen an einem alten, krummen Baum vorbei. Da sagt der König zu seinem Untertan: »Dieser Baum ist nutzlos, weil er krumm gewachsen ist. Er ist als Baumaterial wertlos. Deshalb ist er alt geworden.«

Am Abend sitzen beide beim Abendessen in einer Pension. Der Wirt erzählt von seinen beiden Hähnen. Der eine Hahn kräht regelmäßig, der andere ist vollkommen stumm. Für das Abendessen hat der Wirt den stummen Hahn geschlachtet, weil er für ihn nutzlos war. Als Mahlzeit schmeckte er köstlich.

Moral von der Geschicht':
Es gibt nichts, was nur einseitig gut oder schlecht wäre.

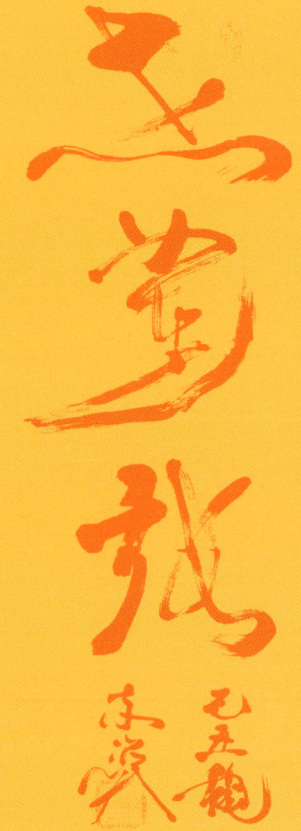

Die Lotosblume –
ein Geschenk für die Welt

Im Lotos- oder halben Lotossitz fest auf dem Boden sitzen. Einen Arm in Richtung Himmel strecken, die Hand zur Faust ballen; den anderen Arm etwa 90° vom Körper abgewinkelt halten, eine Faust bilden. Einatmend den Brustkorb weiten, als wollten Sie einen Bogen spannen. Der Blick geht über die Faust des gestreckten Armes in die Weite und fixiert einen Punkt. Beim Ausatmen entspannen. Danach die Seite wechseln.
Öffnet die Lungen, lässt mehr Sauerstoff in den Körper und verbessert die Sehkraft.

KAPITEL 7

IN DER RUHE LIEGT
DIE KRAFT

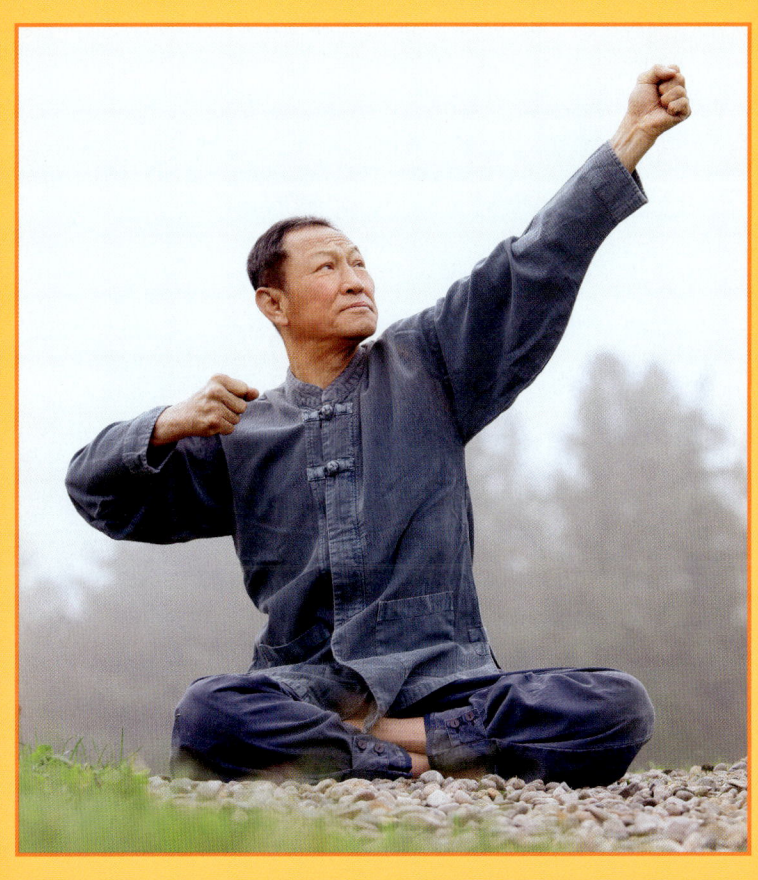

Stellen Sie sich vor, dass uns ein Ozean von Lotusblüten umgibt. Ihre Schönheit und Freigiebigkeit ist pure Lebensfreude, die uns dazu einlädt, in diesem Meer zu baden, seinen Duft aufzunehmen, die Zartheit der Blätter zu erfühlen. Eine Meditation über die Lotusblüte eröffnet uns ihr Wesen.

Sie wächst auf Morast, auf trübem, schmutzigem Wasser, in einer ungastlichen Umgebung. Ihre Wurzeln ernähren sich davon und lassen die vielblättrige, weit geöffnete Blüte entstehen. Bei ihrem Anblick geht uns das Herz auf. Ihre Schönheit setzt Zeichen. Unbeirrt vom sumpfigen Wasser, in dem sie gedeiht, entfaltet sie ihre harmonische Pracht und lädt zur Versenkung ein.

Sie wandelt um, was nicht gut zu sein scheint. Sie reinigt das Schmutzwasser, das ihr als Nahrungsgrundlage dient, und gewinnt daraus die Bausteine für ihr Wachstum. Sie transformiert es in etwas Edles. Es ist, als würde sie sich des Wassers annehmen und uns zeigen, wie wertvoll es ist. So zart die Lotusblume erscheint, umso kräftiger ist ihre Wurzel, die immer unter Wasser bleibt. Wurzeln, Blätter und Samen der Lotuspflanze wirken heilend und gelten als Stärkungs- und Beruhigungsmittel. Die Lotuspflanze kräftigt Körper und Geist, macht gute Laune und gleicht Gemütszustände aus. Besonders wirksam ist sie bei Diabetes, Bluthochdruck und Gicht. Zudem senkt sie den Cholesterinspiegel. Da sie den Körper erwärmt, lässt sich Kälte besser aushalten. Dank ihrer wohltuenden Eigenschaften wird sie im gesamten asiatischen Raum gerne gegessen, so auch in Korea. Die Wurzel wird z. B. in Sojasauce eingelegt und als Beilage gereicht. In Alkohol eingelegt ergibt sie einen köstlichen Schnaps. Der Samen hält sich 1000 Jahre, er kann dann immer noch zum Keimen kommen. Er wird gerne als Gewürz verwendet, sein Geschmack ist hochgeschätzt. Ebenso wie die Wurzel wirkt er beruhigend und kräftigend, er harmonisiert Stimmungslagen, stabilisiert die Nerven und tut Herz und Nieren gut. Den Samen kann man auch als Tee aufgießen; mittlerweile sind Samen, Blätter und Wurzeln auch in pulverisierter Form erhältlich.

Die Heilwirkung war schon lange bekannt. In Korea erzählt man sich, dass die Söhne des Königs in früheren Zeiten zur Jagd gingen, um sich zu ertüchtigen. Allzu fasziniert schauten sie zu, wie das von ihnen erlegte Tier starb. Für diesen Fall führte die Jagdgesellschaft eine spezielle Medizin mit sich, die dem überreizten Königssohn verabreicht wurde (s. u., Rezept 1).

Die Lotuspflanze stellt all ihre Fülle zur Verfügung: als Heilmittel und als Nahrung für Körper und Seele. Sie selbst transformiert die trübe Brühe ihres Lebensraums in die Reinheit ihrer Blüte, an der das Wasser ebenso abperlt wie an ihren Blättern. Wie ein Juwel schwimmt sie auf dem Morast. Kein Schmutz kann ihr etwas anhaben, sie bleibt sich selbst treu. Unbeirrbar wendet sie sich tagsüber dem Licht zu, bei Anbruch der Nacht verschließt sie ihre Kelche und bleibt im Wasser, als wolle sie die vollständige Harmonie zwischen den Elementen, zwischen Sonne und Mond herstellen. Als Brücke von strahlender Schönheit verbindet die Lotusblume beide Seiten unserer Existenz – das Männliche und das Weibliche – zu einer Einheit. Ihre Harmonie wirkt inspirierend.

Wir können uns vorstellen, dass wir alle eine Lotuspflanze in unserem Herzen tragen. Ob sie sich entfaltet, hängt davon ab, wie viel Raum, Nahrung und Licht wir ihr geben. Sie verbindet uns mit anderen Lebewesen, mit der Natur insgesamt.

Übung:

Versenken Sie sich in die Vorstellung, dass jedem Lebewesen eine kleine Lotusblüte innewohnt.

Wirkung:

- Lassen Sie sich überraschen, was dies in Ihnen auslöst.
- Tauschen Sie Ihre Erfahrungen mit anderen Menschen aus.

Rezepte:

Kochen Sie eine klein geschnittene Lotuswurzel und verschiedene Algen (*Miyong, Dashima*) mit wenig Wasser kurz auf. Fügen Sie Wein- oder Reisessig hinzu.

Wirkung:
Harmonisiert und beruhigt, stärkt die Nerven

Ginsengpulver oder selbst gemahlene Ginsengwurzel, gebratenen Sesam und gekochte, klein geschnittene oder im Mixer pürierte Bohnen (Mungbohnen) vermischen; Wasser hinzufügen und trinken.

Wirkung:
Stärkt das Gedächtnis und insgesamt die Leistungskraft des Gehirns

Die Lotusblüte als Sinnbild der Harmonie

Die Planeten brauchen für ihr Bestehen reines *Yang*, die männliche Energie (die Sonne), und *Úm* (*Yin* im Chinesischen), die weibliche Energie (der Mond). Auch der menschliche Körper ist diesem Grundsatz verpflichtet. Der Kopf ist dem männlichen *Yang* zuzuordnen, der Körper dem weiblichen *Úm*. Wir brauchen für unser Leben ebenso Kopf und Körper wie die Erde Sonne und Mond, denn sie gehören zusammen. Sind beide Kräfte im Gleichgewicht, geht es uns und dem Planeten Erde gut.

Körper und Geist bilden ebenso wie Sonne und Mond eine untrennbare Einheit. Im Unbewussten arbeiten Körper und Geist eng zusammen. Sobald in unserem Leben Probleme auftreten, die zu belastenden Gefühlen wie Neid und Ärger führen, zeigt sich dies in körperlichen Beschwerden. Sie verändern das Blut und den gesamten Körper; denn alles, was wir ihm an Gedanken, Emotionen, Gewohnheiten zuführen, beeinflusst unmittelbar unsere Gesundheit. Dies gilt auch im wörtlichen Sinn; auch mit unserem Essen liefern wir entweder bekömmliche oder schädliche Nahrung.

Der Körper nimmt Emotionen auf und leitet sie weiter. Sie finden wie Wasser ihren Weg; Wut und Ärger z. B. stauen sich an einer oder mehreren Stellen an, was sich als Schmerz bemerkbar macht. Diese ursprünglich durch negative Gedanken und Emotionen ausgelösten körperlichen Symptome beanspruchen unsere ganze Aufmerksamkeit. Unser Gemütszustand hat die Probleme an den Körper weitergegeben, der sie übernimmt. Wenn die Schmerzen stark sind, lenkt dies von den eigentlichen geistig-seelischen Ursachen ab, so dass sie nicht mehr erkennbar sind. Wir therapieren den Körper, der auf unsere Psyche reagiert. Heilprozesse setzen zunächst geänderte Lebensgewohnheiten voraus, die dann unser Gemüt harmonisieren.

Das, was uns am Leben erhält – Atem, Verdauung, Ausscheidung, Hormonausschüttung, Abwehr von Infektionen, Verwertung der Nahrung usw. – geschieht mit Hilfe des Blutes als Vermittler. Blutkreislauf und Zustand der Zellen sind eng miteinander verbunden, weil das Blut die Nährstoffe in die Zellen bringt und Abbauprodukte entsorgt. Unsere Vitalität hängt entscheidend vom Zustand des Blutes ab. Bei Ärger, trüben, angstvollen oder bösen Gedanken schlägt das Herz schneller, auch unregelmäßig. »Böse Menschen haben dicke Halsschlagadern«, sagen wir in Korea. Unser Gemütszustand kommt auch im Gesicht zum Ausdruck. Anhaltend schlechte Laune zeigt sich an einer fahlen Hautfarbe. Ein von Liebe und Freude erfülltes Leben verleiht dem Gesicht eine frische Tönung und zeigt sich in einer angenehmen, lebendigen Ausstrahlung.

Viele Ursachen von Leid und Krankheit liegen im geistig-seelischen Bereich. Wenn wir dies wissen, können wir Krankheiten durch Änderung von Gewohnheiten und Sichtweisen vorbeugen und Heilungsprozesse beschleunigen, indem wir die Ursachen herausfinden und beseitigen. Wie sehr das Geistig-Seelische wirkt, sehen wir an dem, was in der Medizin als »Placebowirkung« bekannt ist. Der Patient geht davon aus, dass ihm der Arzt ein Medikament verabreicht; gleich nach der Einnahme fühlt er eine deutliche Besserung. Er hat jedoch gar keinen Wirkstoff zu sich genommen. Die Freude über die gute Wirkung führt zur Linderung. Der Placeboeffekt beruhigt und baut Stress ab. Vertrauen und Hoffnung regen den Heilungsprozess an. Umgekehrt verschlechtert sich eine Krankheit durch Niedergeschlagenheit.

Das Immunsystem ist abhängig von Freude und guten Gefühlen. Die T-Zellen im Blut, die für die Abwehr von Fremdkörpern wie Bakterien und Viren sowie für die Kontrolle der Zellen zuständig sind, werden von Freude stimuliert. Sie brauchen Glückshormone wie z. B. Endorphin. Umgekehrt schwächt das Stresshormon Adrenalin die Abwehrkräfte. Und hier die gute Nachricht: Wir können negative Emotionen umwandeln. Es braucht vielleicht etwas Zeit, doch ist mit dem ersten bewussten Schritt ein wichtiges Zeichen gesetzt. Wenn wir gerade auf die Menschen zugehen, die unseren Zorn, Ärger oder Unmut hervorgerufen haben, legen wir die Grundlage für positive Veränderungen in unserem Seelenhaushalt. In Korea gibt es ein Sprichwort: »Dem ungeliebten Kind muss man einen Löffel mehr zu essen geben als dem geliebten Kind.« Wenn wir dies immer wieder beherzigen, führt dies zu einer allmählichen Neuausrichtung unserer selbst.

Die Pflege der geistig-seelischen Seite braucht eine tatkräftige Unterstützung. Krankheiten nur zu vermeiden ist nicht genug. Der Erhalt unserer Gesundheit verlangt ein aktives Tun durch Änderung unguter Gewohnheiten. Ein liebevoller Umgang mit uns selbst und mit anderen Menschen, bewusstes Essen und viel Bewegung sind ein wahres Lebenselixier, das die Selbstheilungskräfte weckt. Liebe zu sich selbst und zu anderen macht stark.

Ein glückliches Leben mit viel Freude ist die beste Lebensversicherung.

Vom dreifachen Glück

Das Gehirn braucht drei Dinge, um glücklich zu sein:

Gute körperliche und geistige Nahrung
Genug Ruhe und Bewegung
Mäßige und glücksstimulierende Reize

Erreichen können Sie dies durch ein sinnerfülltes Leben, gutes Essen und gute Gesellschaft. Maßstab ist Ihr eigenes Wohlbefinden. Woran Sie dies merken? Ganz einfach: durch ein wohliges Gefühl im Bauchraum, angenehme Wärme und das freudige Gefühl, etwas Schönes zu erleben. Was dem oft entgegensteht, ist die ungebremste Lust auf mehr von Körper und Geist. Im Normalzustand merken wir deutlich, wann der Körper satt ist und wann wir von etwas genug haben. Bisweilen oder gar häufig spüren wir jedoch die Grenze des Sattseins nicht und gehen darüber hinaus. Wir streben dann danach, mit weniger mehr zu erreichen, so etwa weniger zu arbeiten und mehr Geld zu verdienen. Dies kann so weit gehen, dass wir von diesem Wunsch ganz besessen sind. Wenn dies zur Gewohnheit wird, lassen wir uns im schlimmsten Fall von Gier und Gelüsten beherrschen. Sie sind dann der eigentliche Motor unseres Lebens, unser Verstand wird ihr Sklave. So weit braucht es gar nicht erst zu kommen. Machen Sie sich die Grundlagen unseres Lebens bewusst und meditieren Sie tief ein- und ausatmend darüber.

Lebensmethode:

Šik:	Essen, auch Atmen
Dong:	Bewegung
Sa:	Gedanken

Essen, Atmen und Bewegung sind die elementarsten Grundlagen unseres Lebens. Die Gedanken, mit denen wir sie begleiten, geben ihnen ihren Charakter, der zu unserem Wesenskern beiträgt.

Worin besteht nun das, was wir als »Glücksgefühl« empfinden? Denken Sie einfach mit und spüren Sie in sich selbst hinein. Hier einige Glücksmomente, die Sie sicher auch kennen:

- Wenn Sie frisch verliebt sind (auch innerhalb einer bestehenden Partnerschaft), ist Ihre Optik verändert. Mit rosaroter Brille erfreuen Sie sich alleine und gemeinsam am rauschenden Bach, an fliegenden Blättern, am Sonnenuntergang und an vielem mehr.
- Wenn Sie sich von altem Ballast lösen und Ihr Leben mit neuen, selbst gewählten Aktivitäten gestalten, erfüllt Sie Glück.
- Die Überwindung von Ärger, Schuld- und Rachegefühlen und von allem, was sich gegen Sachverhalte oder Personen richtet, macht frei. Es entsteht Platz für Lebensfreude!
- Essen nach großem Hunger macht glücklich – ebenso das
- Aufwachen nach einem tiefen, erholsamen Schlaf oder auch
- Gesundung nach Krankheit,
- Wiedersehen mit lieben Menschen.
- Tiere beobachten.
- Ein gutes Buch lesen.
- Angenehme, inspirierende Gespräche führen.
- Usw.

Erweitern Sie die Liste nach Ihrem Belieben und suchen Sie sich das aus, was Sie besonders mit Glück erfüllt!

Fragen Sie sich dann, was Sie hiervon in welcher Intensität leben. Falls dies eher Wunschträume sind, überlegen Sie, wie, wann und bei welcher Gelegenheit Sie Ihre Träume Wirklichkeit werden lassen. Vielleicht stellen Sie fest, dass Sie sich zu sehr auf das konzentriert haben, von dem Sie meinen, es fehle Ihnen. Diese Einsicht kann zu mehr Zufriedenheit mit Ihrer derzeitigen Lebenssituation führen. Statt mit dem vermeintlichen Schicksal zu hadern, empfinden Sie Dankbarkeit für das, was Sie haben. Dieser Wechsel der Sichtweise löst Glücksgefühle aus. Vielleicht brauchen Sie mehr tatkräftiges Handeln oder auch eine neue Lebensgestaltung. Sie wissen selbst am allerbesten, was Ihre Seele erfreut. Es ist auch keineswegs so, dass wir immer glücklich sein können. Glück ist wandelbar, und die Kugel rollt mal mehr ins Gewinnerfeld, mal mehr ins Verliererfeld. Es gibt ein Glück im Unglück und ein Unglück im Glück. Bei einer positiven Grundstimmung und aktiven Gestaltung unseres Lebens fangen wir dies wagemutig und zuversichtlich auf.

Viele Menschen machen Glück von materiellem Reichtum abhängig. Aber unser Gehirn sendet auch ohne diese Art von Reichtum Glücksbotschaften aus. Materieller Wohlstand kann eine Quelle von Enttäuschungen werden, wenn ich Vergleiche anstelle. So kann ich z. B. unzufrieden darüber sein, dass mein Haus kleiner ist als das des Nachbarn. Auch bei beruflichen Erfolgen ist das Glück bisweilen nur von kurzer Dauer. Bei einer Beförderung z. B. muss ich mehr leisten und gerate in Zugzwang. Ich spüre mehr Druck, weil ich das Erreichte halten will und einem heftigeren Konkurrenzkampf ausgesetzt bin. Wenn ich in einem sportlichen Wettkampf gewonnen habe, löst dies Freude und Spannung zugleich aus, denn nun will oder muss ich das Erreichte halten und damit rechnen, das nächste Mal auf der Verliererseite zu sein.

Das Glück, das von einer Beförderung, vom Gewinnen ausgeht, hält also nicht lange an. Das Gehirn möchte gerne glücklich sein, ist sogar aufs Glücklichsein programmiert, doch wird es leicht überfordert – durch großen Druck, das Gefühl der Verpflichtung und Anspannung, durch ungesunden Stress also, der etwa von solcherart Gedanken ausgelöst wird: »Ich muss gewinnen, ich muss ein großes Haus haben, ich arbeite nur noch der Karriere willen.«

Im Leben ist es das Wichtigste, sich Ziele zu setzen, die das Herz nähren. Wer sich dann aufmacht, den Gipfel zu erreichen, findet schon auf dem Weg dorthin sein Glück.

Arbeit und Freizeit gehören zusammen

Wir assoziieren die Arbeit eher mit Anspannung, Freizeit mit Entspannung. Es besteht die weitverbreitete Ansicht, Anstrengung käme ausschließlich von der Arbeit und Erholung vom Nichtstun. Diese Zweiteilung stimmt genauso wenig wie die Gleichsetzung von Erholung mit Untätigkeit.

Mit Freude verrichtete Arbeit, in der wir einen Sinn sehen, erfüllt uns mit dem Glücksgefühl, am richtigen Platz zu sein. Wenn wir unsere Arbeit mögen, ist sie eine unverzichtbare Quelle des Wohlergehens. »Wenn nicht so viele Zwänge wären und ich könnte, wie ich wollte, wäre Arbeiten kein Stress und könnte Spaß machen!«, höre ich oft als Einwand. Aus Asien kommt der Ratschlag, und ich gebe ihn gerne weiter, das anzunehmen, was wir nicht ändern können, und das aktiv zu gestalten, was im Bereich des Möglichen liegt. Beides voneinander unterscheiden zu können bedeutet Weisheit.

Chronische Müdigkeit und Stress sind die Folgen von Unmut, Überlastung und Abwehr von Anforderungen, die von außen kommen und die wir – manchmal unbewusst – ablehnen. Dieser Widerstand bindet Kräfte; wenn sie frei werden, können wir sie zur aktiven Gestaltung nutzen.

Ein ausgedehntes Freizeitprogramm ohne Arbeit oder Tätigkeit macht eher schlapp. Was wäre Freizeit ohne Arbeit und umgekehrt? Beide gehören wie *Úm* (*Yin* im Chinesischen) und *Yang* zusammen, wie Weibliches und Männliches. Natürlich fühlen wir uns am Abend nach einem arbeitsreichen Tag müde – doch nicht unbedingt ausgelaugt. In jedem Fall brauchen wir nach getaner Arbeit Erholung als Ausgleich. Sich mit Freunden treffen, Sport treiben usw. weckt unsere Lebensgeister. Richten Sie sich die Arbeit so ein, dass Sie Freude daran haben und Erholungsmomente zur Entspannung einbauen. Sie können in den Pausen, vor oder nach der Arbeit die hier vorgestellten Übungen machen, die Ihnen besonders liegen.

Im Koreanischen bedeutet *No Dong* »Arbeit«, wörtlich: Geld und Bewegung; *Un Dong* meint »sportliche Bewegung«. Das Wort enthält ebenfalls *Dong*, was »Bewegung« heißt (s. o.). Arbeit und Freizeit sind beide mit Bewegung verbunden. Natürlich wurde die Arbeit früher mehr körperlich ausgeführt, heute dagegen eher sitzend. Wir können »Bewegung« wörtlich verstehen, doch auch in einem übertragenen Sinn. Wir bewegen uns, indem wir unsere Kreativität entfalten: Was kann ich wie zum Positiven ändern? Jede Form des Erschaffens ist zugleich eine Art von Entspannung.

Richtige Erholung kommt von einem aktiven Schaffensprozess. Alles, was wir selbst mit Freude machen, tut uns gut. Das gilt für den Bereich der Arbeit ebenso wie für die Freizeit. Arbeit kann sogar unter bestimmten Umständen Erholung sein – nämlich dann, wenn ich Tätigkeiten ausführe, in denen ich einen Sinn sehe und die ich gerne mache. Ein gutes Betriebsklima und freundliche Kollegen gehören unbedingt dazu; außerdem sollte ich bei der Arbeit meine Fachkenntnisse einbringen und mich neuen Herausforderungen stellen können. Bei fehlenden Spezialkenntnissen helfen entsprechende Fortbildungen weiter.

In vielerlei Hinsicht erleichtern Maschinen oder Geräte unser Leben, weil sie uns einen Teil der Arbeit abnehmen. Dadurch entsteht aber auch eine Konkurrenz zwischen Mensch und Maschine, die bedrohlich wirkt. Es geht schon frühmorgens mit dem Berufsverkehr los; dann die Arbeit an und mit Maschinen, stundenlanges Sitzen vor dem Computer – um nur einige Beispiele zu nennen: All dies macht, wenn es uns im Übermaß zugemutet wird, unglücklich, missmutig und unfreundlich, eine Gefühlslage, die sich bis zum Abend allmählich steigert.

Diese Stressspirale krallt sich auf den Schultern fest und wird als Last mit nach Hause getragen. Wenn das den übrigen Familienmitgliedern, dem Partner und Freunden auch so geht, mit denen wir den Abend verbringen, wird die gedrückte und gereizte Stimmung noch schlimmer, ja, sie wirkt geradezu ansteckend. Nicht Liebe bestimmt das Klima, sondern überspannte Nerven und verkrampfte Muskeln. Dies belastet die Seele und drückt ihr einen Stempel auf, der auch im Schlaf weiterwirkt. Wenn wir den Aufbau von Missmut geschehen und stärker werden lassen, ergeben sich ernsthafte Probleme für die Gesundheit. Wir sind aufgefordert, hier dringend Änderungen vorzunehmen.

Das Leben aktiv gestalten

Wenn wir richtig durchatmen und die Übungen mit Bedacht ausführen, sind wir schon auf dem aktiven Weg. Wir machen uns das zu eigen, was uns wichtig ist. Dankbarkeit für das, was wir haben, ist Teil dieses Weges. Die Wahrnehmung von passiver, unveränderbarer Außenbestimmung weicht dem aktiven, zupackenden Gestalten. Das erfreut unsere Seele, da es zum Stressabbau beiträgt, der nicht nur eine Aufgabe des Einzelnen ist, sondern der Familie, der Firma, der Gesellschaft und des Staates insgesamt, weil Stress die Ursache von vielen Krankheiten ist.

Wie können wir der Dynamik von Stress vorbeugen und das Weiterdrehen der Spirale vermeiden? Zunächst einmal sollte ich nach Möglichkeit meine Arbeit so organisieren, dass sie mit Freude verbunden ist, auf die ich mich konzentriere. Des Weiteren wähle ich Freizeitbeschäftigungen, die ich gerne mache und die mir spürbar guttun, was auch immer es sein mag – ob Wandern, Sport, Bewegung in der Natur, Gartenpflege oder Singen. Alles ist gut, was negative Emotionen und Gedanken verschwinden lässt und durch positive ersetzt. Dies wirkt sich auf die Fähigkeit der Sinne aus, sich für Wohltuendes zu öffnen; die Ohren nehmen Naturgeräusche auf wie das Fallen von Blättern, den Gesang von Vögeln, den Regen, den Wind. Wir nehmen Düfte wahr, unsere Augen erfreuen sich an den sanften Farben. Unser Gehirn leitet die angenehmen Empfindungen weiter, die sich uns wiederum als Glücksgefühle mitteilen. All dies verändert unsere Gedanken, Einstellungen und Wahrnehmungen; Dinge, die uns vorher an anderen Menschen oder in unserem Umfeld störten, sehen wir aus einem anderen Blickwinkel. Widerstände, die viele Kräfte gebunden haben, verschwinden wie von selbst.

Es gibt keine Lebenssituation, die ausschließlich gut oder schlecht wäre. Wer alleine lebt, vielleicht auch ohne Partnerschaft, fühlt sich unter Umständen einsam; dafür gibt es keine täglichen Reibereien oder gar Streit. Wenn man in einer Partnerschaft lebt bzw. verheiratet und voll berufstätig ist, bringt dies einerseits mehr Sicherheit, doch andererseits auch mehr Verpflichtungen. Wenn man nicht voll berufstätig arbeitet, ist die finanzielle Seite unsicherer, dafür hat man mehr Freizeit. Es liegt an uns, das Leben so zu gestalten, dass uns das Glück finden kann. Es ist wie mit dem Frühlingshauch, der Wind, Sonne und Regen bringt, die Natur erblühen lässt, jedoch auch zerstören kann.

Nachfolgende Übungen mit einem Partner oder einer Partnerin sollten Sie gemeinsam mit Spaß und Freude ausführen und sich dabei gegenseitig das Beste wünschen. Sie stabilisieren Körper und Seele. Die Partner werden sich bald auf eine angenehme

Weise gestärkt fühlen, da die Übungen den Kreislauf anregen, die Muskeln aufbauen und flexibler machen. Die wohltuende Wirkung zeigt sich bei den Partnern gleichermaßen, da beide beim Beugen, Dehnen und Drehen eine aktive Rolle spielen. Natürlich sollten Sie vorsichtig bis zur Grenze des Möglichen gehen, ohne zu übertreiben, und die einzelnen Übungspositionen eine Weile in Ruhe und mit Spannung halten, wobei Sie tief ein- und ausatmen. Nehmen Sie die körperliche Spannung und Entspannung bewusst wahr, und konzentrieren Sie sich darauf. Dies ist wie eine körperliche Meditation. Der Stoffwechsel wird angeregt, so dass der Körper angesammelte Giftstoffe leichter ausscheiden kann. Das Immunsystem erfährt eine natürliche Stärkung – mehr Gesundheit und Ausgeglichenheit stellen sich wie von selbst ein. Nach der Anspannung löst die Entspannung doppelte Freude aus.

Übungen:

Bei allen Übungen gilt folgende Abkürzung:
P 1 = Partner oder Partnerin: Person 1
P 2 = Partner oder Partnerin: Person 2

Für alle Partnerübungen gilt: Die Partner tauschen nach jeder Übung die Positionen.

Übung – Sich tief in die Augen schauen und den Beckenboden dehnen

P 1 liegt auf dem Boden, Beine im Schneidersitz etwa rechtwinklig vom Boden abheben, tief ein- und ausatmen; P 2 stellt sich aufrecht davor, atmet tief ein, beugt sich ausatmend vor und drückt die Knie von P 1 leicht nach außen. Beide lächeln sich an.

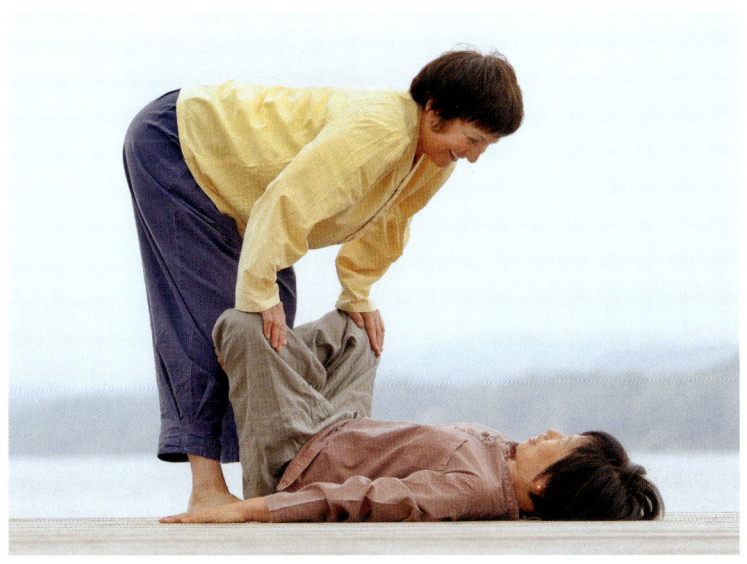

Übung – Zusammen einen Bogen bilden – Rücken, Schultern und Becken maximal dehnen

Wie bei der vorigen Übung – P 1 und P 2 fassen sich an den Händen, P 2 zieht einatmend den Oberkörper von P 1 nach oben – so weit, bis die Beine von P 1 im Schneidersitz dicht am eigenen Brustkorb anliegen. P 2 lehnt sich dabei nach hinten, den Kopf in den Nacken legend, und richtet sich ausatmend wieder auf. P 1 atmet tief ein und aus.

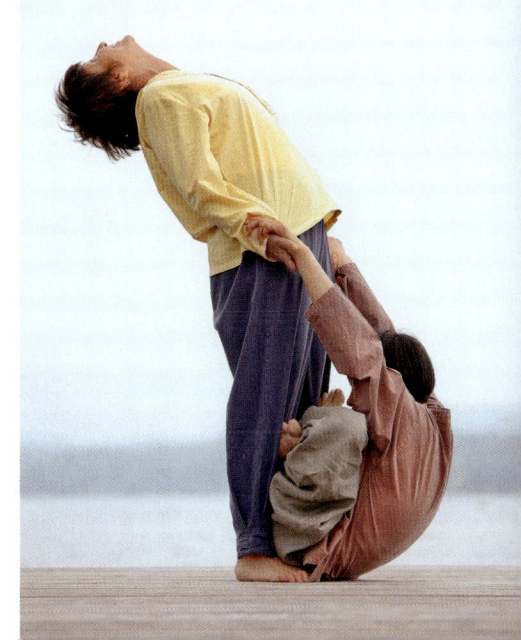

Übung – Aufgehoben sein – Taille und Schultern dehnen

P 1 liegt auf der Seite, ein Bein gestreckt, das andere Bein angewinkelt, das Knie liegt auf dem Boden. P 2 stellt einen Fuß unter das angewinkelte Bein von P 1, der andere Fuß steht neben dem Gesäß. P 2 nimmt den am Boden – also dem angewinkelten Bein gegenüber – liegenden Arm von P 1 und zieht ihn leicht nach oben; P 1 legt den anderen Arm über den Bauch. Beide atmen tief ein und aus.

Übung

Wie die vorherige Übung, nur dass P 2 das Knie von P 1 mit dem Fuß bis zum Boden drückt. Dies erlaubt P 1 eine stärkere Drehbewegung des Oberkörpers.

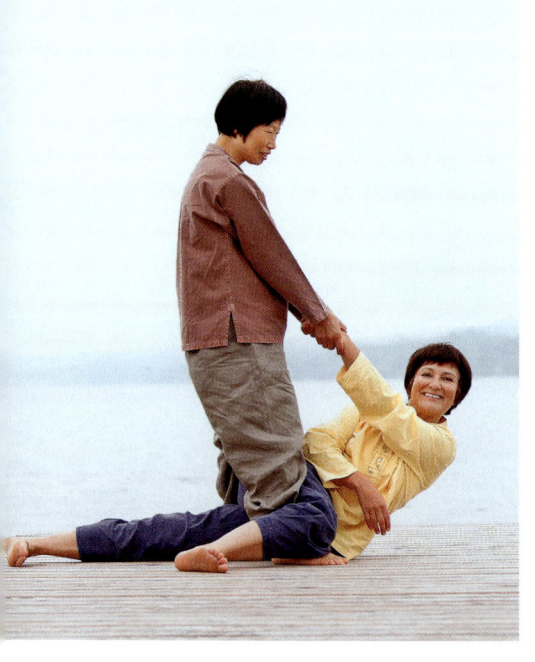
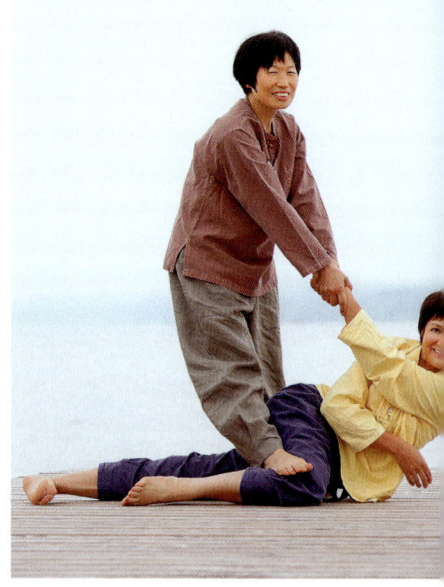

Übung – Das Bein umarmen – Becken und Hüftgelenk regulieren

P 1 liegt gestreckt auf dem Bauch, Arme seitlich. P 2 setzt sich auf das Gesäß von P 1, das Gesicht zeigt auf die Beine von P 1. Mit den Armen fasst sie ein Bein und zieht es nach oben, das andere Bein von P 1 bleibt gestreckt. P 1 atmet tief ein und aus.

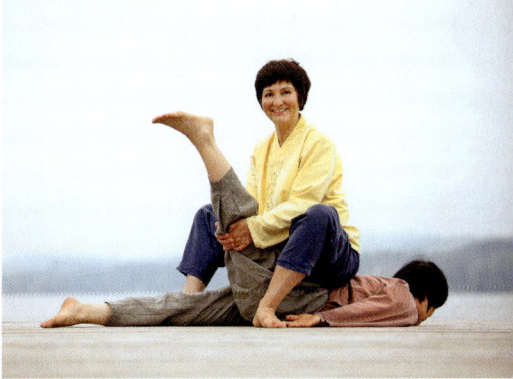

Übung – Im Gleichklang den Boden küssen – Rücken- und Brustmuskeln dehnen

P 1 geht in den Vierfüßlerstand und von da mit Armen und Oberkörper so weit wie möglich nach vorn, die Schultern dehnen sich in Richtung Boden. P 2 stellt sich an die Füße von P 1, beugt sich mit gestrecktem Rücken nach vorne und drückt mit den Händen die Schultern von P 1 nach unten. Beide atmen tief ein und aus.

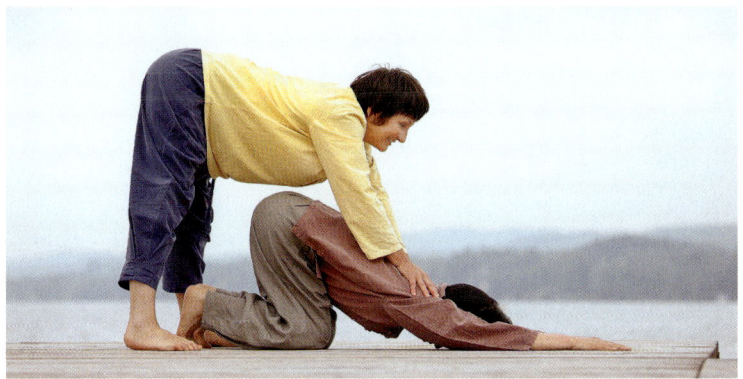

Übung – Massage, Massage – den oberen Rückenbereich dehnen

P 1 setzt sich mit gestreckten Beinen auf den Boden und streckt die Arme nach hinten aus. P 2 sitzt hinter P 1 und drückt die Füße sanft in den Rücken von P 1, wobei ein Fuß zwischen den Schulterblättern ruht. P 2 fasst mit den Händen die Handgelenke von P 1 und zieht die Arme durch Zurücklehnen des Oberkörpers nach hinten, die Beine üben einen leichten Druck auf den oberen Rücken von P 1 aus. P 1 beugt den Kopf nach vorne. Tief ein- und ausatmen. P 2 massiert sanft den Rücken von P 1.

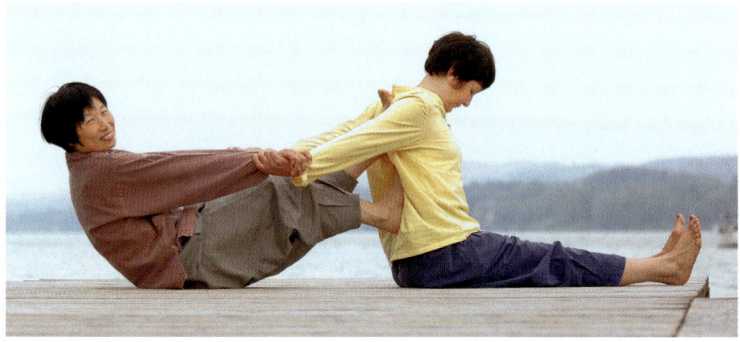

Wie die Übung davor, P 1 streckt den Kopf nach hinten.

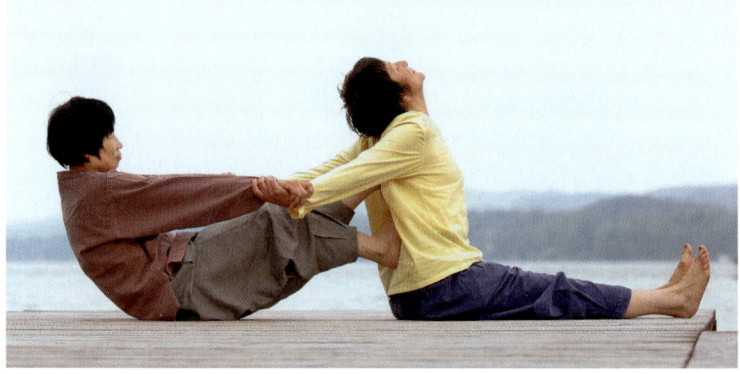

Übung – Gemeinsam mit sich verschmelzen

P 1 liegt mit dem Rücken auf dem Boden, Arme nach unten, die Hände liegen ausgestreckt auf dem Boden, die Beine sind angewinkelt, die Knie berühren sich, auch die Füße sind angewinkelt. P 2 übt mit gestreckten Armen und geradem Oberkörper einen leichten Druck auf die Knie von P 1 aus, so dass sie den Brustkorb berühren. Tief ein- und ausatmen.

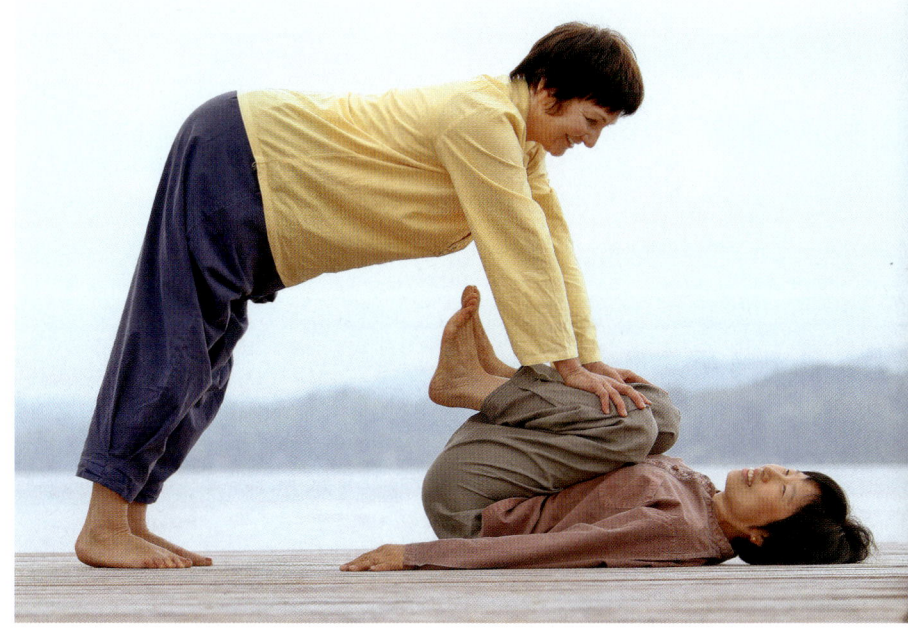

Übung – Den Kreis genießen – Hüfte und Becken kräftigen

Wie bei der vorigen Übung, dann dreht P 2 die Knie von P 1 zunächst im Uhrzeigersinn, dann gegen den Uhrzeigersinn. Der Bogen der Drehung sollte so groß wie möglich sein, die Knie seitlich in Richtung Boden drücken. Die weiterleitende Bewegung ergibt eine maximale Dehnung von Hüfte und Becken. Tief ein- und ausatmen.

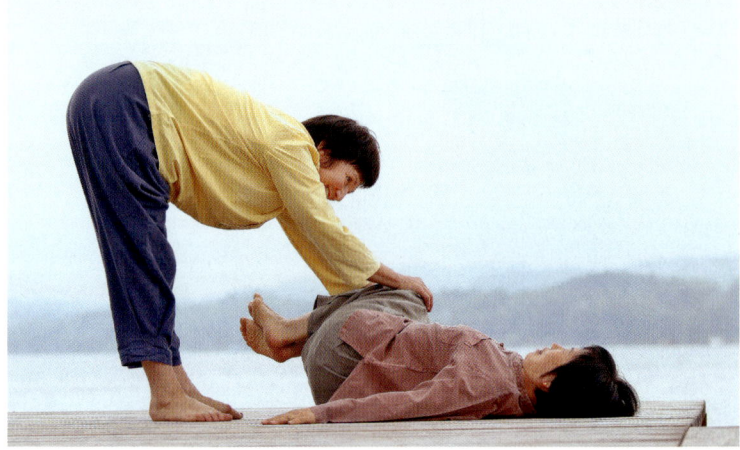

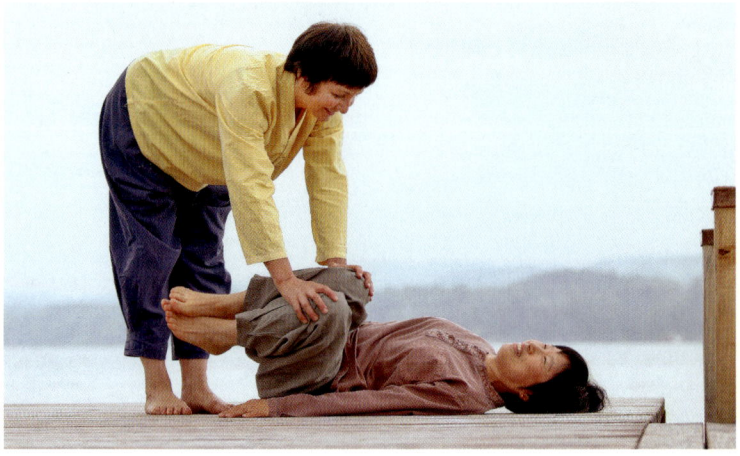

Übung – Gemeinsam sind wir stark – Rücken und Schultern dehnen

P 1 zieht im Sitzen die Beine gestreckt nach oben, P 2 steht vor P 1 und dient als Lehne für die Beine, fasst P 1 an den Handgelenken. P 2 lehnt sich mit dem Rücken zurück, Kopf in den Nacken, und dehnt somit P 1.

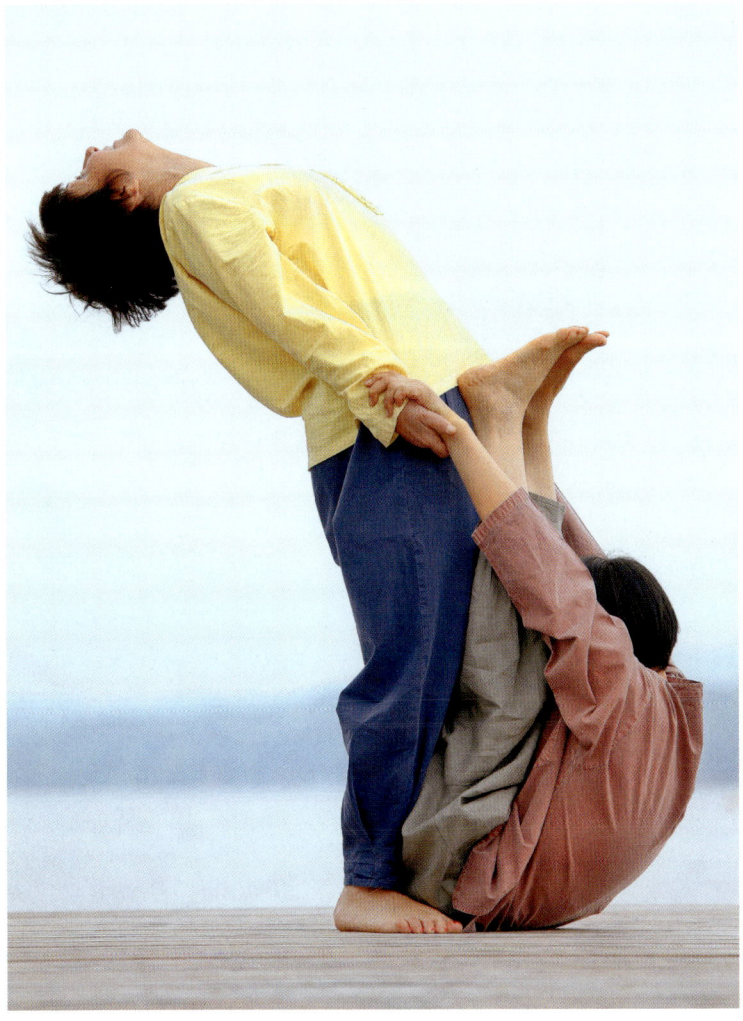

Übung – Danke, dass du mich schweben lässt – Rücken und Schultern dehnen

P 1 steht Rücken an Rücken mit P 2. Beide halten sich bei gestreckten Armen an den Händen fest. P 1 geht leicht in die Knie und zieht P 2 auf ihren Rücken mit einer Beugung des Oberkörpers nach vorne. Die Füße von P 2 heben sich vom Boden ab. Durch vorsichtiges Wippen von P 1 entsteht eine leichte Schaukelbewegung.

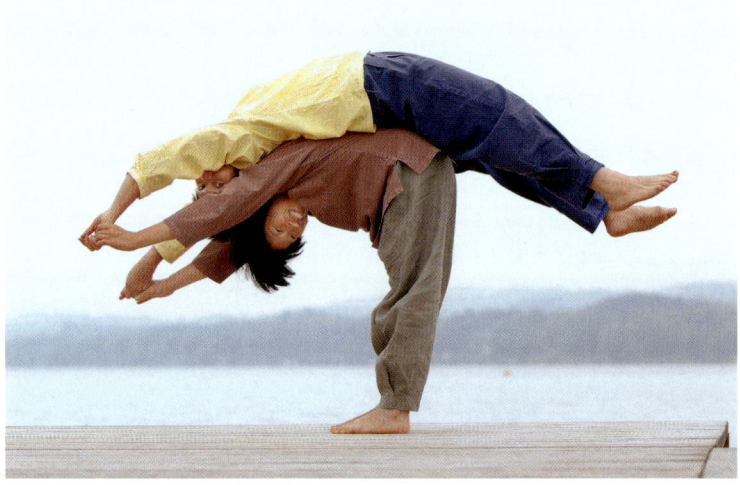

Wirkung der Übungen:
- Muskelaufbau und Dehnung der Bein-, Arm-, Schulter-, Rücken- und Gesäßmuskeln
- Stärkung der Gelenke
- Entschlackung
- Ausgleich von Stimmungslagen
- Freude beim gemeinsamen Ausführen der Übungen
- Harmonisierung der Bewegungen mit dem Partner oder der Partnerin

Der Straßenengel

Ein Bettler hatte drei Tage lang nichts zu essen. Er setzte sich vor ein Gasthaus und wartete. Als ein Ehepaar durch die Tür kam, bat er um Geld. Der Mann reagierte abweisend und meinte, er habe kein Kleingeld, der Bettler solle ihm Platz machen. Seine Frau sah, dass der Mann offensichtlich sehr hungrig war, und steckte ihm einen Geldbetrag zu. »Es ist zwar nicht viel«, sagte sie zu ihm, »doch nehmen Sie es bitte an, damit Sie bei Kräften bleiben!« Die Worte taten ihm sehr gut, neue Hoffnung keimte in ihm auf – genau wie das koreanische Sprichwort sagt: *»Ein Wort ist wie ein Samen.«*

Der Mann nahm das Geld an und sagte zu der Frau gewandt: »Ich werde Ihnen immer von Herzen dankbar sein.« Er brachte zum Ausdruck, was er wirklich empfand, und damit zeigte er sein gutes Herz, denn an den Worten kann man den Charakter eines Menschen erkennen.

Der Bettler ging sogleich los, um sich etwas zu essen zu kaufen. Als er aus dem Laden trat, sah er einen armen, schon älteren Mann, dem er den Hunger so richtig anmerken konnte. Er ging in die Bäckerei zurück und kaufte mit dem verbliebenen Geld einen Laib Brot, den er dem Mann mit den Worten gab: »Sie haben sicher Hunger, bitte nehmen Sie das Brot!« Der alte Mann brach ein Stück des Brotes ab, aß es und steckte den Rest des Brotes ein. »Wollen Sie das Brot für später aufheben?«, fragte der Bettler den alten Mann. »Nein«, sagte dieser, »ich weiß von einem Jungen, der großen Hunger hat, ihm möchte ich es bringen.« Die beiden gingen los, um den Jungen aufzusuchen. Sie fanden ihn und gaben ihm das restliche Brot. Der Junge freute sich sehr über diese unerwartete Mahlzeit und konnte so gestärkt seiner weiteren Arbeit nachgehen, nämlich dem Verkauf von Zeitungen. Dies erfüllte die beiden mit großer Dankbarkeit.

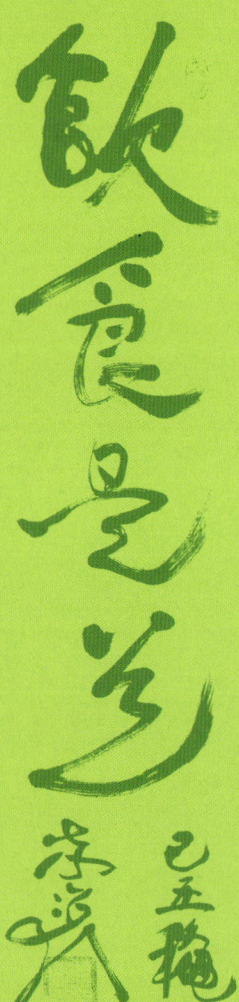

Auch Essen ist ein Weg

Den Lotos- oder Schneidersitz einnehmen.
Hände auf das Knie legen, auf dem der
Fuß des anderen Beines ruht, den Fuß sanft
massieren. Den Kopf in die Gegenrichtung
drehen, in die Ferne schauen und ein Lächeln schenken. Seitenwechsel vornehmen.
Verbessert die Sehfähigkeit.

KAPITEL 8

ESSEN ALS TEIL
DES LEBENSWEGES

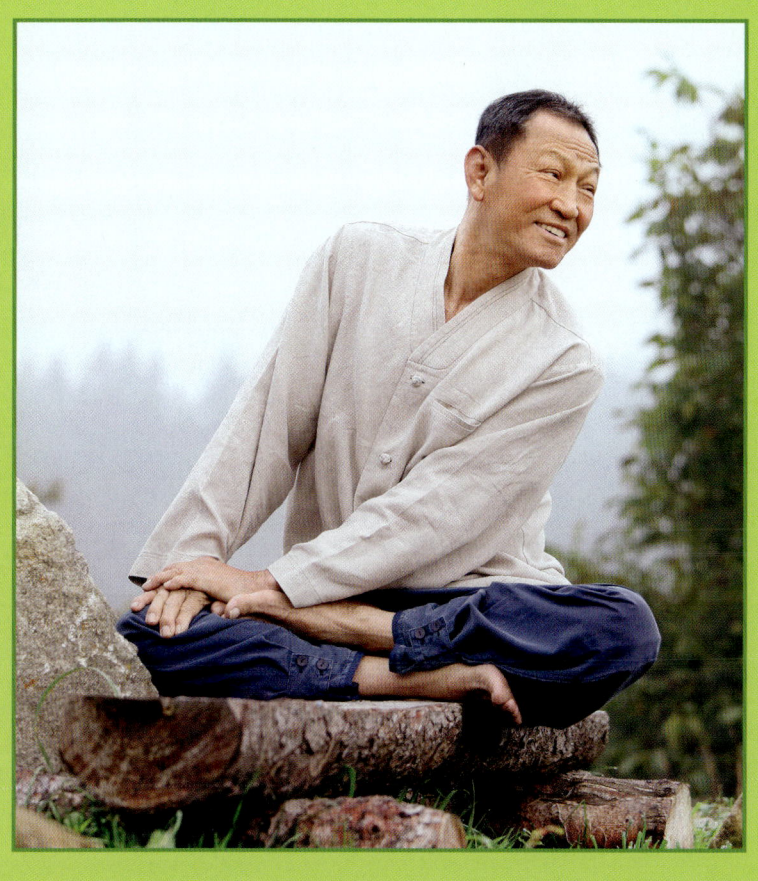

Lebensprogrammierungen

Wer isst nicht gerne? Beim Anblick eines schönen, bunten Obsttellers läuft uns das Wasser im Mund zusammen. Würzig duftende, geschmackvoll zubereitete Speisen sind eine Wohltat für alle Sinne. Essen in Gemeinschaft tut einfach gut. Nach dem Essen fühlen wir uns wohlig satt, wir sind offen für die Schönheiten dieser Welt. Frisch gestärkt, zufrieden und guten Mutes begegnen wir allem, was da kommen mag.

Unser Alltag sieht manchmal etwas anders aus, vielleicht sogar dramatisch anders. Schauen wir uns dies genauer an.

Die Gesundheit insgesamt und besonders unsere Essgewohnheiten hängen zu einem großen Teil von den Programmierungen ab, die wir im Lauf unseres Lebens vorgenommen haben. Auch wenn uns das oft nicht gefällt, wir sind – innerhalb gewisser Grenzen – selbst verantwortlich für die Lebenssituation, in der wir uns befinden, wobei nicht die Situation als solche maßgeblich ist, sondern vielmehr unsere Einstellung, die Wahrnehmung der Situation. Ein-Stellungen haben viel damit zu tun, wie wir uns »positionieren« und aus welchem Blickwinkel wir etwas betrachten. Wir können unseren Fokus auf Fülle oder auf Mangel richten. Im Essen drückt sich die Gesamtheit unserer Lebenseinstellungen, unseres Denkens und Handelns aus, kurzum: Wie und was wir essen, so fühlen wir uns. Und auch umgekehrt gilt: Wir essen, wie wir uns fühlen. Zwischen unserer Gemütsverfassung und dem Essen besteht ein direkter Zusammenhang. Obwohl das Essen die vitalste Grundlage unseres Wohlbefindens darstellt, behandeln wir es oft wie eine Nebensächlichkeit, die wir ganz beiläufig beim Fernsehen oder am Computer erledigen. »Arbeitsessen« zwischen Kollegen meint, dass die Arbeit weitergeht, nur eben beim Essen. Zugespitzt ausgedrückt: Essen wird zu etwas Belanglosem, das uns daran hindert, anscheinend Wichtigeres zu erledigen. Selbst der angenehme soziale Aspekt der

Geselligkeit tritt zurück, weil die Arbeit vorrangig ist. Wenn wir unser Leben jedoch hauptsächlich auf die Zielerreichung ausrichten, bauen wir Widerstände gegen alles auf, was sich uns in den Weg stellt, auch gegen das Genießen.

Dies mag nachfolgende Geschichte symbolhaft erläutern:

Vom Umgang mit Hindernissen

Es war einmal ein Wanderer, der schon eine gute Weile im Gebirge unterwegs war. Auf einmal kam er an ein Wegstück, auf dem ein apfelgroßer Stein lag. Achtlos kickte er ihn mit dem Fuß weg. Sehr zu seinem Erstaunen blieb der Stein nicht nur liegen, sondern wurde so groß wie eine Wassermelone. Er wollte den Stein wegschaffen, doch ehe er sich versah, war er zu einem großen Steinhaufen angewachsen. Daran vorbeigehen konnte er nicht, denn die eine Seite wurde von einem Abgrund, die andere von einer hohen Bergkuppe gesäumt. Was tun? Ärgerlich fing er an, die Steine mit dem Fuß wegzustoßen. Der Steinhaufen wurde jedoch nicht kleiner, was ihn sehr wütend machte. Sosehr er auch versuchte, die Steine wegzukicken, es gelang ihm nicht, im Gegenteil. Mit seiner steigenden Wut wuchs zugleich auch das Hindernis. Schließlich zog er voller Ärger sein Hemd aus, mobilisierte all seine Kräfte und warf einige Steine durch die Luft. Es nutzte nichts. Sie verwandelten sich in noch größere Steine. Außer sich vor Wut, Ohnmacht und Angst stand er schließlich vor einem hohen Berg. Er saß in der Falle. In dieser – im wahrsten Sinn des Wortes – aussichts-losen Lage setzte er sich an den Wegesrand und beruhigte sich langsam. Er atmete tief und überlegte, was zu tun wäre. Schließlich stimmte er ein Lied an; erst sang er vorsichtig, dann mit fester Stimme. Da passierte etwas: Langsam schrumpfte der Berg und wurde wieder zu Steinen, die sich nach und nach auflösten. Staunend lauschte er seiner eigenen Stimme. Als er schließlich schwieg, hörte er nach einer Weile folgende Worte in seinem Inneren aufsteigen:

»Der Steinhaufen gleicht deiner Wut. Je mehr du dich in die Idee verrennst, ihn beseitigen zu wollen, umso mehr steigerst du dich hinein und bist schließlich wie ein Rasender von Sinnen. Deine Wut beherrscht dich ganz und gar und ergreift so sehr von dir Besitz, dass sie schließlich zu einem großen Berg wird. Du kannst ein Hindernis nur mit Geduld abtragen – nicht, indem du dagegen rebellierst, sondern indem du es zunächst als etwas Gegebenes annimmst und zu unterscheiden lernst, was du verändern kannst und was nicht. Kannst du es verändern, dann überlege gut, wie – und handle danach. Wenn nicht, dann beschäftige dich nicht weiter damit, gehe anderen Dingen nach, die deine Aufmerksamkeit erfordern. Du wirst sehen, dass sich das, was sich dir als ein Hindernis in den Weg stellte, wie von alleine auflöst. Statt dich daran aufzureiben, wende deine Energie dafür auf, das Leben zu pflegen, seine Schönheit und all die Liebe, die es verströmt.

Die Liebe wird immer größer und schöner, je mehr du dich in sie hinein begibst. Sie macht dich leicht und beschwingt.

Liebe verbindet. Sie ist die tiefste Quelle unserer Lebensenergie.«

Als der Wanderer diese Stimme vernahm, kam er wieder zu sich. Die Steine waren verschwunden, er setzte seinen Weg fort. Noch lange hallten die Worte in ihm nach. Es war ihm, als wäre er von einem langen Traum erwacht. Er sah nun das, was ihn umgab, mit ganz anderen Augen: Es tat sich ihm eine unermessliche Schönheit auf.

Was hat dies mit dem Essen zu tun?, werden Sie sich fragen. Ebenso wie der Wanderer, der die Umgebung zunächst gar nicht richtig wahrnimmt, verlieren wir die Sensibilität für das Essen, wenn wir es als Nebensache behandeln. Erst wenn wir die innere Ruhe finden, die es uns erlaubt, das Essen zu würdigen, können wir es auch wahrnehmen. Die Liebe als Gefühl der Freude und Fülle ist der Schlüssel dazu.

Freude durch Konzentration aufs Essen

Wir drücken unseren Gemütszustand und unsere Gesamtverfassung in der Art aus, wie wir essen: Das kann ein Schlingen, Herunterschlucken, Herumstochern sein oder auch ein genießerisches Essen. Essen in Gesellschaft vertrauter Menschen schmeckt besser, auch wenn das Reden nicht im Vordergrund stehen sollte. Wenn wir unsere Speise selbst zubereiten, konzentrieren wir uns auf das eigentliche Essen, was die Achtsamkeit fördert. Die Liebe gibt der Nahrung erst ihre richtige Würze, und das spüren wir beim Essen. Wenn uns das Kochen zu zeitraubend erscheint, sollten wir die Organisation unseres Alltags überprüfen. Wir können mit geringem oder großem Aufwand kochen; Ersteres im Alltag, Letzteres als Hobby. Beim Kochen können wir unsere Kreativität entfalten, alle Sinne werden angesprochen. Die Planung vorher macht Freude. Kochen hat viel mit einem liebevollen Umgang mit sich und anderen zu tun.

Essen als Gesundheitspflege

Im alten Korea war der Koch wichtiger als der Arzt. Und auch heute gilt: Essen ist wie Medizin. Die fünf Geschmacksrichtungen und die fünf Bauchorgane gehören zusammen, weil jede Geschmacksrichtung ein Organ besonders anregt, was sich auch in geistig-seelischer Hinsicht auswirkt. Auf diese Weise beugt ausgewogenes Essen Krankheiten vor.

Dem Gleichgewicht von Säuren und Basen kommt eine besondere Bedeutung zu. Es gibt eher säure- oder basenhaltige Nahrungsmittel, auch der Stoffwechsel erzeugt Säuren oder Basen. Bier, Kaffee, schwarzer Tee, Getreideprodukte und Fleisch sind z. B. Säurelieferanten, während Salate, Gemüse oder Obst eher basisch sind. Die Lebens- und Essgewohnheiten in hochindustrialisierten Gesellschaften führen häufig zu einem Säureüberschuss, was eng mit Stress und der damit verbundenen gesteigerten Adrenalinausschüttung zusammenhängt.

Wie sehr der Gemütszustand das Gleichgewicht von Säuren und Basen beeinflusst, zeigt etwa eine sprachliche Formulierung wie: »Ich bin auf XYZ sauer.« Wir bringen zum Ausdruck, dass wir uns ärgern, und beschreiben damit, was in unserem Körper vorgeht: Der Ärger lässt Säure entstehen. Geschieht dies über einen langen Zeitraum, ohne dass die Säure wieder ausgeschieden wird, lagert sie sich in den Zellen ab – und bildet die Grundlage von Krankheiten. Bakterien und Viren brauchen ein saures Milieu, sonst können sie sich nicht vermehren. Auch Grippe, Bluthochdruck, Arteriosklerose, Leber- und Nierenschwäche gehen oft mit einem erhöhten Säurespiegel im Körper einher. Aber auch ein Zuviel an Basischem bringt den Körper aus dem Gleichgewicht. So kann sich etwa ein Überschuss an Mineralien (Natrium, Kalzium, Magnesium) durch Krämpfe und Zittern bemerkbar machen, was allerdings eher selten vorkommt.

Tofu, Sojabohnenpaste und das vergorene *Kim Chi* stellen einen guten Ausgleich zwischen Säuren und Basen her, weshalb sie bei keiner koreanischen Mahlzeit fehlen dürfen. Wir sollten also unsere Nahrungsmittel sorgfältig nach dem Kriterium des Ausgleichs von sauer und basisch auswählen. Die fünf Geschmacksrichtungen sind ein weiterer Gesichtspunkt für die Zubereitung von wahrhaft bekömmlichem Essen.

Die Kombination der fünf Geschmacksrichtungen

Mit Liebe kochen und die fünf Geschmacksrichtungen richtig kombinieren, das ist unser Lebensborn. Die Ausgewogenheit von Süßem, Saurem, Salzigem, Bitterem und Scharfem bildet den einen Teil der Organpflege, der andere gehört zum Bereich der Körperübungen. Bestimmte Vorlieben für eine Geschmacksrichtung weisen auf eine Organschwäche hin. Der Körper versucht dann, durch die Wahl der richtigen Gewürze oder Speisen sein natürliches Gleichgewicht wiederherzustellen. Statt diesen »Gelüsten« allerdings einseitig nachzugeben, sollten wir einen Ausgleich schaffen und Speisen aller Geschmacksrichtungen essen. Wenn z. B. die Leber nicht recht funktioniert, besteht ein Verlangen nach Saurem. Es bewirkt, dass die Energie im Körper bleibt, vor allem in Fällen von starkem Schwitzen, Durchfall und übermäßiger Ausscheidung von Urin. Zu viel »Saures« schädigt allerdings Leber und Milz. Ein stockend fließender oder blockierter Kreislauf unserer Lebensenergie drückt sich in Heißhunger nach scharfen Speisen aus, da Scharfes die Verbrennung fördert und den Körper erwärmt. Ein Zuviel führt allerdings zur Schädigung der Darmflora und des Magens. Lust auf Süßes weist auf Stress und Anspannung hin, die sich auch in Nervosität und Verdauungsproblemen ausdrücken. Süße Speisen regen den Appetit an und unterstützen die Verdauungsorgane. Brennendes Verlangen nach zuckerhaltigen Speisen lässt auf eine Funktionsstörung der Leber schließen. Zu viel Süßes kann eine Osteoporose begünstigen oder verstärken, da den Knochen Kalzium entzogen wird. Zudem besteht die Gefahr von Diabetes. Die Vorliebe für Salziges lässt vermuten, dass einem etwas »an die Nieren geht«, deren Funktionstüchtigkeit im Fall von Hunger auf Salziges ins Stocken geraten ist. Salz wirkt außerdem im psychologischen und physiologischen Sinn aufweichend: Ebenso wie der harte Kohl beim Zubereiten der koreanischen Speise *Kim Chi* (eingelegter Kohl) durch das Salz weich wird, sehnen wir uns nach der Auflösung einer gewissen Härte in unserem Alltag – und haben Hunger auf Salziges. Sehr salzhaltige Speisen tun jedoch Nieren und Blase nicht gut.

Ein Verlangen nach etwas Bitterem besteht selten, doch sollten wir diese Geschmacksrichtung ebenso in unseren Speiseplan einbauen wie die anderen. Bitteres wirkt sich positiv bei Hitzewallungen aus, bei Kopfschmerzen, Engegefühl in der Brust, bei Beklemmungen sowie bei Kreislaufproblemen. Es regt den Appetit an. Im Übermaß genossen führt es allerdings zu Stoffwechselproblemen.

Empfehlungen für die gesundheitsfördernde Ernährung

Bei einseitigen Essgewohnheiten hilft ein Training bei der Umstellung, unser Essen als Teil der Vitalität zu begreifen. Folgendes ist hierbei zu beachten:

- Die Kombination der fünf Geschmacksrichtungen ist ein Gesundheitselixier. Sie reguliert alle Körperfunktionen, stärkt das Immunsystem und verzögert den Alterungsprozess.
- Liebevoll zubereitetes Essen aus frischen Zutaten erfreut Gaumen und Sinne. Es enthält wertvolle Mineralstoffe und Vitamine.
- Nicht gesättigte Fette wie kalt gepresste Öle sind besser verdaulich als tierische, gesättigte Fette. Achten Sie auf die Aufnahme von genügend Omega-3-Fettsäuren, die in Fischen und Krustentieren enthalten sind.
- Verschiedene Eiweißspender – wie Bohnen, Fisch, Fleisch, Milchprodukte (vor allem Joghurt) – bieten dem Körper reichhaltige Nahrung.
- Zu einem ausgewogenen Speiseplan gehört viel Obst und Gemüse.
- Vollkornbrot enthält wertvolle Ballaststoffe und ist dem Weißmehlbrot vorzuziehen.
- Essen in Ruhe und in angenehmer Umgebung mit anderen trägt zur Lebensfreude bei.
- Gut kauen hilft beim Verdauen.
- Weniger essen, als wir Appetit hätten!

Denken Sie einfach daran:
Die Basis von Gesundheit, Wohlergehen und Freude liegt auf dem Esstisch.

Weniger essen (II So)

Vor allem gilt eine Faustregel, was die Menge der Mahlzeiten angeht:

Das Essen, das die Augen gerne auf dem Teller sehen würden, dreimal teilen! Wenig, doch ausreichend und in Ruhe essen verhindert Übergewicht, Bluthochdruck sowie die abträglichen Folgen für die Gesundheit (z. B. Herzprobleme). Es belastet die Verdauungsorgane weit weniger als üppige Mahlzeiten, die zu Übersäuerung, Fettablagerungen an den Gefäßwänden, zu hoher Insulinproduktion mit Gefahr des Diabetes sowie zur mangelnden Versorgung der Zellen mit Nährstoffen führen können.

In Korea darf bei keiner Mahlzeit die Rohkost *Kim Chi* fehlen. Es ist vergorener Rettich oder Kohl mit scharf schmeckenden Gewürzen, der unsere Verdauungsorgane anregt.

Die Ernährung soll dem Körper all das zuführen, was er braucht. Kohlehydrate geben Kraft, die Eiweißaufnahme durch Hülsenfrüchte wie Soja, Fisch oder auch Fleisch erhöht die Vitalität des Körpers. Eine gute, weil harmonische Ernährung insgesamt macht den Körper resistent gegen schädliche Einflüsse. Wichtig sind möglichst naturbelassene und frisch zubereitete Nahrungsmittel, die dem Körper Eiweiß, Kohlehydrate, Vitamine und Nährstoffe geben, und zwar in einem ausgewogenen Verhältnis.

Auch wenn Sie bei den drei Hauptmahlzeiten weniger essen, sollten Sie keine weiteren Mahlzeiten einschieben. Das stört den Verdauungsprozess und regt die Geschmacksnerven an, so dass sich früher wieder ein Hungergefühl einstellt.

Ich möchte Ihnen noch einige besondere Rezepte aus Korea verraten, die sicher auch in Europa bekannt sind oder ihre Entsprechung haben. Sie fördern die Lebenskraft insgesamt und die sexuelle Energie. Die Zutaten erhalten Sie in asiatischen Lebensmittelläden oder durch Bestellungen im Internet.

Essen und sexuelles Wohlbefinden

Nachfolgend einige Lebensmittel und Speisen, die sich positiv auf die Sexualität auswirken:

In Korea gibt es für Männer so etwas wie ein Geheimrezept: Der Süßwasseraal. Er enthält viele Nährstoffe wie Fett, hochwertiges Eiweiß, Kalzium und Eisen und steigert die Erektionsfähigkeit des Mannes und die Durchblutung der Sexualorgane der Frau. Auch anderer Fisch enthält zahlreiche Vitamine und Mineralien, die sich förderlich auf die Hormonproduktion auswirken.

Austern – im Koreanischen »Steinblumen« – schützen Herz und Lunge, reinigen das Blut, unterstützen Nieren und Kreislauf; außerdem wirken sie auf Mann und Frau aphrodisierend.

Wenn man Knoblauch nicht alleine isst, stört der Duft weit weniger, als wenn nur einer dieser würzigen Knolle zuspricht. Knoblauch ist gut für die Stoffwechselaktivität und sorgt damit für eine bessere Durchblutung, was dem Körper Energien zuführt und beide Geschlechter erotisiert.

Sam Gäh Tang, eine koreanische Suppe aus Ginsengwurzel, Fleisch von einem (jungen, möglichst schwarzen) Huhn, Klebereis und viel Knoblauch, wird langsam und lange gekocht. Die Suppe enthält viele Nährstoffe, ist also sehr sättigend; schon beim Essen vermittelt sie ein Gefühl von strotzender Gesundheit. Sie vitalisiert in jeder Hinsicht, ebenso wie die gute alte Hühnersuppe, die Oma in Europa traditionell zur Stärkung kochte.

Schnittlauch, der (vor allem in Bayern) gerne klein geschnitten auf dem Butterbrot gegessen wird, erwärmt den Körper und baut Anspannungen ab, zudem spornt er Energien an. Den buddhistischen Mönchen ist es verboten, sowohl Schnittlauch als auch Knoblauch zu essen.

Schaffleisch und Rinderleber, Scampi und Lotusblumensamen (als Pulver oder Tee) sowie schwarzer Sesam stimulieren ebenfalls die Vitalität.

Rezept – *Daen Chang Ziege* – Suppe mit Sojabohnenpaste

Zutaten:
Chinakohl, Mangold, Zucchini (nach Wahl)
½ TL Peperonipulver, nach Belieben
4-5 Blätter Chinakohl
¼ Packung Tofu
1-2 EL Sojabohnenpaste
1 TL gepresster Knoblauch
1 Lauchzwiebel oder 1 kleines Stück Lauch

Gemüse in ca. 2 cm lange Stücke schneiden, Tofu in ca. 1 cm große Würfel, Lauchzwiebeln in dünne Streifen.

Zubereitung:
½ l Wasser kochen, Sojabohnenpaste darin auflösen. Statt Wasser können Sie auch die Brühe von gekochten Sardellen verwenden. Am besten ist es, wenn Sie getrocknete Sardellen kaufen und sie in reichlich Wasser aufkochen und diesen Sud verwenden. Sie können auch eine leichte Fleischbrühe zubereiten. Knoblauch und Peperonipulver (nach Belieben) beifügen, dann das Gemüse, und wenn dieses fast gar ist, die Lauchzwiebeln.

Unser Immunsystem

Was und auf welche Weise wir essen, ist entscheidend für unsere Abwehrkraft. Wir können unser Immunsystem und den Angriff von Eindringlingen mit Schild und Pfeil vergleichen. Ständig sind wir von Bakterien, Viren, Pilzen usw. umgeben, immerhin in der stattlichen Anzahl von etwa 2 Millionen. Wir können sie mit dem Auge nicht sehen, doch sind sie in unserem Körper ständig vorhanden. Alle haben eine spezifische Aufgabe wie verdauen, vergären, umwandeln, kompostieren. Wir brauchen sie lebensnotwendig. Zum Gegner werden sie erst dann, wenn ein

Ungleichgewicht eingetreten ist und sie die Bedingungen vorfinden, die eine rasche Vermehrung ermöglichen. Dies ist vor allem bei der Übersäuerung gegeben, die einen idealen Nährboden für diese Mirkoorganismen darstellt.

Die Hauptaufgabe unseres Immunsystems besteht darin, den Körper vor Angreifern zu schützen. Manches, was in hoher Dosis oder in gewissen Kombinationen krank macht, kann in anderen Zusammenhängen zur Heilung beitragen. Penicillin z. B. ist ein Pilz, der Bakterien und Viren abtötet und deshalb seit seiner Entdeckung in der Medizin erfolgreich eingesetzt wird. Die Rohkost *Kim Chi* ist durch Bakterien vergorener Kohl oder Rettich, Sauerkraut ebenso. Der Darm braucht diese Bakterien zur Verdauung, doch nur in einer bestimmten Anzahl. Die Grenze von Gesundheit und Krankheit ist dann gewahrt, wenn wir im Gleichgewicht sind, wenn der Körper das Spiel von Pfeil und Bogen beherrscht. Der Körper? Nein, er alleine nicht, nur im Zusammenspiel mit unserem Geist, unseren Lebensgewohnheiten, Gedanken und Taten.

Ein gefestigtes, freudiges Leben wirkt wie ein Schild gegen Angriffe von Viren, Bakterien, Pilzen usw., weil das Immunsystem in der Lage ist, den Pfeilen standzuhalten. Das Blut sichert die Versorgung mit Nährstoffen und den Abtransport von verbrauchtem »Material«, so dass Krankheiten gar nicht erst entstehen können. Die Wahrung des Gleichgewichts von Geben und Nehmen, von Aufnehmen und Abwehren ist eine ständige Aufgabe – ebenso wie die Absicht, alles respektvoll leben zu lassen, ohne sich ihm auszusetzen oder es zu zerstören. Meditation, Leeren des Geistes, auf Abstand gehen, Korrekturen vornehmen sind der Weg hierzu.

Das Immunsystem funktioniert wie eine Selbstverteidigung – stellen wir uns das doch einfach bildlich vor.

Selbstverteidigung

Eine effektive und erfolgreiche Selbstverteidigung besteht in der Harmonisierung von *Žong-Žung-Dong* und *Dong-Žung-Žong*. Das bedeutet:

1. *Žong-Žung-Dong* in einer normalen Situation:

Žong = Körper im Ruhezustand
Žung = Ruhe, Mitte
Dong = Geist in fließender Bewegung

2. *Dong-Žung-Žong* in einer Angriffssituation:

Dong = Körper in fließender Bewegung
Žung = Mitte
Žong = Geist in Ruhe

Ein Sprichwort aus Korea besagt: »Wenn der Tiger kommt, überlebt der Mensch nur mit Hilfe des Geistes.« Damit ist Folgendes gemeint: Eine Notfallsituation überlebt man nicht, wenn man kopflos handelt, sondern nur, wenn der Geist in Ruhe bleibt, die eigene Mitte stabil ist, der Körper handelt.

Selbstverteidigung mal anders

Bei Notwehrsituationen geht ein Angriff immer vom Gegner aus. Hier ist das oberste Ziel nicht, den Gegner zu verletzen, sondern nur, ihn abzuwehren. Im Regelfall wirkt gegen stärkere Gegner eine kleine gegen eine große Kraft. Damit diese kleine Kraft effektiv ist, muss der Gegner schnellstmöglich ausgeschaltet bzw. abgewehrt werden. Daher zielt die sogenannte kleine Kraft auf Schwachstellen des Körpers wie z. B. Solarplexus oder Nasenbein – was wir jedoch nur im äußersten Notfall anwenden sollten.

Viel besser sind folgende Verteidigungstechniken in Bedrohungssituationen geeignet:

Einschränkung der Sicht mit Hilfe eines Hutes. Ist kein Hut zur Hand, kann dies mit bloßen Händen geschehen. Jedoch ist eine hohe Geschwindigkeit der Hände Voraussetzung für Effektivität. Diese Methode sollte begleitet werden durch den Einsatz von Gebrauchsgegenständen als Waffe. Hierbei kann ein Regenschirm oder ein Gehstock hervorragende Dienste leisten. Neuralgische Ziele für die Abwehr des Angreifers sind wie oben erwähnt Solarplexus, Nasenbein, Schambein etc.

Ist kein Gebrauchsgegenstand zur Hand, kann man sich zusätzlich der Hände bedienen. Diese können, indem sie übereinandergelegt und wie eine Faust zusammengedrückt werden, als Schlaginstrument dienen.

Voraussetzung für eine gute Selbstverteidigung ist jedoch immer ein Gleichgewicht von Geist und Körper, also rasche Reaktionsfähigkeit, koordiniertes Vorgehen und zielgerichtetes Handeln. Das Abwehrsystem unseres Körpers funktioniert nach denselben Prinzipien. Sie sind insgesamt für unsere Gesundheit ausschlaggebend, die wiederum von einem guten Immunsystem getragen wird. Wenn Geist und Körper im Gleichgewicht sind, bestehen alle Chancen auf den Zustand der »Homöostase« – auf ein gesundes, langes Leben im Gleichgewicht der Kräfte.

Übung – Geist und Körper zur Ruhe bringen

Aus dem Kniestand heraus den Oberkörper weit nach vorne beugen, Stirn auf den Boden legen, die Arme und Hände weit nach vorne auf dem Boden ausstrecken, der Rücken bleibt gerade, das Gesäß weist nach oben.

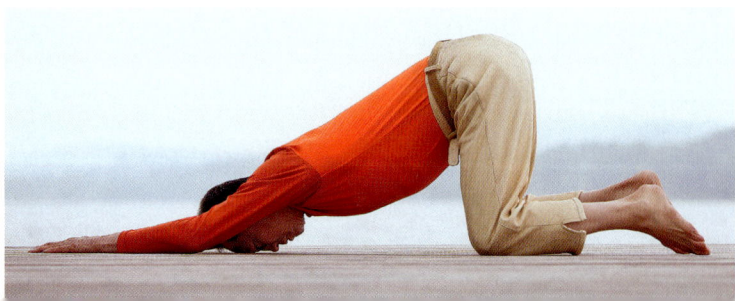

Übung – Sich zentrieren

Auf den Fersen sitzen, die Arme abwinkeln, Ellenbogen in Kniehöhe, Unterarme und Hände auf dem Boden, Kopf und Rücken
bilden eine Linie. Tief ein- und ausatmen.

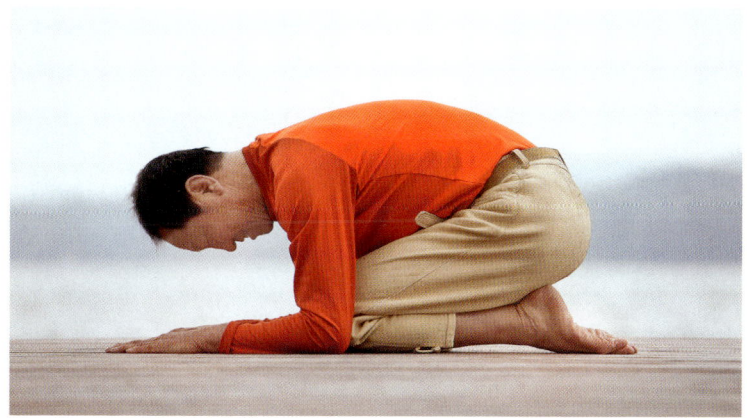

Übung – Sich selbst wahrnehmen

Wie die vorige Übung, dann den Kopf nach links und rechts hinten drehen, so dass Sie Ihre Füße sehen.

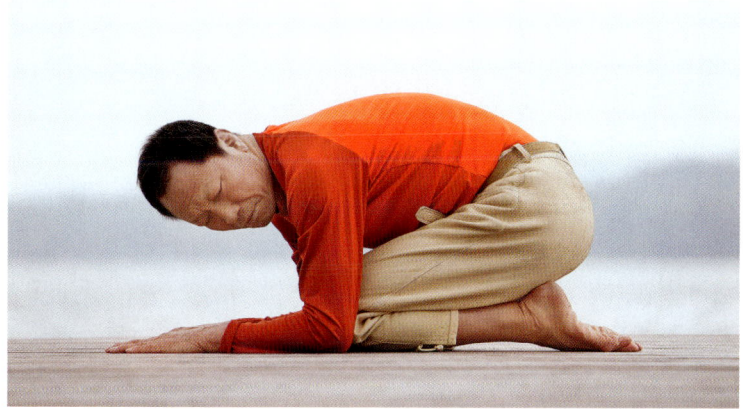

Den Angreifer mit dem Stock abwehren

Den Spazierstock können Sie im Notfall einsetzen, um sich zu wehren, wenn Sie angegriffen werden – indem Sie z. B. dem Angreifer einen Schlag in die Magengegend versetzen.

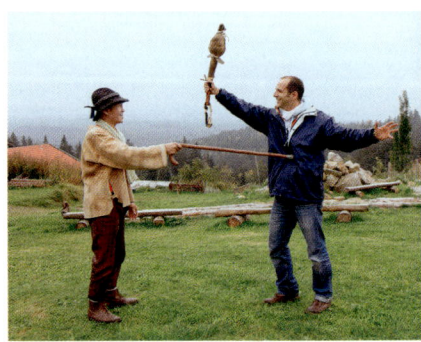

Dem Angreifer die Sicht nehmen

Sehr wirksam ist auch der Einsatz eines Hutes – dem Angreifer nehmen Sie die Sicht, wenn Sie ihm den Hut ins Gesicht drücken.

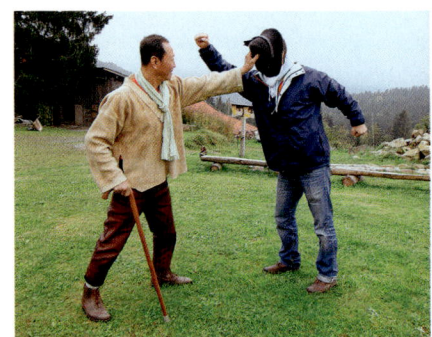

Gegenangriff mit Hut und Stock

Natürlich können Sie beides auch miteinander kombinieren – noch wirksamer, wenn Sie den Gegner mit dem Stock aus der Balance bringen, indem Sie ihm die Beine wegziehen. Wozu doch ein Spazierstock mit gebogenem Knauf gut ist!

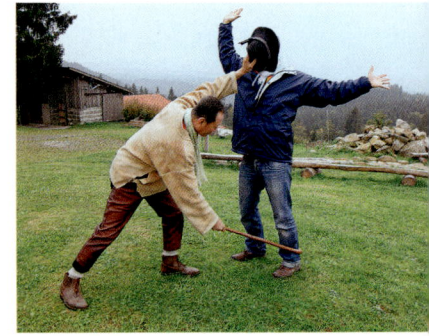

Den Gegner zu Fall bringen

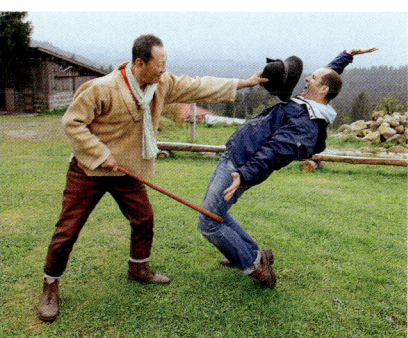

Dem Gegner den Hut ins Gesicht drücken, den Spazierstock unter dem Knie des Gegners einhängen und kräftig ziehen – so bringen sie ihn blind zu Fall.

Dem Gegner die Sicht nehmen

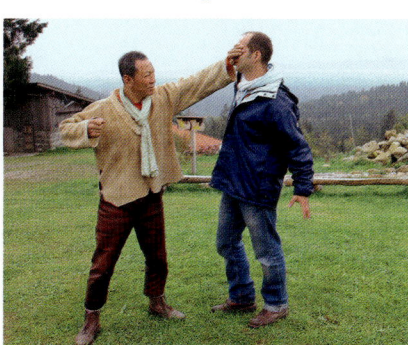

Wenn Sie weder Hut noch Stock mit sich führen, dann können Sie dem Angreifer auch mit Ihrer Hand die Augen zuhalten und zum Schlag ausholen.

Dem Gegner die Sicht nehmen und einen Schlag versetzen

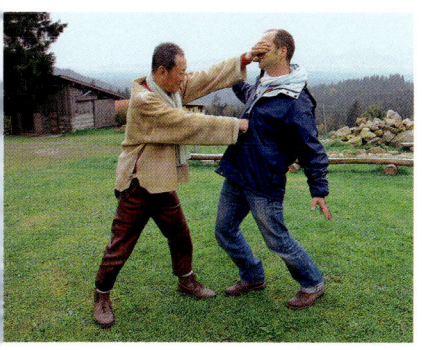

Sie halten dem Angreifer die Augen zu und versetzen ihm einen kräftigen Schlag in die Magengegend, was ihn erst einmal außer Gefecht setzt, so dass er sicher von Ihnen ablassen wird.

Vielleicht schaffen Sie es, auch in dieser Situation zu lachen … zumindest in Ihrer Vorstellung.

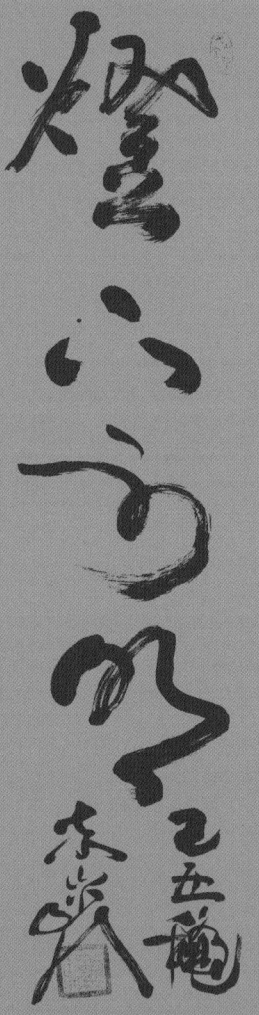

Das Licht der Kerze sieht den eigenen Boden nicht

Im Schneidersitz (oder auch Lotossitz) die Handrücken der zur Faust geballten Hände auf den Knien abstützen, Daumen nach innen auf dem Handteller, die Arme sind gestreckt, tief atmen und mit einem Lächeln auf eine innere Erkundungsreise durch den ganzen Körper gehen. Stärkt Rücken und Handgelenke.

KAPITEL 9

SICH SELBST UND SEINEN EIGENEN KÖRPER KENNEN

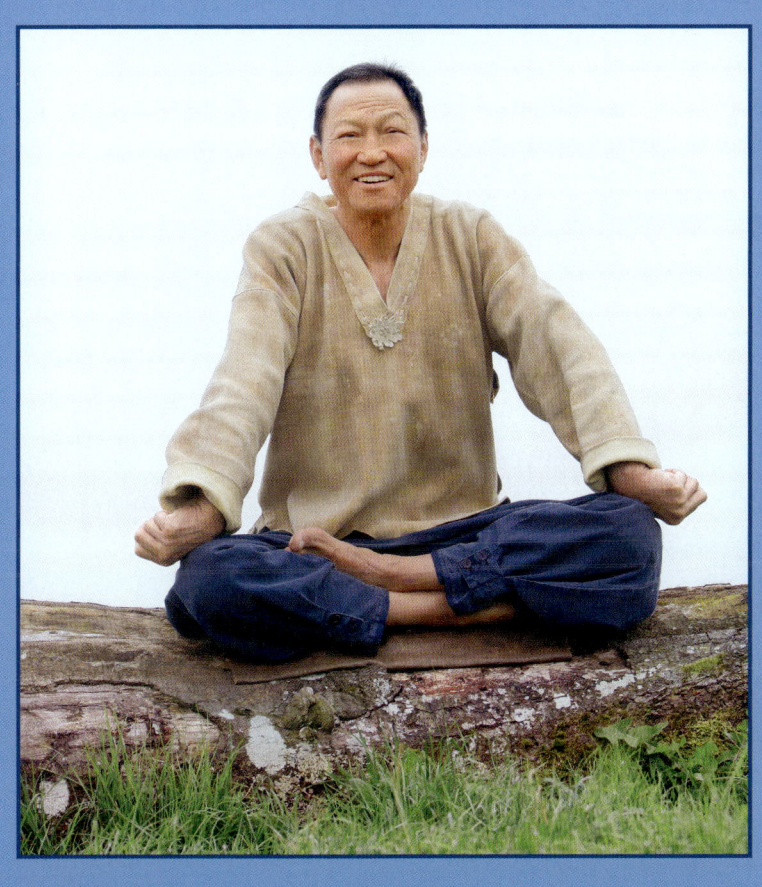

Wenn die Kerze brennt, strahlt ihr Licht in die Umgebung, doch nicht nach unten. Das Licht sieht seinen eigenen Boden nur im Spiegel oder mit Hilfe einer anderen Kerze. Im übertragenen Sinn meint dies, dass wir uns selbst erst wahrnehmen, wenn wir bewusst das Augenmerk auf unser Inneres richten. Dazu sind einige Kenntnisse über Zusammenhänge von Geist, Körper und Seele nötig. Man denkt, es sei nicht nötig, es ist aber dennoch nützlich, wie wir im Koreanischen sagen.

Do-In-Sul – Das Gleichgewicht der Kräfte durch die Peristaltik

Es geht uns gut, wenn wir »im Fluss« sind. Diesen Zustand stellt der Körper durch das Prinzip »Druck und Zug« her, durch »füllen und leeren«, durch die sog. Peristaltik. Damit wird die Muskeltätigkeit bestimmter Hohlorgane wie z. B. Speiseröhre, Magen und Darm bezeichnet. Gesunde Organe arbeiten nach dem Grundsatz der Peristaltik gut zusammen und halten sich somit im Gleichgewicht. Nach diesem Prinzip des *Do-In-Sul* arbeitet der gesamte Körper – Blut, Lymphe, Verdauung, Immunsystem, Meridianbahnen. Die Druckunterschiede im Bauchraum führen zur Durchblutung der Organe. Ein Beispiel: Leere Lymphknoten erzeugen einen Sog auf die Lymphflüssigkeit. Eine gute Verdauung hat ihre Ursache in einer guten Peristaltik. Darüber hinaus hält sie uns schlank und rank, wenn wir das Prinzip »Ein Mal weniger und fünf Mal mehr« anwenden (s. Kapitel 4 und 8).

Es besteht ein Zusammenhang zwischen der Peristaltik und dem vegetativen Nervensystem. Je mehr wir den Sympathikus durch Aktivitäten auf Hochtouren bringen, umso mehr wird die Peristaltik gehemmt. Das erklärt Magen-, Darm- und Schluckbeschwerden bzw. Aufstoßen bei Nervosität und Belastung. Der Parasympathikus, der bei Ruhe für die Entspannung des Körpers sorgt, fördert dagegen die Peristaltik, was sich durch einen normalen Appetit, eine gute Verdauung und problemloses Schlucken bemerkbar macht. Der Sympathikus hat bei einer stressigen Lebensführung eindeutig gegenüber dem Parasympathikus die Oberhand, so dass die Peristaltik dauerhaft aus dem Gleichgewicht gerät, was das Zusammenwirken der Organe behindert und den Wasserhaushalt stört. Der Körper zeigt dies durch viele Symptome an – wie schlechte Verdauung, Magenprobleme usw., auch durch Aufstoßen, Rückfluss von Säure in die Speiseröhre und Schluckauf. Wenn diese Symptome über einen langen Zeitraum auftreten, ist große Vorsicht geboten! Sie sind nämlich Vorboten eines Ungleichgewichtes, das zu einer Reihe von stark beeinträchtigenden Zivilisationskrankheiten wie z. B. Krebs führen kann – vor allem, wenn noch andere Auslöser dazukommen.

Das Prinzip der Peristaltik gilt auch im geistigen Bereich. Neues erreicht uns mit Kraft, wenn wir uns von Altem trennen und einen leeren Raum erschaffen. Dann können auch wohltuende Eindrücke aus der Natur in uns wirken. Entrümpeln ermöglicht eine neue Dynamik und macht offen für Glück. Das richtige Verhältnis von Fülle und Leere, darum geht es. Ja, und dann gibt es noch etwas: Lachen! Lachen wirkt wie eine innere Massage, die Stoffwechsel, Kreislauf und Peristaltik in Schwung bringt. Es hat eine unmittelbare körperliche Wirkung: Die Anregung der Peristaltik führt zu einer verbesserten Aufnahme der Nährstoffe im Darm. Medikamente, Mineralien und Vitamine können aufgeschlüsselt und dem Körper zugeführt werden. Die bessere Verwertung fördert die Gesundheit. Lachen aus der Tiefe des Bauchraumes stärkt unser Wohlbefinden, die Basis aller Lebensfreude (s. Kapitel 10).

Alle hier im Buch vorgestellten Übungen regen die Peristaltik an, enthalten also das Prinzip des *Do-In-Sul*. Noch ein Tipp: Sie eignen sich auch zum Abbau von Übergewicht.

Nachfolgend noch einige besondere *Do-In-Sul*-Übungen, bei denen Sie tief ein- und ausatmen:

Übung – Den Kopf freimachen

Aus der Liegestützstellung Gesäß nach oben strecken, Kopf auf den Boden legen und Arme über dem Rücken verschränkt so weit wie möglich nach oben strecken. Der Rücken bleibt gerade. Mit dem Kopf eine leichte Vorwärts- und Seitwärtsbewegung machen, so dass der Kopf massiert wird.

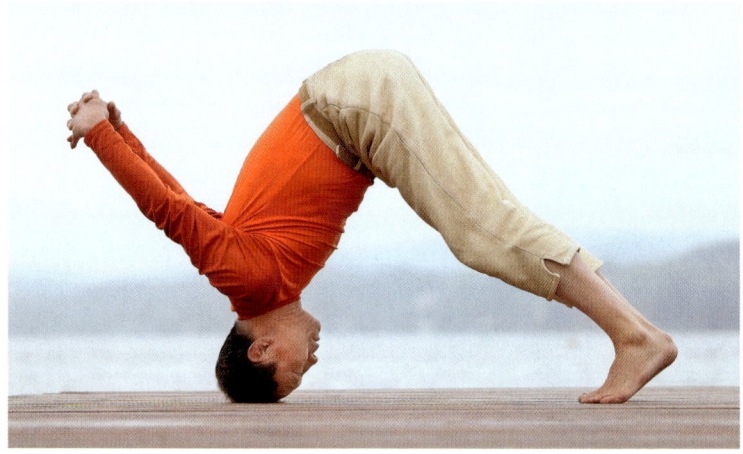

Übung – Den Kopf freimachen – Variante

Vom Vierfüßlerstand aus den Kopf auf den Boden legen, die Arme so weit wie möglich nach oben strecken, wobei die Hände verschränkt sind.

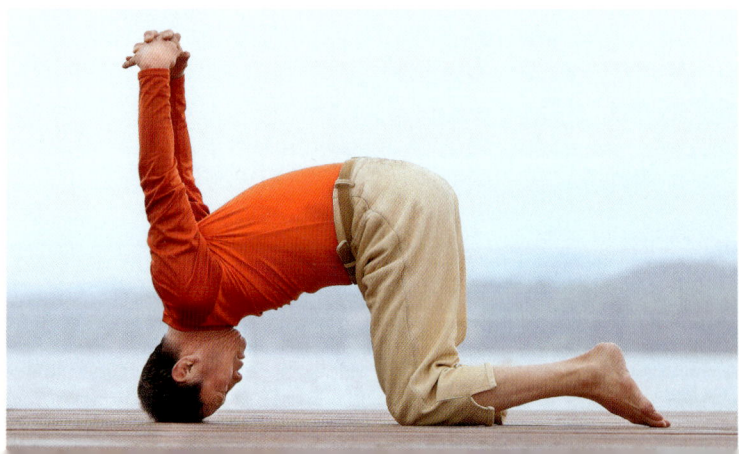

Wirkung der Übungen:
- Dehnt Rücken, Schultern und Beine
- Reguliert die Verdauung
- Hilft bei Hämorrhoiden
- Fördert einen Perspektivenwechsel

Übung – Die Schildkröte stärkt den Rücken

Sich auf den Boden setzen, dann die Beine leicht anwinkeln, die Fußsohlen liegen aufeinander. Den Oberkörper vorbeugen und die Schultern unter die Beine schieben. Die Fußsohlen liegen nach wie vor aufeinander. Die Arme nach hinten strecken, die Hände mit den Handflächen nach oben auf den Boden. Den Oberkörper ganz nach vorne dehnen, den Kopf auf die Füße, nach links und nach rechts schauen. Mindestens eine Minute in dieser Position bleiben, tief in den Bauch atmen.

Am Anfang sollten Sie den Oberkörper vorbeugen und die Knöchel mit den Händen umfassen. Wenn Rücken und Schultern dehnbarer geworden sind, merken Sie, dass Sie nach und nach zur »Schildkröte« werden können. Es kommt ein Wohlbehagen aus dem Bauchraum auf, und der Rücken erfährt eine Kräftigung durch die Dehnung.

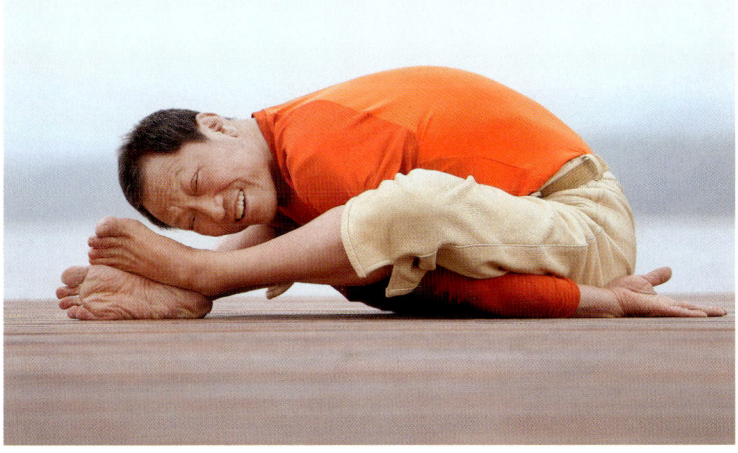

Wirkung:

- Dehnt Rücken-, Schulter- Becken- und Oberschenkelmuskeln
- Massiert die Bauchorgane
- Harmonisiert die Energien
- Macht gelassen
- Wirkt beruhigend

Für die sanfte Aktivierung – Übungen zum Beugen, Dehnen und Drehen

Bei den Übungen zum Beugen, Dehnen und Drehen sollten Sie bis zur Schmerzgrenze gehen, jedoch sanft, ohne zu übertreiben. Die jeweilige Position bitte eine Weile in Ruhe und gleichzeitig mit Spannung halten, wobei Sie tief ein- und ausatmen. Nehmen Sie die körperliche Spannung bewusst wahr und lenken Sie Ihre Konzentration darauf. Dies ist wie eine Meditation des Leibes. Es regt den Stoffwechsel an, so dass der Körper angesammelte Giftstoffe leichter ausscheiden kann.

Die Wirkung stellt sich wie von selbst ein; der Körper entwickelt sich in eine positive Richtung zu mehr Gesundheit und Ausgeglichenheit.

Stretching macht gesund!

Stretching (Dehnen) trägt zum Stressabbau und insgesamt zur Verbesserung der Gesundheit bei, denn schließlich wird der Körper ohne Sport oder bei Bewegungsmangel träge und schlapp. Im Weltraum ist kein Sport möglich, da es dort keine Schwerkraft gibt. Wenn die Astronauten dann wieder zur Erde zurückkommen, können sie sich erst einmal nicht bewegen und brauchen Hilfe für die ersten Schritte. Dasselbe Symptom zeigt sich bei Menschen, die längere Zeit liegend verbringen. Auch wenn wir uns während des Urlaubs sehr viel Schlaf gegönnt haben, fällt der Arbeitsbeginn ebenso schwer wie die Wiederaufnahme von Sport. Der Körper hat sich an die liegende Stellung gewöhnt, die Muskeln sind schwach geworden. Fehlende Durchblutung beeinträchtigt die Kapillaren, die kleinsten und feinsten Blutgefäße; den entsprechenden Körperpartien fehlt die Versorgung. Die Folge sind Veränderungen der Zellen. Gifte und Abbauprodukte, auch Schwermetalle oder freie Radikale, können nicht mehr ausgeschieden werden, weshalb sie im Körper verbleiben und ihn schädigen. Kreislauf und Atem brauchen beide die Unterstützung der Muskeln. Dazu trägt das Stretching bei, das leicht auszuführen ist – ganz gleich, in welcher Lebenssituation und in welchem Alter.

Manche Menschen finden sich selbst sehr ungelenkig, doch ist dies eher ein Vorurteil. Die Arme strecken, sich räkeln und dehnen, das ist schon Stretching. Die Muskeln werden gedehnt, man fühlt sich leicht und angenehm. Viele Leute denken, nur Yoga oder Sport würden die Dehnung fördern, doch ist es ein Leichtes, dies auch im Alltag einzubauen, vor allem nach langem Sitzen. Wenn die Gefäße verengt sind und die Versorgung mit Sauerstoff abnimmt, behindert dies den Blutfluss.

Die wenig beanspruchten Muskeln werden durch Stretching aktiviert, was den Blutfluss anregt und damit zu mehr Wohlbefinden beiträgt. Dies verbessert zudem die Ausleitung von Gift- und Schlackstoffen. Auf diese Weise kann man auch Übergewicht vorbeugen, außerdem erhält das Gehirn frische Impulse. Das Immunsystem kommt auf Trab. Ist eine Therapie im Fall einer Krankheit nötig, hilft Stretching – noch mehr, wenn man gleichzeitig die Essensgewohnheiten ändert. Wer bisher Sport gemacht hat, sollte dies weiterhin tun. Auch vor einer Operation hilft es, Sport oder wenigstens Dehnungsübungen zu machen. Stretching ist auch dann noch möglich, wenn der Körper für Sport wie Jogging oder Wandern zu schwach ist.

Neben dem Stretching in allen Lebenslagen hat sich auch Rückwärtsgehen bewährt, um Muskeln zu stärken, die sonst nicht häufig benutzt werden. Einfach rückwärtsgehen, wo es möglich ist. Wirkt Wunder! Änderungen von Bewegungsabläufen stärken nicht nur die Muskulatur, sondern auch Knochen und Gelenke, vertreiben die Müdigkeit und erhöhen die Lebensenergie. Besonders beim Fernsehen sind leichte Massagen und Stretching angeraten. Das entspannt, lindert Schmerzen, hilft bei Erschlaffung der Muskeln. Nach dem Essen macht leichtes Stretching in Kombination mit einem Spaziergang munter und frisch. Kraftzuwachs, ein gutes Immunsystem und ein ausgeglichener Hormonhaushalt sind die Folge.

Symptome und spezifische Übungen

Unter Symptomen versteht man Merkmale bzw. Vorboten einer Krankheit, die sich körperlich niederschlagen. Krankheiten werden unter anderem von unausgeglichenen Gemütszuständen verursacht. Hier unterscheidet man zwischen Gemütszuständen, die von außen (durch die Umwelt, Arbeit, Mitmenschen) und von innen ausgelöst werden (Lebenseinstellungen, positives oder negatives Denken). Der Körper reagiert auf viele Belastungen mit einer Verengung der Gefäße, was den Blutkreislauf beeinträchtigt und die optimale Versorgung der Organe mit Sauerstoff bzw. Nährstoffen nicht mehr sicherstellt. Durch die Unterversorgung mit Sauerstoff werden Gewebe und damit die Organe beeinträchtigt.

Je nach Gesundheitszustand des Menschen zeigen sich die Symptome in unterschiedlicher Ausprägung. Gehen Sie achtsam damit um, der Körper lügt nie. Er gibt uns mit Frühwarnzeichen zu verstehen, dass Veränderungen angesagt sind. Mit den Übungen aktivieren wir den ganzen Körper. Schmerzen – etwa Rückenschmerzen – sollte man zunächst vorsichtig durch entsprechende Übungen lindern und dann die Muskeln durch Muskelaufbau gezielt stärken. Auf eine ausgeglichene Belastung achten und jede Form von einseitigem Sport vermeiden!

Schmerzen machen mürbe; wer wegen Schmerzen nicht gehen kann, schiebt dies vielleicht dem Älterwerden zu, was bis zu einer Depression führen kann und wiederum die Schmerzen steigert. Da hilft nur eines: schnell diesen Kreislauf unterbrechen und einen Umschwung herbeiführen – durch hoffnungsfrohes Üben und gezielte gesundheitsfördernde Maßnahmen; auch ein gut funktionierendes Immunsystems wird es uns bald danken.

Nachfolgend einige Übungen gegen bestimmte, häufig anzutreffende Symptome, zu deren Linderung und Vorbeugung wir einiges tun können. Es mag erstaunen, dass dies in vorliegendes Buch über Glück und Lebensfreude Eingang findet. Doch nur durch aktives Tun und gezielte Übungen können wir uns gesund erhalten und Genesungsprozesse unterstützen. Wir wissen Gesundheit umso mehr zu schätzen, je weniger wir sie als selbstverständlich in unserem Leben betrachten. Nachfolgende Übungen ermuntern zum aktiven Tun.

Anschwellen der Augen, des Gesichts, der Füße und Hände nach dem Aufstehen

Diese Symptome sind festzustellen, wenn die Nierenfunktion beeinträchtigt ist, was meistens durch zu viel Wasser, Salz, Alkohol oder Stress verursacht wird. Auch die Wadenmuskeln können sich dadurch schmerzhaft verhärten. Wenn die Nieren nur eingeschränkt arbeiten, kann auch nur eingeschränkt Wasser ausgeschieden werden, was zu Schwellungen führt. Gleichzeitig stellen sich oftmals Müdigkeit und mangelnder Appetit ein.

Um oben genannten Symptomen vorzubeugen bzw. Abhilfe zu schaffen, empfiehlt es sich, die Nierenfunktion durch Stimulation des Kreislaufs im Bereich der Hüfte und der Leiste zu verbessern.

Übung zur Nierenstärkung

Auf den Boden setzen und die Fußsohlen mit den Händen zusammenhalten (Löwenzahnstellung). Einatmend beide Knie zum Boden drücken. Mit dem Ausatmen die Stirn zu den Fußspitzen beugen. Einatmend wieder aufrichten und entspannen. 5–6 Mal wiederholen.

Übung zur Nierenstärkung

Auf den Rücken legen, die Füße berühren sich. Einatmend den Bauch anheben und ausatmend sanft fallen lassen. Stimuliert die Nieren sowie den Gesäß- und Schließmuskel. Mindestens 10 Mal wiederholen.

Blasenschwäche

Sie macht sich durch häufigen Harndrang bei geringen Harnmengen bemerkbar. Normalerweise muss der Mensch tagsüber 4–5 Mal und nachts maximal 1 Mal Wasser lassen. Liegen diese Werte höher, weist dies auf ein Problem hin – sei es bei der Blase, Niere oder Prostata. Treten dann noch brennende Schmerzen beim Wasserlassen auf, könnte es sich um eine Blasenentzündung handeln, von der Frauen wegen ihrer kürzeren Harnröhre häufiger betroffen sind als Männer. Bei einer Infektion finden die Bakterien im Urin eine optimale Brutstätte. Der ständige Harndrang verhindert, dass ausreichend Druck aufgebaut und die Blase vollständig geleert wird. Als unmittelbare Sofortmaßnahme und begleitend zu einer ärztlichen Behandlung wird empfohlen, bei einer Entzündung viel Wasser zu sich zu nehmen, um den Druck in der Blase zu erhöhen und so eine gute Leerung zu erreichen.

Die nachfolgenden Beckenbodenübungen wirken vorbeugend und unterstützend, denn sie kräftigen die Beckenmuskulatur, so dass ein Wasserlassen seltener notwendig ist. Das verringert auch die Wahrscheinlichkeit, an einer Blasenentzündung zu erkranken. Weitere Übungen zur Stärkung des Beckenbodens finden Sie im Kapitel 11 zur Sexualität.

Übung – Zur Stärkung der Blase und des Beckenbodens – Sei kein Frosch

Auf den Bauch legen, Arme anwinkeln, die Hände auf dem Boden unter den Schultern. Die Beine abwinkeln, die Fußsohlen liegen aufeinander (Froschstellung). Mit der Einatmung den Oberkörper durch Unterstützung der Arme aufrichten. Nach links und rechts schauen, dabei den Schulterbereich drehen. Mit der Ausatmung wieder auf den Boden liegen.

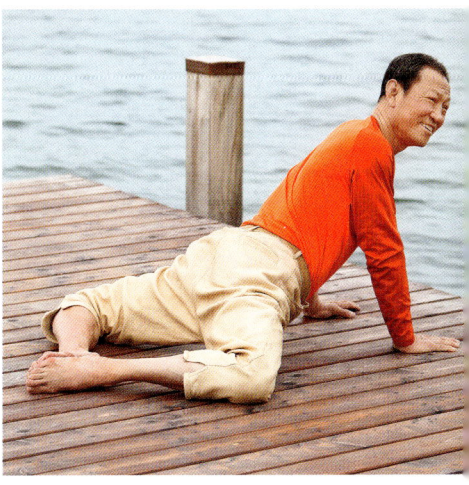

Am Anfang mindestens 1 Minute halten, auf 3 Minuten steigern.

Übung – Lotossitz im Vierfüßlerstand – Auf den Boden schauen

Den Lotossitz einnehmen, das Becken anheben und den Oberkörper vorbeugen, die Knie sind auf dem Boden; sich dann auf die Arme und Hände stützen. Der Kopf bildet eine Linie mit dem Rücken, Blick auf den Boden.

Diese Übung erfordert Kraft und starke Knie, eignet sich also vor allem für Geübte.

Mindestens 3 bis 5 Minuten halten.

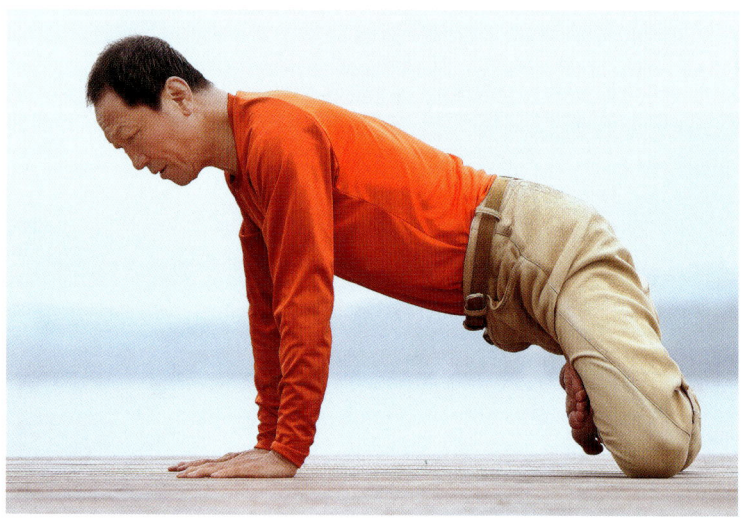

Fortsetzung der Übung Lotossitz im Vierfüßlerstand – Den Blick weiten

Aus der vorigen Übung entwickeln: das Becken in Richtung Boden drücken. Mindestens 3 bis 5 Minuten halten.

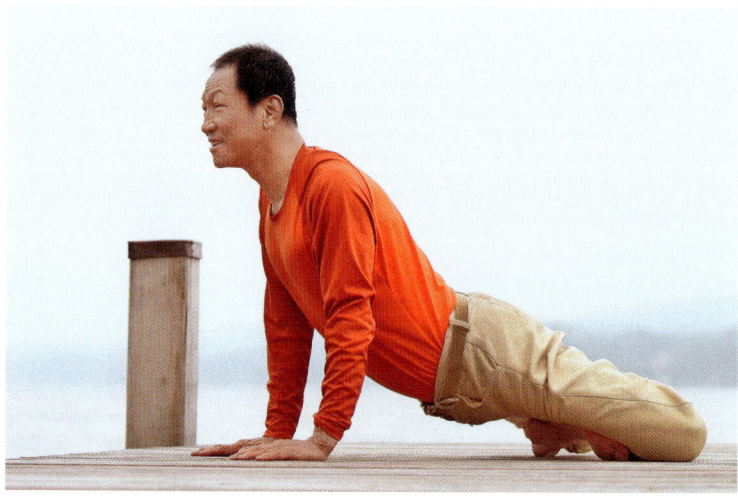

Fortsetzung der Übung Lotossitz im Vierfüßlerstand – Alles ist im Wandel und Fluss

Den Oberkörper auf dem Boden ablegen, beim Einatmen die Arme auf die Hinterseite der Oberschenkel legen, Kopf und Schultern gehen nach oben, der Blick führt in die Weite. Tief ein- und ausatmen.
Mindestens 3 bis 5 Minuten halten.

Die Übungen regen die Blutzirkulation im Bauchbereich an. Durch die Stärkung der Rückenmuskeln werden die Wirbelsäule sowie die Organe im Bauchbereich stabilisiert. Etwaige Verdauungsprobleme wie Verstopfung verschwinden.

Die Übungsfolge können Sie auch als fließende Bewegung ausführen, mindestens 10 Mal.

Wirkung:
- Starke Dehnung des Beckens
- Dehnung von Schulter und Nacken
- Harmonisierung der Koordinationsfähigkeit
- Erweiterung des Blickwinkels
- Den Körper in Fluss bringen

Muskelaufbau zur Stabilität der Wirbelsäule

Bei Rückenschmerzen liegt es nahe, einen Physiotherapeuten zur Massage aufzusuchen oder sich durch Akupunktur Linderung zu verschaffen. Auch Schmerztabletten kommen zum Einsatz. Doch selbst wenn diese Mittel helfen, sind wir aufgefordert, die eigentlichen Ursachen der Rückenschmerzen ausfindig zu machen. Die Befindlichkeit des Rückens hat eine psychische Komponente. Ein schwacher Rücken weist auf Bedrängnis hin. Wir demonstrieren Stärke, indem wir »Rückgrat zeigen«. Dazu müssen wir die Rücken- und Bauchmuskulatur aufbauen und kräftigen, unsere Gelenkigkeit erhalten und als begleitende Maßnahme manche Gewohnheiten ändern.

Schlechte Körperhaltung, aber auch einseitige Bewegung sind häufige Ursachen für Rückenschmerzen. Geeignete Übungen stärken die Muskulatur und beheben oft auch die Schmerzen. Ferner können wir durch entsprechende Gymnastik unseren Körper geschmeidiger und gelenkiger machen. Der Gesäßmuskel ist das Fundament des Beckens und sorgt für die Stabilität der Wirbelsäule. Die Lendenwirbelsäule trägt bzw. unterstützt die Brustwirbelsäule und diese wiederum die Halswirbelsäule. Die Stärkung der Muskulatur wirkt sich also auf den gesamten Körper aus, weil starke Muskeln unsere Knochen und Gelenke halten.

Übungen zur Stärkung der Bauch- und Rückenmuskulatur

Übung – Liegend die Füße genüsslich anschauen

Auf dem Rücken liegen, Arme seitlich am Körper. Mit der Einatmung den Kopf und die Schultern anheben, die Füße so lange wie möglich anschauen, ausatmend Schulter und Kopf wieder auf den Boden legen.
Mindestens 10 Mal.

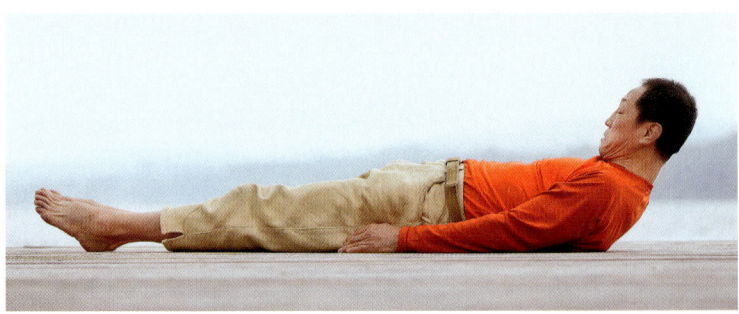

Sie können diese Übung auch in folgender Weise variieren:
Auf den Rücken legen, die Hände hinter dem Kopf verschränken, zunächst den Kopf anheben, bis das Kinn auf der Brust liegt, dann langsam die Schultern und die Brust hochziehen, bis der Oberkörper fast in Sitzposition ist.
6–10 Sekunden in dieser Position bleiben, danach wieder hinlegen. Mindestens 10 Mal wiederholen.
Da die Bauchdecke die Bauchorgane schützt und die Lendenwirbelsäule stützt, trägt diese Übung nicht nur zur Stärkung der Bauchmuskulatur, sondern auch der Wirbelsäule bei.

Wirkung:
- Stärkung der Bauch- und Rückenmuskulatur
- Stabilisierung der Wirbelsäule
- Verbindung von »oben« und »unten«, von Kopf und Füßen

Übung – Einen Bogen bilden

Kissen oder zusammengerollte Isomatte auf den Boden legen, danach in gestreckter Haltung mit dem Bauch auf dem Kissen bzw. der Isomatte zum Liegen kommen. Einatmend den Oberkörper hochheben, die Hände verschränken, Arme nach hinten gestreckt nach oben ziehen und so weit wie möglich nach oben strecken, so dass sich Bauch und Rücken optimal dehnen können. In dieser Position 6–10 Sekunden verweilen, weiteratmen. Danach langsam ausatmend zurücklegen.
Mindestens 10 Mal wiederholen.

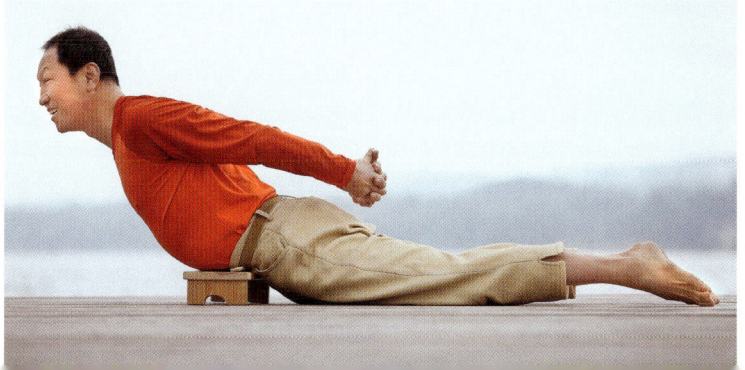

Wirkung der Übungen:

- Beruhigen das Nervensystem
- Wohltuend bei Ischiasschmerzen
- Sorgen zusammen mit Massage und Akupunktur für einen Heilungsprozess bei Rückenproblemen
- Bewirken einen schmerzfreien Rücken

Übungen zur Stärkung der Beinmuskulatur

Übung – Im Spagat die Welt begrüßen

Sich hinsetzen, dann die Beine so weit wie möglich in einen seitlichen Spagat bringen, die Füße zeigen nach oben. Arme seitlich ausstrecken, tief ein- und ausatmen und die Welt begrüßen.

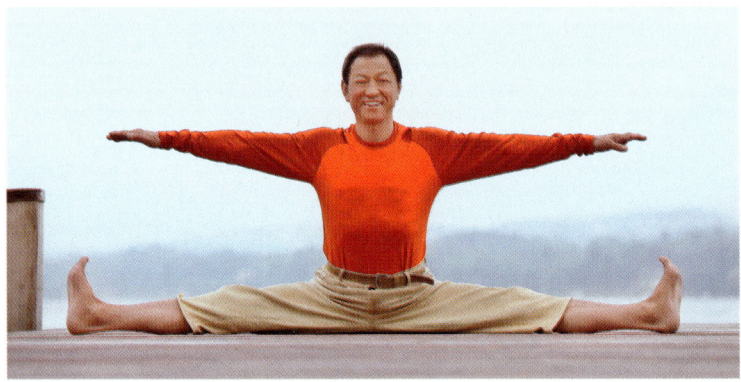

Übung – Im Spagat den Himmel begrüßen

Wie die vorige Übung, mit der Einatmung die Arme ganz nach oben strecken, die Handflächen liegen aufeinander. Tief ein- und ausatmen.

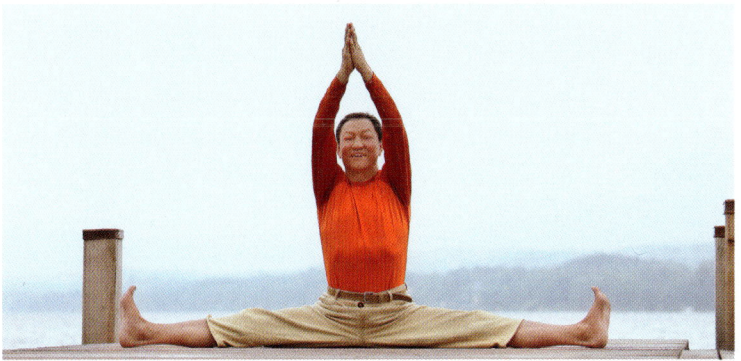

Übung – **Im Spagat die Arme schwingen**

Wie die vorige Übung, die Arme nach vorne und hinten ausstrecken und im Wechsel schwingen. Den Raum erspüren.

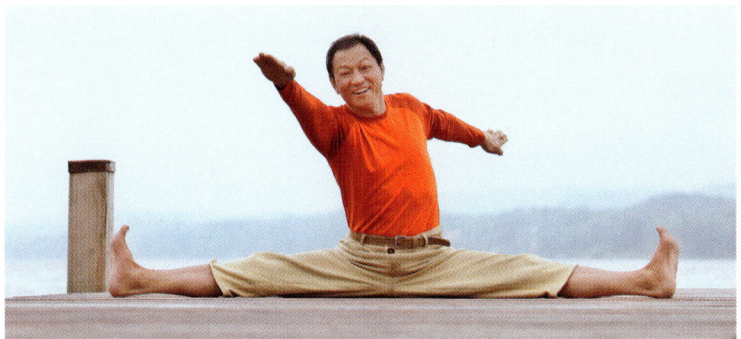

Die Spagatübungen mindestens 5 Minuten halten.

Wirkung:
- Dehnt die Beinmuskulatur
- Kräftigt den Rücken
- Lockert Schultern und Nacken
- Gleicht aus
- Macht fröhlich

Migräne

Als Symptom zeigt sich ein stechender Schmerz, der regelmäßig in Teilbereichen des Kopfes auftritt. Starke Migräne führt zu Erbrechen, Schwindelgefühl und Ohrensausen. Es gibt verschiedene Ursachen und Zentren der Migräne:

Stirnmitte, Augen, Ohren, Nase – der gesamte sensorische Bereich: Dysfunktion der Leber und Galle, Überanstrengung.

Hinterkopf: Verspannung durch emotionalen Stress.

Seitenbereich des Kopfes: Oftmals – vor allem bei Frauen – hormonell bedingt.

Schmerzen - im gesamten Nacken und Kopfbereich: Dauernde schiefe Körper- oder Kopfhaltung sowie Überlastung der Augen. Verantwortlich kann auch eine Überreizung des vegetativen Nervensystems sein, was bei Anspannung und langem Arbeiten z. B. am Computer der Fall ist.

Wandernder Schmerz: Im Einzelnen können je nach Konstitution folgende Faktoren die Ursache sein: Schlafdefizit, Blutarmut, Verstopfung, Alkohol, Überlastung und unverträgliche Lebensmittel.

Der Grund für die Migräneattacke liegt in einem Sauerstoffmangel des Gehirns, dem die verschiedenen Faktoren zugrunde liegen. Wer unter regelmäßigen Migräneattacken leidet, sollte herausfinden, welche körperlichen, psychischen und emotionalen Belastungen vorliegen, die Stresszustände erzeugen.

Übung – Bei Migräne – Den Kopf im Handstand entspannen

Sie können auch einen Handstand (ggf. gegen die Wand) machen, eventuell auch mit einer anderen Person, die Ihnen dabei hilft. Die Umkehrstellung tut bei Migräne und Kopfschmerzen besonders gut. So lange wie möglich halten.

Übung – Bei Migräne – Perspektivenwechsel im Lotossitz

Verlangt einige Übung und ist daher nur für Fortgeschrittene geeignet.

Vom Kopfstand aus die Beine in den Lotossitz bringen, die Arme sind rechtwinklig neben dem Kopf, die abstützenden Hände weisen nach hinten.

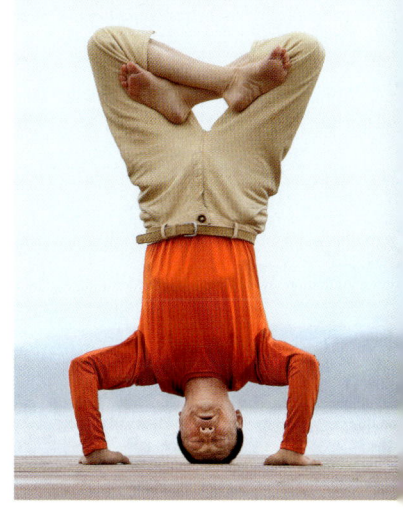

Übung – Die Welt steht Kopf: Lotossitz im Kopfstand, Perspektive von vorne

(s. Kapitel 3)

In den Kopfstand und Lotossitz gehen, dann die Beine bis zum rechten Winkel nach vorne führen – so, als würden Sie in der Luft sitzen. Perspektivenwechsel total! Zudem eine Wohltat zur Entlastung des Kopfes.

Stellt höchste Ansprüche an Gelenkigkeit und Balance, daher nur bedingt zur Nachahmung zu empfehlen. Möge das Foto die Freude auslösen, die Sie entspannt und die Welt in einem ungewöhnlichen Blickwinkel sehen lässt.

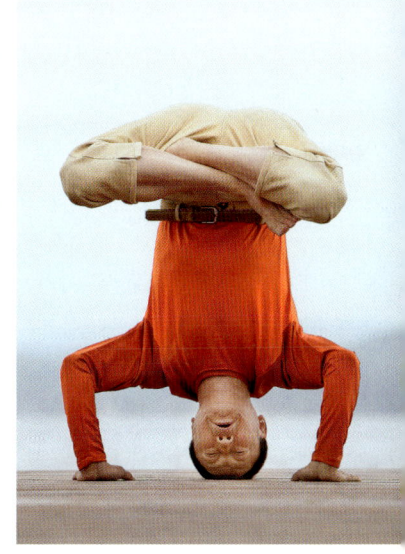

Massageübungen bei Kopfweh und Migräne

Übung

Massage der Schläfe, des Halses und Nackens; auch die Knochen hinter dem Ohr und die Ohrmuschel massieren.

Übung

Aufrecht auf dem Boden oder auf einem Stuhl sitzen; mit einer Hand den *Žang-Sim*-Punkt zwischen Mittel- und Ringfinger in der Handflächenmitte wenigstens 3 bis 5 Minuten massieren, dann mit der anderen Hand.

Anschließend ein Bein hochnehmen und den Fuß am *Jong-Žon*-Punkt »Sprudelnde Quelle« drücken (zwischen dem großen Zeh und dem zweiten Zeh, Richtung Mitte der Fußsohle, in der weichen Stelle am Fußballen. Sie finden den Punkt leicht, denn er ist sehr empfindlich; s. Kapitel 2 und 11).

Beinwechsel vornehmen.

Jeden Fuß zwischen 3 und 5 Minuten massieren.

Konzentrieren Sie dabei Ihre Gedanken auf diese Punkte.

Stoffwechselstörungen

Ein Symptom für Stoffwechselstörungen ist Frieren unabhängig von der Außentemperatur. Damit gehen häufig Schlafstörungen einher. An Fingern und Fußspitzen stellen sich Symptome wie Taubheitsgefühl oder Frieren ein, was durch Sauerstoffmangel und durch Gefäßverengung verursacht wird.

Als Ursachen kommen in Frage:

- Ungenügende Sauerstoffversorgung durch Bewegungsmangel
- Beeinträchtigung der Organe im Bauchbereich
- Erkrankung oder Ungleichgewicht des Nervensystems
- Verengung der Gefäße in Händen und Füßen

Eine Folge von Bewegungsmangel ist die Zunahme des Körperfetts durch nicht verbrannte Energieträger, was eine unausgewogene Ernährung noch verstärkt. Durch den sinkenden Grundumsatz leidet der Stoffwechsel; es werden nur noch Kohlenhydrate verbrannt. Ein Großteil des Körperfetts lagert sich im Bauchbereich ein und drückt auf die umliegenden Gefäße, die sich verengen. Dies führt zu einer verminderten Blutzufuhr in die Organe (Niere, Blase, Geschlechtsorgane), so dass sich ein Sauerstoffdefizit bemerkbar macht – vor allem in Leber und Dünndarm. Es beginnt ein Kreislauf von krank machenden Prozessen. Bewegungsmangel kann im unteren Bauchbereich einen Blutstau verursachen. In jedem Fall begünstigt er eine schwache Bauchmuskulatur, was auch die Organfunktion erlahmen lässt. Es macht sich eine Reihe von Symptomen bemerkbar, etwa Verdauungsprobleme wie z. B. Verstopfung. Alle in diesem Buch vorgestellten Übungen und Hinweise für ein gesundes Leben in Freude wirken bei Stoffwechselstörungen wie eine Wohltat. Es gibt noch eine Übung, die Sie jederzeit und zwischendurch an vielen Orten ausführen können.

Zusätzliche Übung für die Aktivierung des Stoffwechsels

Immer wieder: Anspannen des Schließmuskels und Einziehen des Bauches mit gleichzeitigem Einatmen. Ausatmend wieder loslassen. Wenn Sie die Übung in der Reiterstellung mit gebeugten Beinen machen, stärken Sie gleichzeitig die Oberschenkelmuskulatur.

Hinweis:
Diese Übung können Sie in vielen Situationen machen – z. B. an Rotphasen von Ampeln während des Autofahrens, am Arbeitsplatz, im Zug. Sie ist ebenso einfach wie diskret ausführbar und hochwirksam.

Da eine Verbindung von Beckenboden und Kopf besteht, bewirken Sie damit auch eine Entspannung im Kopfbereich.
Sie ist auch ideal zur Unterstützung von Genesungsprozessen.

Wirkung:
- Verbesserung der Durchblutung im Bauchraum
- Stärkung der Rückenmuskulatur
- Normalisierung der Verdauung
- Entspannung im Kopfbereich
- Stimulation des Gehirns

Zur Stärkung der Nerven

Übung – Den Körper schütteln

Aufrechter Stand mit Fußabstand auf Schulterbreite. Leicht in die Knie gehen (bis zum Verspüren eines Widerstands). Beide Arme zur Seite gestreckt bis auf Schulterhöhe anheben. Gleichzeitig die Hände nach oben abspreizen.
Beine und Arme locker lassen und 3 bis 5 Minuten »zittern«.
Zwischendurch Oberschenkel und Arme maximal anspannen und die Anspannung eine Weile halten.
Zum Abschluss Beine und Arme ausschütteln.

Die Anspannung der Muskeln stimuliert den Sympathikus (Erregungsnerv des vegetativen Nervensystems) und trägt zur Leistungssteigerung des Organismus bei. Sein Gegenspieler ist der Parasympathikus, auch Ruhenerv genannt, weil er zuständig für Ruhe, Erholung und Schonung des Organismus, wie z. B. auch bei der Dämpfung des Herzschlages, ist. Das Schütteln oder »Zittern« bringt beide in ein Gleichgewicht.

Wirkung:
- Herstellen eines Gleichgewichts bei Stress
- Harmonisierung des vegetativen Nervensystems

Übung – Dynamisch auf der Stelle gehen

Diese Übung fördert Gleichgewicht, Koordination, einen guten Orientierungssinn und Körperbeherrschung; sie trägt zu einer Verbesserung der allgemeinen Konzentrationsfähigkeit bei und wirkt ausgleichend.

Zur Kontrolle wird vor Beginn ein Kreuz mit Hilfe von Klebebändern am Boden angebracht. Stellen Sie sich dann mit ausgestreckten Armen auf die Mitte des Kreuzes und machen Gehbewegungen mit möglichst hoch angewinkelten Knien im Stand bei geschlossenen Augen (50–60 Schritte).
Öffnen Sie nach einer Weile die Augen und überprüfen Sie, wo Sie im Verhältnis zur Kreuzmitte stehen:
- 30 cm Verschiebung nach vorne oder nach hinten ist innerhalb des Toleranzbereichs.
- Bei mehr als 30 cm Verschiebung oder einer Drehung nach rechts oder links sollten Sie die Übung über einen längeren Zeitraum regelmäßig mehrfach wiederholen.

Wie auch immer: Diese Übung ist genau richtig zur Ausbildung des Orientierungssinnes und zur »Positionierung«.

Wirkung:
- Verbessert die Koordination
- Erhöht die Konzentrationsfähigkeit
- Schärft den Orientierungssinn

Verstopfung

Durch langes Sitzen (Arbeitsplatz, Auto) wird der Darm inaktiv und träge. Wenn dann noch eine falsche Ernährung oder gar Stoffwechselstörungen hinzukommen, kann dies Verstopfung auslösen. Die dadurch entstehende geringere Leistung des Verdauungstraktes führt zu einem härteren, trockenen Stuhl, der länger im Darm verweilt. Statt Giftstoffe möglichst schnell – wenigstens ein Mal am Tag – auszuscheiden, bleiben sie im Darm und werden teilweise vom Körper aufgenommen, was Kopfweh und allgemeines Unwohlsein nach sich zieht.

Die Ursachen chronischer Verstopfung sind im Einzelnen:

- Bewegungsmangel
- Kaliummangel (gestörter Elektrolythaushalt durch einen gestörten Wasserhaushalt)
- Langes Sitzen, z. B. bei der Arbeit
- Unregelmäßige Lebensgewohnheiten insgesamt
- Zu geringer Ballaststoffanteil in der Nahrung
- Zu geringe Flüssigkeitsaufnahme
- Überbelastung des Sympathikusnervs, des »Muntermachers«
- Stoffwechselstörungen

Durch regelmäßige Bewegung speziell der Lendenwirbelsäule, des Bauchbereichs und des Beckenbodens wird der Darm aktiviert. Auch Massagen haben diesen Effekt, ebenso wie tiefes Ein- und Ausatmen in den Bauchraum, was Sie so oft wie möglich in geeigneter Umgebung bewusst machen sollten.

Alle Übungen in diesem Buch, die den Bauchraum dehnen, stimulieren die Organe. Kopfmassagen wirken sich wohltuend auf die Verdauung aus, da eine Meridianverbindung besteht.

Nach dem Aufstehen ein Glas lauwarmes Wasser trinken, das bringt den Darm zusätzlich in Schwung!

Hämorrhoiden

Der Darmausgang – After – wird von Arterien und Venen versorgt, was dem Schließmuskel am After ein möglichst optimales Verschließen ermöglicht. In den Venen am oder um den After kann sich jedoch das Blut stauen, was sich durch blutgefüllte Ausbuchtungen bemerkbar macht, die ebenso schmerzhaft wie unangenehm sind. Sie werden im allgemeinen Sprachgebrauch als »Hämorrhoiden« bezeichnet. Es wird geschätzt, dass etwa 50 Prozent der erwachsenen Bevölkerung über 50 Jahre in den sog. Industrieländern daran leidet.

Die Ursachen sind in einer sitzenden Lebensweise mit Bewegungsmangel zu suchen. Darüber hinaus weisen Hämorrhoiden auf eine einseitige Ernährung hin. Wenn sich dann noch Stress hinzugesellt, der sich »auf den Magen schlägt«, lassen die Folgen nicht lange auf sich warten: Die Verdauung wird insgesamt gestört, es kommt zu Blutdruckproblemen und Stauungen von Blut und Lymphe, Hämorrhoiden entstehen. Sie sind Ausdruck einer insgesamt einseitigen Lebensführung, die mit hoher Belastung und Anspannung verbunden sein dürfte.

Eine entschlossene Umstellung in den Bereichen Bewegung, Essen, Herstellen des Gleichgewichts von Aktivität/Entspannung und das regelmäßige Ausführen der Übungen bewirken zusammen mit Geduld eine deutliche Verbesserung des Allgemeinzustands.

Übungen

Es sind alle Übungen zu empfehlen, die einen Abfluss des Blutstaus ermöglichen – vor allem in Stellungen, bei denen das Gesäß nach oben zeigt, sowie in Umkehrhaltungen wie dem Hand- bzw. Kopfstand. Sie werden in diesem Buch ganz sicher fündig und können sich ein eigenes Programm zur Besserung dieses lästigen Leidens zusammenstellen, so dass Sie bald davon befreit sind.

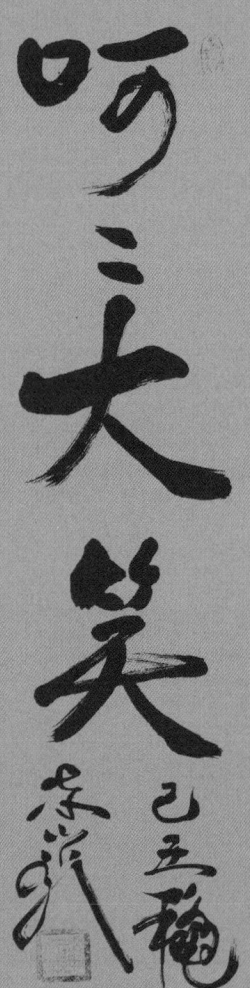

Hemmungslos lachen

Lachend die Welt begrüßen.
Lachen Sie mit,
machen Sie mit!!

KAPITEL 10

LACHEN ALS QUELLE VON GESUNDHEIT UND WOHLBEFINDEN

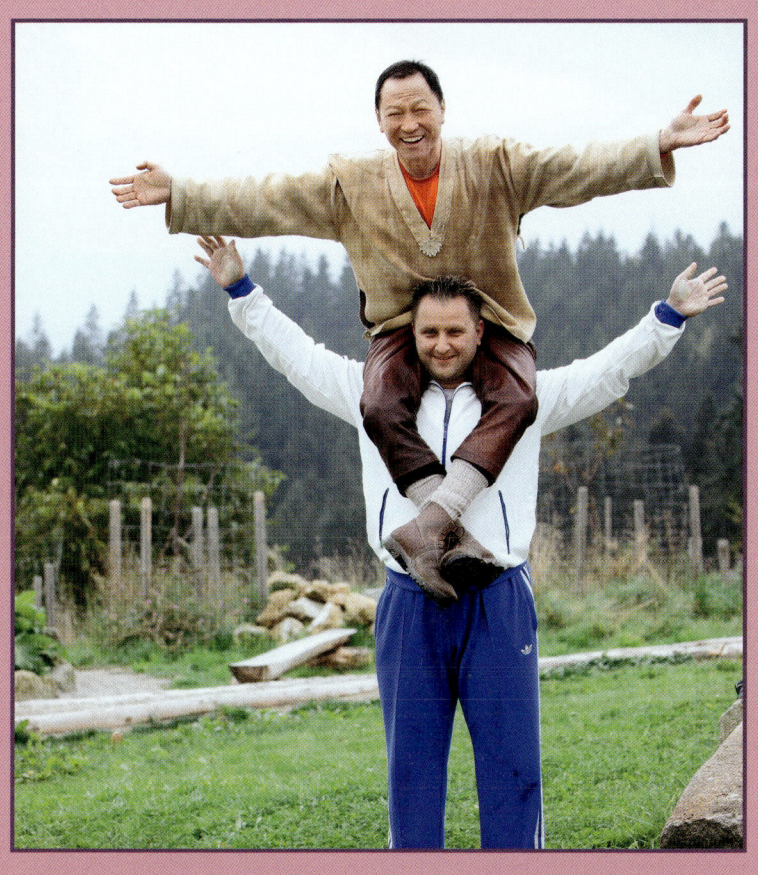

Lachen gehört zum Leben. Es ist unser innerer Schatz. Lautes und herzliches Lachen verbindet Körper und Seele und ist gleichzeitig die beste Meditation, denn während man lacht, wird die ganze Aufmerksamkeit beansprucht. Es versetzt uns in einen Zustand der Freude. Vor allem wirkt das Lachen anderer ansteckend, auch wenn uns selbst eigentlich gar nicht nach Lachen zumute ist. Es bringt den Körper in Schwingung, teilt sich uns selbst und den anderen mit, macht fröhlich.

Lachen ist die Lotuskette zur Verbindung von Gesundheit und Glück. Es gehört zum Leben.

Wir können Lachen auch üben. Direkt nach dem Aufwachen mag es schwierig erscheinen, spontan loszulachen, aber trotzdem lohnt es sich, die Augen leicht zu schließen und zu lachen. Wenn wir so den Tag beginnen, fällt es uns leichter, den ganzen Tag über immer wieder zu lachen und zu lächeln. Wenn Sie es sich erst einmal angewöhnt haben, sich morgens selbst im Spiegel anzulachen, wird nach einiger Zeit der Spiegel nach Ihrem Lachen verlangen!

Lachend aufwachen will geübt sein

Wir beginnen damit, den Mund 10 Sekunden lang so weit wie ein Nilpferd aufzusperren – darauf 10 weitere Sekunden Ihr gewinnendstes Lächeln zeigen – wenn Sie in diesem Moment – ha – leicht ausatmen, werden sich Ihre Mundwinkel noch schöner nach oben biegen. Dann ausatmend langsam »ha – ha – ha« sprechen und bei jedem »ha« die Bauchdecke einziehen. Schneller üben, bis sich das Lachen wie von selbst einstellt.

Wirkung:
- Lockert die Gesichtsmuskeln
- Massiert die Organe im Bauchraum
- Verbreitet gute Stimmung

Lachend den Tag begrüßen

Wenn Sie beim Duschen alles Negative des vorangegangenen Tages abfließen lassen und dabei lachen – dann spülen Sie alle schlechte Laune weg, und nur die gute Laune bleibt zurück.

Beim Einseifen jedem Körperteil danken und lachen. Dann lachen Körper und Seele!

Beim Zähneputzen Zähne blecken – Mundwinkel hoch und das Zwerchfell hüpfen lassen. Dabei sich selbst in die Augen schauen und versprechen, auch tagsüber öfter zu lachen.

Vor dem Frühstück regt »hahaha« den Appetit an, nach dem Frühstück Ihren Stoffwechsel.

Wenn Sie sich diese Übungen zur Gewohnheit gemacht haben und Sie vergessen sie einmal, werden Sie merken, was Ihnen fehlt.

Bevor Sie zur Arbeit gehen, wiederholen Sie diese Lachübung eine Minute lang – die beste Voraussetzung für einen glücklichen und guten Tag.

Mit diesen Lachübungen laden Sie das Glück ein, bei Ihnen einzukehren und zu verweilen.

Lachen als Lebenselixier

Das kräftige, im Bauchraum verankerte Lachen wirkt wie Balsam auf unsere Seele. In Korea sagen wir: »Wo viel gelacht wird, kommt das Glück ins Haus.« Der Zusammenhang von Seelenzustand und Lachen kommt auch indirekt in dem Ausdruck »Person XYZ hat nichts zu lachen« zutage; dies bedeutet, dass in ihrem Leben die Not herrscht. Wenn wir sagen, »mir blieb das Lachen im Halse stecken«, so verweist das auf den Gegensatz zwischen Lachen als Ausdruck von Frohsinn und Leichtigkeit und dem Nicht-Lachen als Ausdruck von Kummer und Schwere.

Fröhliches Lachen ist eine wunderbare Naturtherapie. Es leistet den besten Beitrag zu unserem Wohlbefinden und ist so etwas wie eine Lebensversicherung. Herzhaftes Lachen kräftigt das Immunsystem, erhöht die Anzahl der weißen Blutkörperchen und der T-Helferzellen, die als Wächter Viren und Bakterien abwehren, und kommt dem gesamten Kreislauf zugute, der einen Kick erhält. Es aktiviert die Thymusdrüse, den Sitz der Lebensenergie, der sich unter der zweiten Rippe von oben an der Innenseite befindet, und bündelt die durch Freude ausgelöste Energie. Das verbesserte Immunsystem macht sich positiv in der Abwehr von Krankheiten bemerkbar, baut Stauungen ab und bringt Gemüt und Lymphe gleichermaßen in Fluss. Die wohltuende Wirkung von Lachen können wir auch kinesiologisch testen: Person A streckt einen Arm aus, Person B versucht, den Arm nach unten zu drücken. Wenn A lacht, gelingt es nicht, den Arm nach unten zu drücken, er bleibt vom Körper weggestreckt; wenn A an belastende Vorkommnisse denkt, ist ein Herunterdrücken leicht möglich. Dieser Test macht den stärkenden Effekt des Lachens augenfällig.

In der Tat bilden Lachen und Glück eine Einheit, was sich die Werbung zunutze macht. In einem Spot, der uns zum Kauf eines Produktes anregen soll, gibt es nur lachende, fröhliche Menschen. In diesem Fall ist die ansteckende Wirkung des Lachens mit der Aufforderung zum Kauf verbunden. Im Alltag müssen wir einfach mitlachen, wenn ein fröhlicher Mensch die Runde durch Lachen erfreut. Erst beginnt einer mit dem Lachen, schließlich lachen alle mit. Die Sogwirkung des Lachens ist unwiderstehlich. Ein echtes, aktives Lachen, auch wenn uns eigentlich zum Weinen zumute ist, stellt hingegen eine hohe Kunst dar. Es speist sich aus der weisen Erkenntnis, dass Glück und Unglück oft näher zusammen liegen, als uns lieb ist. Der Clown ist der traurig-fröhliche Held, der uns immer zum Lachen bringt, was wir als Kinder genießen. Als Erwachsene haben wir dann zwar das Spiel von Traurigkeit und Humor entschlüsselt, doch es fasziniert uns gleichermaßen. Inzwischen erfreuen Clowns auch in Krankenhäusern die Menschen, weil die heilende Wirkung des Lachens und der Freude nachweisbar ist.

Es gibt verschiedene Formen von Lachen, die auch im Körper in unterschiedlichen Organen angesiedelt sind. Das herzhafte Lachen kommt aus einem freudigen Herzen, körperlich aus dem Zwerchfell und geht auf alle Bauchorgane über. Das kichernde Lachen (hihihi) ist im Hals-Rachen-Raum angesiedelt, das hämische Lachen eines böse gestimmten Herzens (hähähä, auch als Krächzen) sitzt im Rachenraum, wobei sich stimmhaftes und stimmloses Lachen miteinander abwechseln. Das Verlegenheitslachen gleicht dem schüchternen Kichern hinter vorgehaltener Hand. Das Lachen als Verbergen von Trauer und Angst ist eine ins Gegenteil verkehrte Äußerung, um seine eigentlichen Gefühle zu verbergen. Lachen kann in Schreien übergehen, in gestoßene Laute, in Weinen, in Atemlosigkeit, in Beruhigung. Es ist eine Form des Atmens, drückt und löst unweigerlich Gefühle aus.

Freudiges, herzhaftes, humorvolles Lachen beruhigt und kann Stimmungslagen verändern. Unser Gehirn unterscheidet nicht zwischen Wirklichkeit und Vorstellung. Dies können wir uns zunutze machen. Lachen, auch dann, wenn wir meinen, wir hätten nichts zum Lachen, bringt die Glückshormone (Endorphine) in Schwingung.

Lachen befreit, erhöht die Sauerstoffaufnahme und macht fit. Traurigkeit und Schmerzen fließen förmlich aus dem Körper heraus. Das Sonnengeflecht stabilisiert sich, was die Schaffenskraft erhöht. Lachen ist Kommunizieren in Liebe; die Schönheit der Welt erfährt dadurch noch eine Steigerung. Es lässt unseren Tag glücklicher werden und schenkt uns Gesundheit.

Lachen und lächeln können wir auch nach innen, indem wir uns mit unserem Körper unterhalten – und ihm ein Lächeln schicken.

Zwei Übungen zum Lachen – zum Mitmachen, wohlgemerkt!

Übung – Gehirn- und Körperjogging durch Atmung mit Lachen

Leicht in die Hocke gehen und anfangen, laut und herzhaft zu lachen. Am Anfang an ein witziges Ereignis denken oder einfach »hahaha« sagen, zunächst langsam, dann immer schneller, bis es in Lachen übergeht. Einige Minuten laut lachen. Diese Übung regelmäßig wiederholen, auch wenn Sie meinen, Sie hätten nichts zum Lachen. Trotzdem lachen, darin besteht die ganze Kunst – schließlich verlangen Körper und Gehirn danach.

Wirkung:
- Kräftigt die Bauchmuskeln
- Stabilisiert den Kreislauf
- Entspannt
- Macht heiter und gelassen

Übung – Meditation mit innerem Lachen und Lächeln

Sich ausgestreckt in entspannter Haltung hinlegen. Während Sie tief ein- und ausatmen, denken Sie: »Ich fühle mich entspannt und wohl, ich bin glücklich.« Sie lachen in alle Zellen Ihres Körpers, indem Sie vom Kopf bis zu den Füßen nach innen lachen, auch bewusst zu einzelnen Organen und Körperteilen. Ihr inneres Lachen und Lächeln bringt Freude in alle Zellen, in Herz und Gehirn, in Ihr tiefstes Inneres. Mit Ruhe und Entspannung danken es Ihnen Geist und Körper.
Die Übung können Sie auch im Sitzen oder in der Hockstellung machen.

Wirkung:
- Stärkt das Immunsystem
- Verbessert den Kreislauf
- Löst Glücksgefühle aus

Partnerübungen (s. Kapitel 7) lachend ausführen

Übung – Lachend die Ohren langziehen

Die Partner stehen sich gegenüber, leicht in der Hocke. Beide ziehen sich gegenseitig die Ohrläppchen und massieren die Ohren, wobei sie herzhaft aus dem Bauch heraus lachen. Sie halten beim Lachen den Blickkontakt, was den Effekt des Lachens noch erhöht und besonders viel Freude auslöst.

Wirkung:
- Trainiert die Lachmuskeln
- Erhöht die Konzentration und Achtsamkeit
- Baut Spannungen ab
- Verbessert die Kommunikationsfähigkeit

Übung – Rock 'n' Roll – Lachdancing zu einer Seite

Beide Partner stehen sich gegenüber und fassen sich gegenseitig an den Händen; sie strecken die Beine zur Seite aus, beide Partner linkes Bein nach rechts, rechtes nach links.

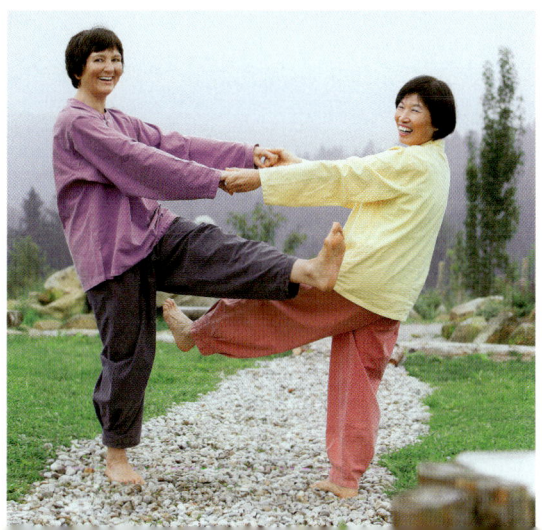

Rock 'n' Roll – Lachdancing zur anderen Seite

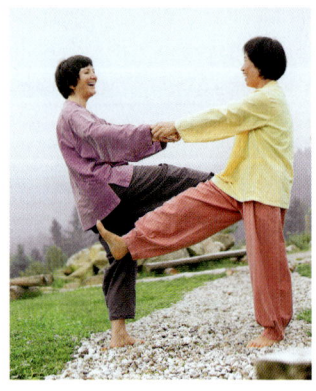

… und dann Seitenwechsel, rechtes Bein nach links.

Übung – Rock 'n' Roll – Lachdancing – Miteinander drehen

Beide Partner drehen sich lachend unter den Armen durch, bis sie sich wieder gegenüberstehen und von vorne beginnen.

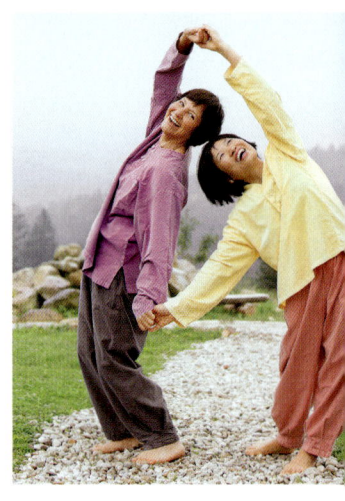

Sie können einen Rhythmus vereinbaren, z. B. 4 Mal die Beine zur Seite strecken (je 2 Mal nach jeder Seite), dann drehen. Natürlich passt auch eine heitere Musik sehr gut dazu, oder sie singen selbst und geben sich dadurch den Rhythmus vor. Legen Sie die Übung als kreatives Spiel an, und: Lachen nicht vergessen!

Übung – Zusammen Zug fahren

P 1 = Partner oder Partnerin 1
P 2 = Partner oder Partnerin 2

Für alle Partnerübungen gilt: Die Partner tauschen nach jeder Übung die Positionen.

P 1 und P 2 stehen hintereinander. P 1 winkelt das rechte Bein nach hinten ab, das P 2 mit der linken Hand festhält; P 2 winkelt ebenfalls das rechte Bein ab und hält die eigene Ferse mit der rechten Hand. Beide bewegen sich hüpfend und lachend nach vorne. Nach gut 2 Minuten Arme und Beine wechseln, wieder gut 2 Minuten mit dem anderen Bein vorwärts hüpfen.

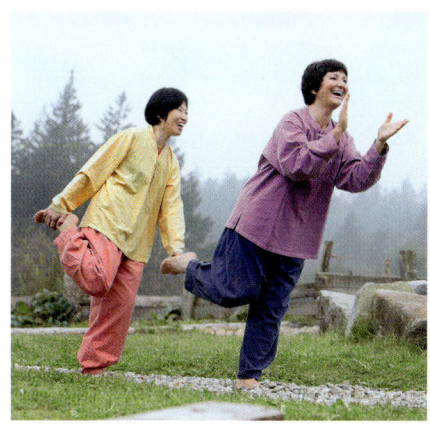

Diese Übung des Zugfahrens ist auch für mehrere Teilnehmer geeignet.

Wirkung:
- Löst Spielfreude aus
- Macht rundum fit
- Harmonisiert den Gleichgewichtssinn
- Sensibilisiert für den Gleichklang

Die inneren Organe anregen

Durch Barfußlaufen auf verschiedenem Untergrund werden die Bauchorgane stimuliert, die über die Meridiane mit den Fußsohlen verbunden sind. Meridiane sind in der asiatischen Anschauung Kanäle, in denen die Lebensenergie fließt. Sie werden jeweils einem Organ zugeordnet. Kommt es in den Meridianen zu einem Stau, führt dies zu einer Beeinträchtigung der Gesundheit insgesamt. Reize durch Akupunktur oder Akupressur regen das gesamte System dazu an, den Gleichgewichtszustand im Körper wiederherzustellen. Das ausgewogene Zusammenspiel der Organe sichert den Fluss, der aus dem ständigen Prozess von Aufnahme der Nahrung, Auswertung und Ausscheiden entsteht. Dies gilt im wörtlichen Sinn für den Körper und im übertragenen für Geist und Seele. Die Stimulierung der Fußsohlen liefert Impulse hierzu.

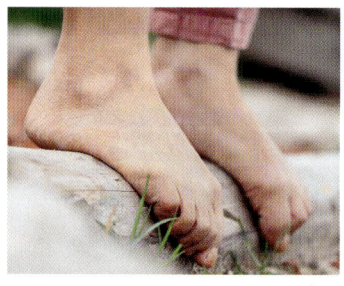

Holzpflock mit den Zehen umfassen

Die Umklammerung gestalten – Füße und Zehen einrollen, abspreizen, abheben.

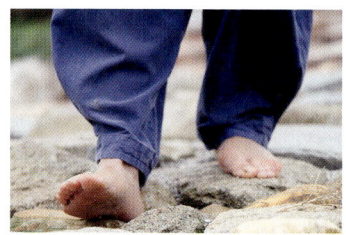

Die Steine mit den Fußsohlen erspüren

Bewusst meditativ gehen und die Reize durch die Steinkanten spüren.

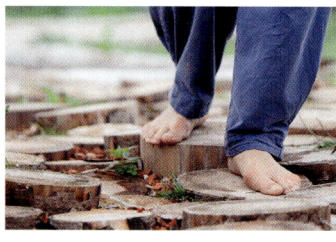

Die Zeichnungen im Holz mit den Füßen wahrnehmen

Beim meditativen Gehen die Beschaffenheit des Holzes ertasten.

Den Druck der Steine genießen

Die feinen Stiche beim Laufen spüren und das Rollen der Steine auch mit dem Gehörsinn aufnehmen.

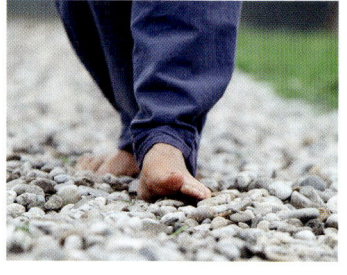

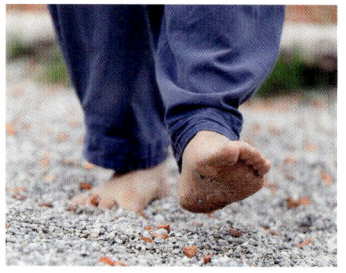

Eine Fußsohle spürt die Kieselsteine, die andere die Luft

Mit den unterschiedlichen Empfindungen spielen, die uns über die Fußsohlen erreichen.

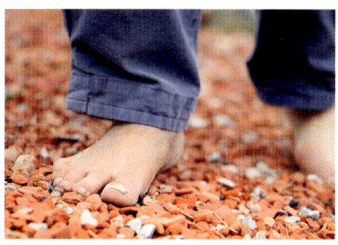

Die Füße spüren das Rot der Steine

Mit den Fußsohlen die Eigenschaften der Farbe erahnen.

Stein ist nicht gleich Holz – sagen die Fußsohlen

Den Unterschied zwischen Steinen und Holz wahrnehmen – Temperatur, Beschaffenheit und Interaktion mit den Fußsohlen.

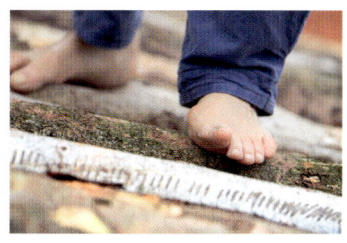

Wirkung:

- Stimuliert die Organe über die Fußsohlen und die Meridiane
- Harmonisiert den Prozess von Nahrungsaufnahme, Verwertung und Ausscheidung
- Fördert den Lebensfluss
- und die Lebensfreude

Was ist Lachen?

Ein Pfarrer redet auf dem Marktplatz immer über Religion. Er redet von der »Ewigkeit«, vom »ewigen Leben« und behauptet, es gebe ein langes, erfülltes Leben und die Ewigkeit. Die Zuhörer fragen nach und wollen wissen, auf wen genau er sich damit bezieht. Alle schauen sich um und wollen wissen, wer unter den Zuhörern das biblische Alter erreicht hat. Sie fragen den Pfarrer danach, der dann auf zwei Menschen in der Runde deutet. Alle schauen die zwei Personen an. Der Pfarrer lächelt und sagt: »Wenn man einem einsamen Menschen das Lachen bringt und einem missmutigen den Frieden, dann werden beide lange leben.«

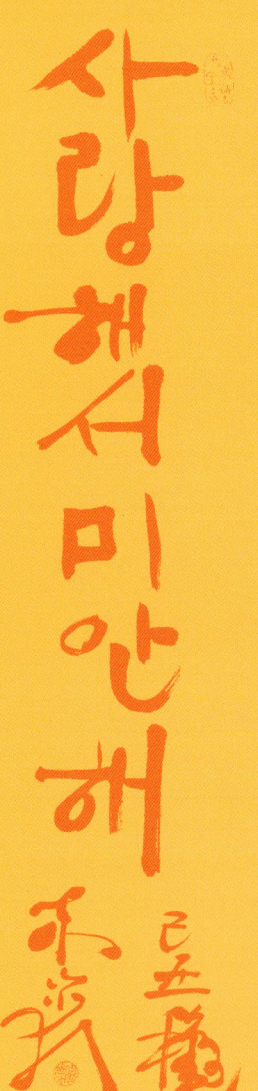

Verzeihung – ich liebe dich

Im Schneider- oder Lotussitz Platz nehmen; die Faust mit den Fingerknöcheln
nach unten drücken, Daumen nach innen.
Einatmend den Kopf gerade strecken, ausatmend zur rechten Seite drehen, über die
rechte Schulter mit einem Lachen oder
Lächeln schauen, danach Kopfdrehung zur
linken Seite, über die linke Schulter lachen
oder lächeln.
Gut für die Halswirbelsäule – sich selbst
den Nacken stärken.

KAPITEL 11

ICH LIEBE MICH –
ICH LIEBE DICH –
WIR LIEBEN UNS!

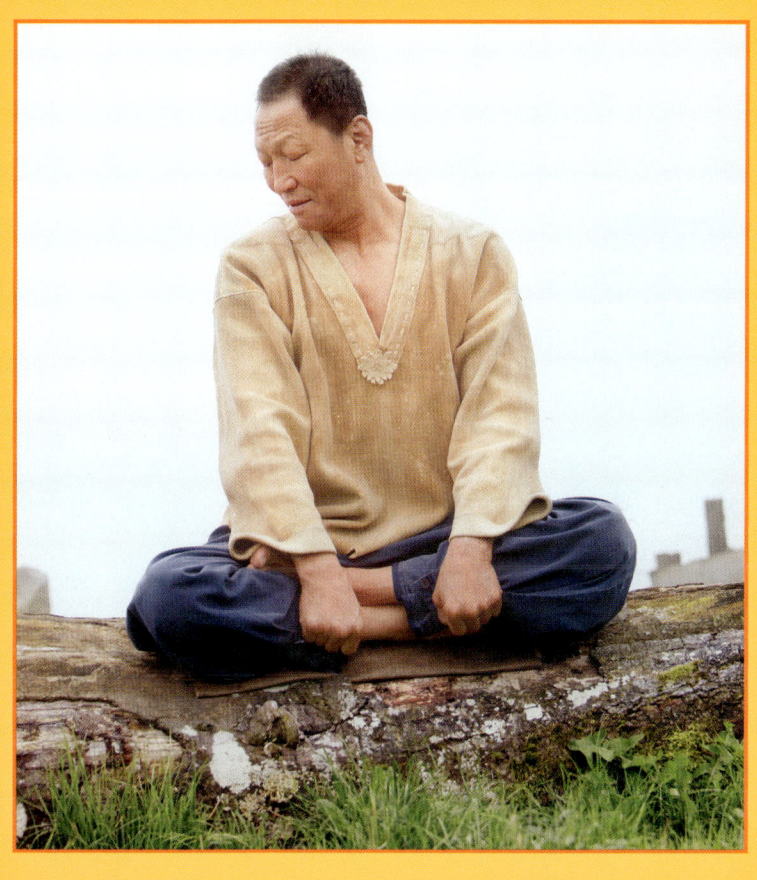

Liebende sind wie zwei Wassertropfen auf einem Blatt
Gu kwan I Myoeng kwan I Da

Die beste Krone ist eine schon vertraute Krone, denn sie passt immer gut.

Stellen Sie sich zwei Wassertropfen auf einem Blatt vor, die in der Sonne glänzen. Mal verdampfen sie vor Wärme, dann wieder verschmelzen sie ineinander, bewegt von Wind und Regen. Dann besucht sie ein Schmetterling. Sie kennen sich, senden Signale aus und freuen sich an ihrem Dasein. Sie lieben sich.

Liebe strebt nach Verschmelzung

Liebe – und Sexualität als Ausdruck der Liebe – gehört naturgegeben zu den intensivsten Bedürfnissen des Menschen. Deshalb hat sie sich über die Jahrtausende der menschlichen Entwicklung nicht verändert. Wir können vermuten, dass die Art, wie die Neandertaler und die modernen Menschen unserer Zeit Liebe zum Ausdruck bringen, gleich geblieben ist: durch zärtliche Worte, Küsse, Umarmungen, Streicheln, körperliche Vereinigung. Sexualität und Liebe gehören zusammen, bilden ein Paar wie *Úm* (*Yin* im Chinesischen) und *Yang*, weiblich und männlich, Feuer und Wasser, Luft und Erde. Sie schafft Vertrautheit und festigt die Einheit im Leben eines Paares, gibt Selbstvertrauen, Gelassenheit und Freude. In Korea sagen wir, dass die beste Krone eine schon vertraute Krone ist, weil sie immer gut passt, sich bewährt hat und ein Teil von einem selbst geworden ist.

Liebe und Sexualität öffnen uns füreinander in der Erfahrung des Einsseins. Liebe lässt durchatmen, weitet das Lebensgefühl und macht glücklich. Sie verbindet mit dem Kosmos, stellt die Einheit her. Das Universum selbst ist das beste Beispiel für Liebe. Zu den vier Elementen haben alle Lebewesen Zugang. Die

Sonne zieht unablässig ihre Bahn. »Mutter Erde« bietet uns in farbenprächtiger Vielfalt und mit großem Formenreichtum all die Nahrung, die wir brauchen. Sie stellt die natürlichen Schätze kostenlos und für alle zur Verfügung. Der wahre Charakter des Kosmos, unserer Natur ist Freigiebigkeit aus Liebe. Lebensenergie entsteht aus Dankbarkeit für dieses göttliche Geschenk.

Aus dem Verschmelzen zur Einheit erwächst ein tiefes Glücksgefühl. Die männliche (*Yang*) und weibliche Energieform (*Úm, Yin* im Chinesischen) strebt nach Harmonie im Spiel des Ausbalancierens. Das Prinzip des *Úm-Yang* wirkt im gesamten Universum, beide gehören zusammen, bedingen einander und bilden ein Ganzes. Die Gegensätze gehen in einem Dritten auf, das aus dem Einswerden hervorgeht. Dies ist überall in der Natur so: bei Pflanzen, Tieren und Menschen. Die Körper von Mann und Frau sind so beschaffen, dass sie perfekt zueinander passen. *Ma Chum* sagen wir in Korea hierzu oder auch: *Il Il Si Ho Il* – Mann und Frau gehören zusammen.
Sie sind Teil der Natur, die vom Zusammenspiel geprägt ist, in dem sich die Gegensätze brauchen – wie das Element Feuer in Form der Sonnenenergie und das Element Wasser. Verdampfendes Wasser lässt Regenwolken entstehen, das Wasser nährt die Erde. Die Luft stellt uns den lebensnotwendigen Sauerstoff zur Verfügung, der Wind verteilt die Samen. Im Miteinander nützen sie sich gegenseitig, im Gegeneinander zerstören sie sich. Wasser löscht Feuer, Feuer verbrennt, was auf der Erde wächst – vor allem, wenn der Regen ausbleibt. Ob die Elemente zusammenarbeiten oder gegeneinander, ist eine Frage des Gleichgewichts, in dem sie sich befinden. Ist es beeinträchtigt, zeigen sich Zerstörungen; umgekehrt führt die Balance zu einem harmonischen Zusammenspiel.

Liebe findet Harmonie

Die Vereinigung von Gegensätzen zur gegenseitigen Befruchtung im Erschaffen von etwas Neuem bildet den Wesenskern von Leben. Harmonie entsteht aus der Kunst, sich auf den Prozess ihrer Entstehung einzulassen. Diese Dynamik, dieses nie enden wollende Geschehen, ist das Urprinzip, aus dem heraus Bewegung, Wandlung und Entwicklung hervorgehen. Aus dem Gemeinsamen erwächst Neues. Die Lust an der Gestaltung führt zu Verwandlungen, Kreationen im Hier und Jetzt. Spiel der Formen, Töne und Farben, völlig hingegeben, verschmolzen mit Raum und Zeit, aufgelöst in einem Wir. Dieses gegenseitige Geben und Nehmen aus der Freude aneinander hat einen Namen: die Liebe.

Sie braucht eine bewusste Formgebung, damit sie uns guttut, will gepflegt sein wie ein Garten, wie eine Rose, deren Pracht von der liebevollen Zuwendung zeugt. Respekt voreinander schafft das Klima, in dem sie gedeiht. Spielregeln bewahren vor zerstörerischen Kräften; wo viel Liebe ist, kommt es auch zu Spannungen und zu Streit. Nehmen sie im Lauf der Zeit überhand, entwickelt sich ein Gegeneinander, das im Extremfall zu Hass führt; er ist das Ergebnis eines ständigen Übertretens von Spielregeln, was eine gegenseitige Entfremdung bewirkt.

Die Liebe geht dann immer wieder als Siegerin hervor, wenn auf Phasen des Streits ein Ausgleich in der Versöhnung erfolgt. »Der Streit hat vorher einen Drachenkopf, danach einen Schlangenschwanz«, wie ein Sprichwort in Korea besagt. Erst gehen beide wutschnaubend aufeinander los, am Schluss ist die dicke Luft verraucht; es bleibt etwas übrig, was keine Bedeutung hat – und schließlich ist es so, als wäre nie etwas geschehen. Die Versöhnung ist bisweilen das Schönste am Streit – wird er vielleicht deshalb inszeniert? Man blickt sich tief in die Augen, lacht, küsst und überlässt sich der weiteren Freude. Für Paare gilt: Ein Streit ist so, als wollte man Wasser mit dem Messer schneiden – eine alte koreanische Weisheit. Wie Wasser fließt das Paar ohnehin wieder aufeinander zu. Streit gleicht einer Welle, die überschäumt, um dann sanft auszulaufen.

Für das richtige, weil versöhnliche Streiten gelten Spielregeln, die beide einhalten sollten, damit der Streit einen glücklichen Ausgang nimmt und die Liebe wieder Einzug hält. So ist oberstes Gebot, sich nicht niederzumachen oder zu beleidigen. Vorwürfe, die Worte wie »immer« oder »nie« enthalten, streichen Sie am besten aus Ihrem Wortschatz. Wenn Sie aufeinander wütend sind, denken Sie an ein schönes gemeinsames Erlebnis, rufen Sie es sich bewusst vor Augen. Die Wahl Ihrer Worte ist entscheidend. Nicht umsonst gibt es eine »Streitkultur«, die wir ebenso erlernen können und sollten wie andere Regeln des Miteinanders. Wenn Unstimmigkeiten oder Konflikte vorliegen, können klärende Gespräche helfen. Manchmal machen wir den anderen für Unzufriedenheiten verantwortlich, die gar nichts mit seiner Person zu tun haben. Ausgeglichenheit und Liebe zu uns selbst sind Balsam für die Partnerschaft. Daher verstehen sich die Übungen in diesem Buch als ein Beitrag, eine liebevolle Beziehung zu sich herzustellen, die beste Grundlage für ein harmonisches Zusammenleben in Gemeinschaft.

Sexualität

Sexualität als kraftvoller Ausdruck von Liebe transformiert Emotionen, die sich in einer Beziehung sonst als Spannung aufbauen. Wenn ein Paar zusammenlebt, ist die körperliche Liebe so etwas wie ein Kissen, das beide immer wieder mit Luft füllen, so dass Sie sich darauf ausruhen können. Im liebevollen Spiel balancieren sich Unstimmigkeiten und Gefühle aus, die in eine heitere Freude einmünden, sich als Paar zu finden und zu stärken.

Die körperliche Liebe hat eine doppelte gesundheitliche Auswirkung. Zum einen durch die Glücks- und Liebesgefühle, zum anderen auf der körperlichen Seite in vielfacher Hinsicht. Durch Streicheln und Anfassen wird die Haut ganz empfindsam und aufnahmebereit, wobei das Gefühl der Liebe die Haut warm werden lässt. Die Haut ist das größte Organ des Körpers, gibt die Liebe weiter und empfängt sie. Der Hautkontakt leitet das Liebesgefühl in alle Zellen, die sich dafür öffnen. Berührungen lösen Zuneigung, Liebe und Wärme aus. Die Lippen werden weich und gut durchblutet, dadurch voll und sensibel. Wenn beide Liebe füreinander empfinden, dann verlangen alle Sinne die Vereinigung im Liebesakt. Die Körper bewegen sich im Rhythmus miteinander, verschmelzen im Küssen, und dies ist die intensivste Körpersprache, die noch unmittelbarer wirkt als die ausgesprochenen Worte »Ich liebe dich«. Sexualität in der Liebe heißt, sich ganz zu offenbaren, sich gegenseitig hinzugeben. Streicheln und gegenseitiges Begehren lösen Sehnsüchte aus, die alle Sinne erfassen. Die Nase nimmt den Duft des geliebten Menschen auf und empfindet ihn als angenehm und anregend. Streicheln und miteinander schwingen wirkt wie ein elektrischer Strom, der die Körper durchströmt. Beide ziehen sich an wie ein Magnet, der eine Einheit bilden will. Der intensive Hautkontakt, die gemeinsamen Bewegungen und das raschere Atmen führen zu einer erhöhten Sauerstoffaufnahme, die vier Mal höher ist als bei normalem Atmen in Ruhe. Die Nasenflügel öffnen sich, der Herzschlag wird schneller, der Kreislauf kommt auf Trab. Die Ausschüttung von Glückshormonen führt zu einem Gefühl wunderbaren Wohlseins. Alle Poren öffnen sich zum Geben und Nehmen. Der von den Körpern ausgehende Duft stimuliert die Liebenden. Der Körperkontakt über längere Zeit lässt Hitze entstehen, die sich dann in den Sexualorganen konzentriert.

Zwei Körper verschmelzen miteinander. Das Glücksgefühl und die Empfindung des Einsseins halten an, es entfaltet sich eine friedliche Harmonie. Je mehr sich beide im Miteinander verbinden, achtsam die Wünsche des anderen erspüren, Körper und Geist synchronisieren, umso beglückender wirkt das gemeinsam Erlebte nach. Diese Ausgeglichenheit und Heiterkeit können wir ebenso mit in den Alltag hinübernehmen wie die Erfahrung des Zusammengehörens, indem wir uns an das schöne Gefühl erinnern, es in uns wachhalten. Immun- und Nervensystem werden angeregt, die Anspannung wird abgebaut. Der Körper produziert Hormone, die Glücksgefühle hervorrufen. Die erhöhte Sekretion lässt die Körperflüssigkeiten fließen. Die Körperfunktionen wirken wie bei einem wohlklingenden Konzert harmonisch zusammen.

Zweifellos hat Sexualität auch vergleichbare Auswirkungen wie Sport.

Sex ersetzt jedoch nicht die sportliche Betätigung und die Bewegung, denn es ist keine Methode, die man vorsätzlich zur Verbesserung des körperlichen Allgemeinzustandes einsetzen kann. Wenn Sexualität zu einem Leistungssport wird, schädigt das die Gesundheit. Irrig ist auch die Annahme, Sexualität müsse immer möglich sein.

Vielmehr gehört Sex zu einer Liebesbeziehung, intensiviert und verschönert sie. Sexualität wirkt umso intensiver, je mehr sie in eine Beziehung eingebettet ist. Gute Laune und Frohsinn steigern die Freude bei der Sexualität. Wenn beide in ihrer Beziehung ganz offen miteinander umgehen, keine Geheimnisse voreinander haben, gemeinsam das Leben gestalten, so oft wie möglich etwas miteinander unternehmen, gehört Sex wie selbstverständlich dazu. Dies führt zu Liebe, guter Freundschaft und Vertrauen auch im Alltag. »Wer sich liebt, der neckt sich«, der spielerische Umgang miteinander bildet die Basis für gute Emotionen ebenso wie der Austausch in Gesprächen und Sexualität.

Liebe ist wie ein bunter Blumenstrauß, der aus einzelnen Blumen besteht, die das Schönste darbieten, was ihnen eigen ist. Als Strauß bildet er ein Gesamtkunstwerk.

Sexualität und Lebensphasen

Ebenso wie die Natur insgesamt einem Rhythmus unterworfen ist, zeigen sich auch im menschlichen Leben verschiedene Phasen: Kindheit, Jugend, Erwachsenen- und Seniorenalter. Die einzelnen Lebensphasen sind nicht wie Blöcke voneinander abgegrenzt, sondern gehen allmählich ineinander über und werden unterschiedlich intensiv wahrgenommen. Die Übergänge sind fließend, sie hängen von vielen Faktoren ab wie Berufstätigkeit, Gesundheitszustand, Ernährungslage usw. Die Natur des Menschen trägt den Lebenszyklen Rechnung und bestimmt sie. Als Kind hängen wir von der Familie ab, die uns mit Liebe und Nahrung versorgt. In der Jugend bildet sich der Mensch zu einem sozialen Wesen aus, als Jugendlicher erprobt er seine Kräfte und findet seinen Platz in der Gesellschaft. Im Erwachsenenalter festigt sich dieser Prozess; die Familiengründung geht mit der Übernahme von Verantwortung für seine Lieben und mit dem »Nestausbau« einher. Das Seniorenalter war in früheren Zeiten eine eher kontemplative Phase der Weitergabe von Erfahrungen, während »die Senioren« heutzutage eine zum Teil sehr freizeitaktive Gruppe bilden.

Sexualität als Ausdruck von Vitalität ist in die naturgesetzlichen Lebensphasen eingebettet, denen die Menschen als Teil der Natur unterliegen. Sie gelten nach wie vor, auch wenn die Wissenschaft Methoden entwickelt hat, sie zu beeinflussen.
Die Sexualität ist von den Lebenszyklen abhängig; sie ist einer Veränderung im Lauf des Lebens unterworfen. Zunächst ist sie mit Zeugung und Schwangerschaft verbunden; bei Jugendlichen mag es auch eine Art Sport sein, den die Hormone einfordern. Ältere Menschen hingegen verlangen eher nach dem Austausch von liebevollen Gefühlen und dem Genießen von Zärtlichkeiten, die nicht unbedingt in der Vereinigung gipfeln. Die Abnahme sexueller Bedürfnisse und der Sexualhormone im Lauf des Älterwerdens ist ein von der Natur vorgesehener Prozess.

Wir können die Lebenszyklen von Menschen mit den Jahreszeiten der Natur in Verbindung bringen. Das Frühjahr ist die Phase der Kindheit, der Sommer des Erwachsenenalters, der Herbst die Phase von älteren Menschen und der Winter die letzte Lebensphase. Auf dem Zeitrad schließt sich der Kreis von Geburt und Tod.

Im Winter ruht die Natur, gleichzeitig wappnet sie sich für das Frühjahr, das die im Winter herangereiften Keimlinge hervorbringt. Dann herrscht Aufbruchstimmung. Im Sommer entfalten sich die Blumen zu ihrer höchsten Pracht, bis mit dem herbstlichen Verblühen die Samenbildung einsetzt und der Winter die nächste Ruheperiode einleitet. Die Einstrahlung der Sonne lenkt die Zyklen und bestimmt auch uns. Im Winter verschwindet sie bisweilen hinter einer dichten Wolkendecke, im Frühjahr wärmt sie bereits; im Sommer bringt sie uns zum Schwitzen, im Herbst taucht sie die Natur in ein mildes Licht, um sich im Winter zurückzuziehen. So entsprechen die Lebens- und Jahreszeitzyklen auch den verschiedenen Phasen unterschiedlicher Lichtintensität.

Je mehr es uns gelingt, diesem von der Natur vorgesehenen Lebensrhythmus zu folgen, desto besser fühlen wir uns auch. Der Jugendkult möchte unser Leben in eine ewige Adoleszenz verwandeln. Wir wollen gerne älter werden, aber nicht alt. Mit den Zyklen schwingen, das heißt, sie im Grundsatz anzunehmen – und vielleicht mit einem lachenden Auge hier und da sanft zu korrigieren. Widmen wir unsere Aufmerksamkeit der Frage, wie wir sie freudvoll gestalten und so mit Leben füllen können, dass es uns und der Umwelt guttut. Wie können wir dies erreichen?

Sicher durch Gelassenheit, indem wir unsere jeweilige Lebensphase mit ihren Vor- und Nachteilen als vorgegebenen Rahmen annehmen, den wir für uns selbst und für andere positiv gestalten. Sexualität ist ein Bereich, der zum Leben gehört und sich mit den Lebensphasen verändert. Wir können sie umso erfüllter leben, je mehr wir uns im Einklang mit uns selbst befinden. Jede Lebensphase bietet uns eine Fülle von Möglichkeiten, sie kreativ auszufüllen, indem wir ihr einen Sinn geben. Verschiedene Aufgaben warten auf uns, Menschen, denen wir etwas geben können, von denen wir etwas bekommen. Diese Sinnerfüllung herauszufinden ist eine beglückende Aufgabe, die uns am Leben aktiv teilhaben lässt. Verabschieden wir uns von der Vorstellung, dass unser gesellschaftlicher Status die Quelle von Freude und Glück ausmacht. Vielmehr ist es die Mitmenschlichkeit, die wir leben. Wenn wir spüren, dass wir für uns und unsere Umwelt wertvoll sind, dann können wir von Herzen aus der Fülle heraus geben, uns mit-teilen. Es ist eine unerschöpfliche Quelle von Glück.

Menopause

Es besteht noch immer die Meinung, mit den Wechseljahren sei das Leben als Frau beeinträchtigt oder weniger attraktiv. Doch aus der Sicht der Lebenszyklen ist lediglich eine neue Phase eingetreten. Das Leben hat einen reichen Erfahrungsschatz geschenkt, der geordnet, ausgewertet und weitergegeben werden will. Je mehr wir diese Lebensphase durch eine entsprechende Ernährungsumstellung, durch körperliches Training und Gestaltung des Alters begleiten, umso natürlicher erfolgt eine gewisse Neuausrichtung des Lebens, die – symbolisch gesprochen – zu Entdeckungsfahrten in bislang weniger bekannte Gewässer führt.

Sojaprodukte z. B. enthalten ein Ersatzhormon für das Östrogen. In Europa wird unter dem Gesichtspunkt der Mineralstoffhaltigkeit (Kalzium für die Knochen) empfohlen, Frauen sollten mehr Milch und Milchprodukte zu sich nehmen. Aus asiatischer Sicht fördert ein hoher Milchverzehr die Verschleimung vor allem der Gelenke, Ablagerungen und Arthritis können die Folge sein. Joghurt hingegen tut der Verdauung gut, und für die übrigen Milchprodukte wie Käse empfehle ich: alles in Maßen. Dies gilt auch für alle aufputschenden Flüssigkeiten wie Kaffee, starken schwarzen Tee oder Alkohol. Es schmeichelt Körper und Seele, wenn man sie durch sanftere Getränke wie etwa grünen Tee ersetzt.

Bewegung bringt das Lebensgefühl in Schwung, strafft die Muskeln, verbessert den Kreislauf, beruhigt das Nervensystem und regt die Organe an. Einseitige Belastungen verkehren dies ins Gegenteil, weshalb alle Sportarten zu bevorzugen sind, die Dehnung, Kreislaufanregung und Muskelaufbau bewirken. An meinem Gesundheitstraining, das auf dem Gleichklang der drei Teile aufbaut, nimmt eine Gruppe von Frauen im Alter »50 plus« teil. Es tut ihnen, so sagen sie, bei der körperlichen und geistigen Umstellung in der Menopause sehr gut. Der Körper erhält mehr Spannkraft, die Fitness bringt Schwung, die größere Dehnbarkeit macht gelassener und flexibler, auch im übertragenen Sinn. Alle haben ihre Figur nicht nur erhalten, sondern verschönert, das Hautbild hat sich verfeinert. Eine ausgewogene sportliche Betätigung ist besonders in dieser Lebensphase genau das Richtige.

Übungen für die Sexualität

Nachfolgend einige Übungen für ein schönes Becken, was auch der Sexualität zugute kommt:

Übung – Sich weiten – Die Löwenzahnübung

Sie hat ihren Namen vom Löwenzahn, der mehr am Boden entlang wächst als in die Höhe.

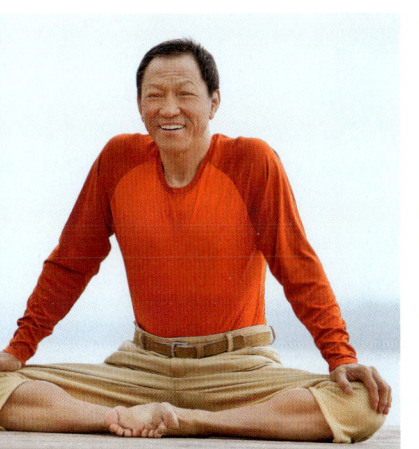

Auf dem Boden sitzen, die Knie abwinkeln und in Richtung Boden oder auf den Boden drücken, die Außenkanten der Füße berühren sich; Fersen in Richtung Schambein ziehen. Einatmend den Brustkorb weiten, ausatmend entspannen.
Mindestens 3 Minuten ausführen.

Übung – Den Boden küssen – Die Löwenzahnübung

In der »Löwenzahnposition« einatmend den Oberkörper anspannen, sich ausatmend weit nach vorne neigen, die Arme ausgestreckt seitlich auf den Boden legen; den Boden küssen, dann wieder aufrichten.

6 Mal wiederholen.

Sollte das mit dem Bodenküssen nicht auf Anhieb klappen, einfach regelmäßig die Übung machen, bis der Körper insgesamt dehnbarer wird. Der Kuss kommt auch an, wenn Sie ihn mental von weiter oben senden.

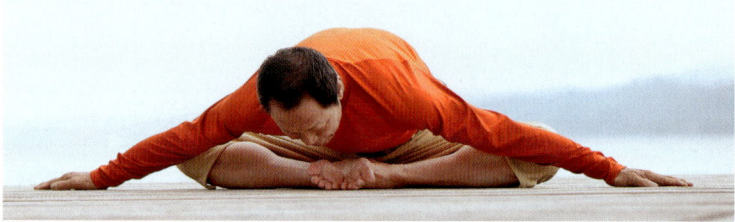

Wirkung:
- Weitet den Beckenboden
- Dehnt Rücken, Nacken, Schultern und Arme
- Stabilisiert die Kniegelenke
- Fördert die Durchblutung

Übung – Die Heldenstellung

Auch *Yang-Ban*-Stellung

Auf dem Boden sitzend die Beine so übereinander kreuzen, dass die Knie aufeinanderliegen: Zunächst das linke Bein unter die rechte Gesäßseite schieben, dann das rechte über das linke legen, der rechte Fuß mit der Kante auf dem Boden. Das Gesäß ist am Boden, der Körper zeigt nach vorne. Mit den Daumen an beiden Füßen den Punkt *Yong Žon* – »Sprudelnde Quelle« – drücken (zwischen dem großen Zeh und dem zweiten Zeh, Richtung

Mitte der Fußsohle, in der weichen Stelle am Fußballen. Sie finden den Punkt leicht, denn er ist sehr empfindlich.

Nach einem tiefen Atemzug durch die Nase beim Einatmen die Zunge (mehrmals) gegen den Gaumen drücken und wieder durch den (nur leicht geöffneten) Mund ausatmen.

Mindestens 1 Minute halten, tief ein- und ausatmen, auf 3 Minuten steigern. Seitenwechsel vornehmen.

Falls die Übung am Anfang schwerfällt, ein Kissen unter das Gesäß legen.

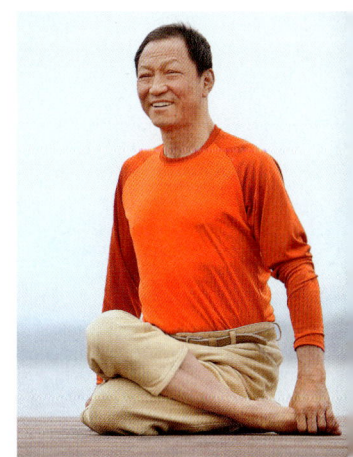

Wirkung:

- Anregung der Organe
- Bessere Versorgung mit Nährstoffen
- Stabilisierung der Kniegelenke
- Steigerung des Lebensflusses

Die Heldenstellung – Fortsetzung

Übung wie die vorige; einatmen, dann ausatmend mit dem Oberkörper vorbeugen, das Kinn auf das Knie legen.

Halten, solange es angenehm ist, dann Seitenwechsel.

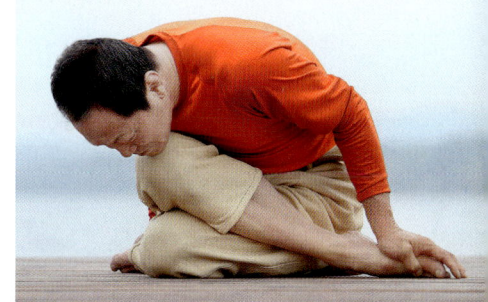

Wirkung:

- Dehnt Rücken und unteren Beckenbereich
- Regt intensiv die Organe an und kräftigt den gesamten Beckenbereich

Übung – Ich dehne dich, du dehnst mich

Partnerübung: Partner oder Partnerin 1 = P 1
                 Partner oder Partnerin 2 = P 2

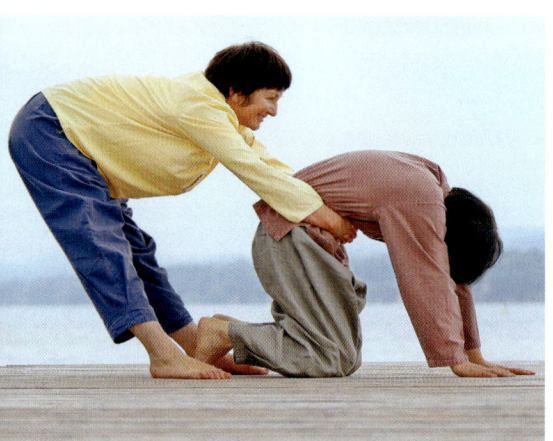

P 1 nimmt die Vierfüßler-position ein, P 2 stellt sich dahinter und umfasst ein-atmend mit den Armen den unteren Bauch von P 1, um sich dann ausatmend mit gestreckten Beinen und geradem Rücken nach hin-ten zu dehnen, den Kopf in Höhe des Rückens oder leicht anheben. P 2 zieht dabei das Becken von P 1 nach hinten, P 1 unterstützt die Bewegung, atmet ein und wölbt ausatmend den Rücken zum Katzenbuckel. P 1 zieht den Kopf unter den Schultern ein.

Übung – Fortsetzung

Es erfolgt dann eine Gegenbewegung, wobei P 1 einatmend den Rücken nach unten dehnt, was P 2 mit einer leichten Druckbewe-gung auf den unteren Rückenbereich unterstützt. Anschließend wie die vorige Übung, so dass beide miteinander eine fließende

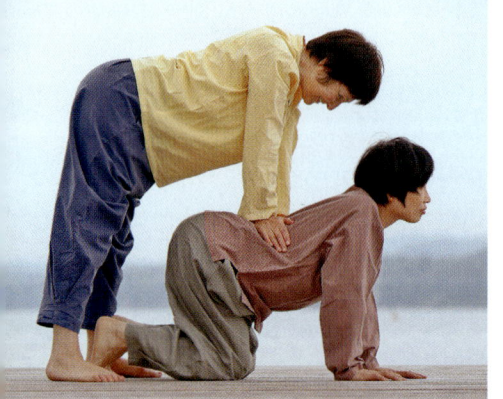

Bewegung ausführen. Achten Sie darauf, dass die Übung einen gleichmäßigen Rhythmus be-kommt, indem Sie sich aufeinan-der einstellen.

Die Partner tauschen die Positio-nen nach etwa 1 Minute, mindes-tens 4 Durchgänge.

Wirkung:

- Macht den gesamten Rücken, den Nacken und die Schultern flexibler
- Stärkt die Rückenmuskulatur
- Lässt einen fließenden Gleichklang zwischen P 1 und P 2 entstehen
- Wirkt ausgleichend und beruhigend

Übung – Die Vermählung von Armen und Füßen für die Stärkung von Bauch- und Rückenmuskeln

P 1 liegt auf dem Bauch, den linken Arm seitlich auf dem Boden. P 2 stellt sich an die linke Seite von P 1 und fasst den rechten Arm und das rechte Bein von P 1, zieht dann Arm und Bein gleichzeitig langsam nach oben, wobei P 2 mit dem Fuß die rechte Gesäßhälfte von P 1 in Richtung Boden drückt. Eine sanfte Massagebewegung tut dem Steißbein von P 1 sehr gut. P 1 hebt den Kopf an. Beide atmen tief aus und ein.

Mindestens 10 Sekunden halten, dann Bein- und Armwechsel. Wechsel der Positionen.

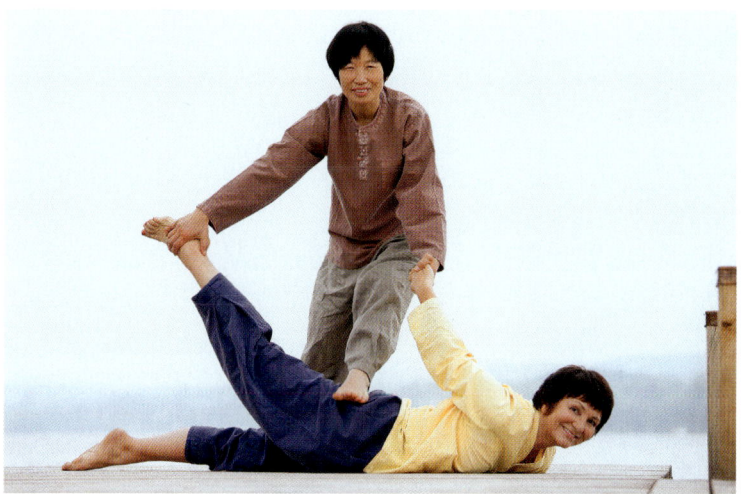

Übung – für die Stärkung von Schulter und Rückenmuskeln

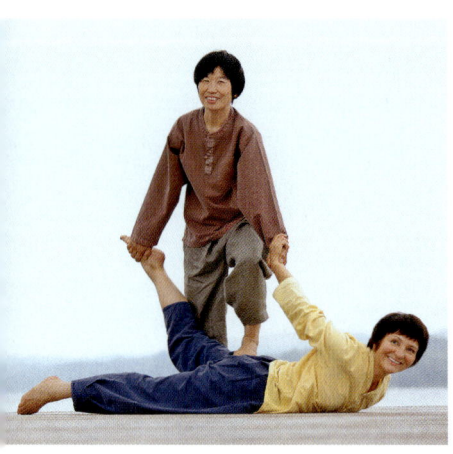

Wie die vorige Übung beginnen, dann zieht P 2 das linke Bein von P 1 und den rechten Arm von P 1 gleichzeitig nach oben. P 1 lässt die linke Schulter und den linken Arm am Boden liegen, das rechte Bein bleibt ausgestreckt ebenfalls am Boden. P 2 drückt das Becken von P 1 mit dem Fuß in Richtung Boden.

Mindestens 10 Sekunden halten, dann Bein- und Armwechsel. Wechsel der Positionen.

Übung – Wir werden das schon schaukeln – Rücken-, Oberkörper- und Oberschenkelmuskulatur stärken

P 1 kniet auf dem Boden (die Knie bleiben zusammen) und setzt sich auf die Fersen. P 2 legt sich mit dem Bauch auf die Knie von P 1, der Kopf zeigt in dieselbe Richtung wie der Kopf von P 1. P 2 streckt Beine und Füße rechts und links vom Körper von P 1 in die Luft und hebt die Arme nach hinten. P 1 greift die Arme

von P 2 am Handgelenk und zieht sie durch eine Rückwärtsbeuge des Oberkörpers nach hinten, so dass sich der Oberkörper von P 2 hebt. Tief ein- und ausatmen.

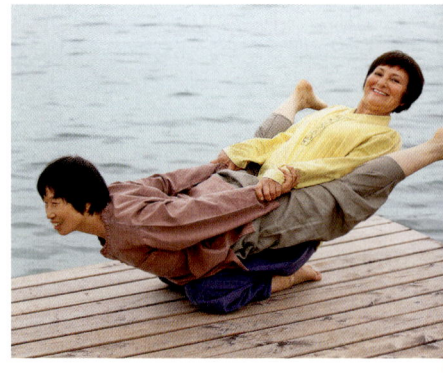

Die Partner tauschen die Positionen nach 20 Sekunden, mit mehr Übung nach ½ Minute, schließlich nach 1 Minute.

Übung – Sich gegenseitig den Rücken stärken – Rodeo für Rücken und Bauch

P 1 befindet sich im Vierfüßlerstand. Den Rücken gerade lassen. P 2 stellt sich mit dem Rücken zum Kopf von P 1, Beine von P 2 an den Schultern von P 1.

P 1 legt die Hände auf die Füße von P 2 und hält sie somit fest. P 2 setzt sich möglichst weit vorne auf den Schulter-Nacken-Bereich von P 1, die Beine links und rechts vom Kopf von P 1, und legt sich mit dem eigenen Rücken auf den Rücken von P 1. P 2 lässt die Arme herabhängen. P 1 bewegt sich wie beim Rodeo mit dem Oberkörper nach oben und unten sowie zur Seite, so dass auch Rücken und Schultern von P 2 gedehnt werden.

Die Partner tauschen die Positionen nach etwa 1 Minute, mit einiger Übung auch erst nach 3 Minuten.

Die Rückenbewegungen von P 1 sind wegen des Gewichtes von P 2 besonders intensiv. Die anschließende Entspannung durch Positionswechsel, das völlig entspannte Liegen und das Bewegt-werden sind wunderbar angenehm.

Hinweis:

Sie können diese Übung auch dann machen, wenn die Partner unterschiedlich groß und schwer sind. Ist P 2 übergewichtig, die Übung so ausführen, dass sich P 2 nicht auf die Schultern, sondern auf das Gesäß der Person im Vierfüßlerstand setzt, so dass beide die Bewegungen Gesäß an Gesäß machen.

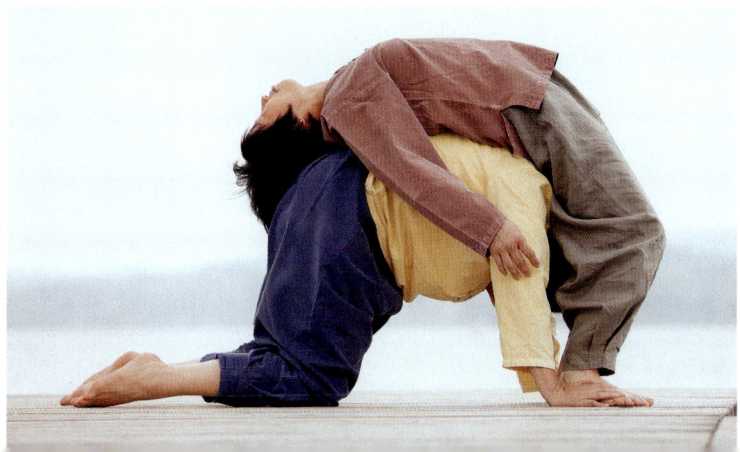

Wirkung der Übungen:

- Kräftigung von Rücken, Schultern, Nacken
- Dehnung des Beckens
- Sensibilisierung füreinander
- Verbesserung der Koordinationsfähigkeit
- Harmonisierung von Bewegungen
- Entfaltung von Freude im Fluss der Bewegungen

Übung – Im Spagat meditieren

Auf dem Boden sitzen, die Beine zum Spagat spreizen, die Füße hochstellen. Den Oberkörper nach vorne beugen, der Rücken bleibt gerade. Die Arme unter die Knie schieben, bis die Knie auf den Ellenbogen liegen, die Hände mit den Handflächen auf dem Boden. Den Kopf anheben.
So lange halten, wie es angenehm ist.

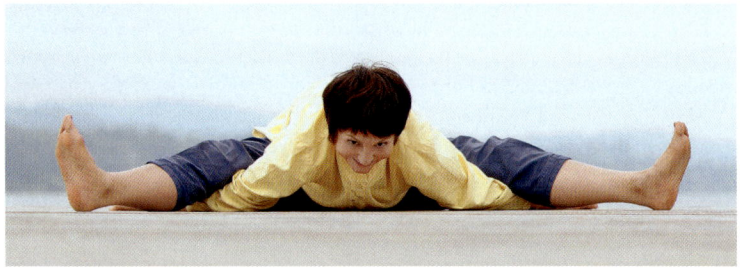

Wirkung:

- Dehnung von Beckenboden und Beinmuskeln
- Stärkung der Rücken- und Schultermuskulatur
- Verbesserung der Beweglichkeit
- Erhöhung der Konzentrationsfähigkeit

Freundschaft mit sich selbst schließen

Auf dem Rücken liegen, einatmen; beide Beine angewinkelt ausatmend nach oben führen, umarmen und maximal anziehen. Den Kopf heben und mit der Stirn die Knie berühren, sich einatmend langsam wieder hinlegen. Als fließende Bewegung ausführen – mindestens 10 Mal.

Wirkung:

- Dehnt die Schulter-, Rücken- und Brustmuskulatur
- Massiert die Organe
- Festigt den Beckenboden

Übung – Den Organen Freude machen

Auf dem Bauch liegen, die Arme nach vorne über dem Kopf. Beide Beine und Arme vom Boden abheben, Beine und Arme im Wechsel etwa ½ Minute auf und ab bewegen, ausatmend wieder auf den Boden legen.

Anschließend Beine anwinkeln und die Füße mit den Händen fassen, einatmend Oberkörper und Beine nach oben ziehen, mindestens 10 Sekunden halten, ausatmend wieder ablegen.
Die Übungen nach und nach auf längere Zeiten steigern, natürlich mit Zwischenatmen.

Wirkung:

- Massiert die Organe
- Stärkt und kräftigt Gesäß-, Schulter- und Rückenmuskeln
- Dehnt die Oberschenkelmuskulatur
- Macht die Gelenke flexibler
- Wirkt entspannend

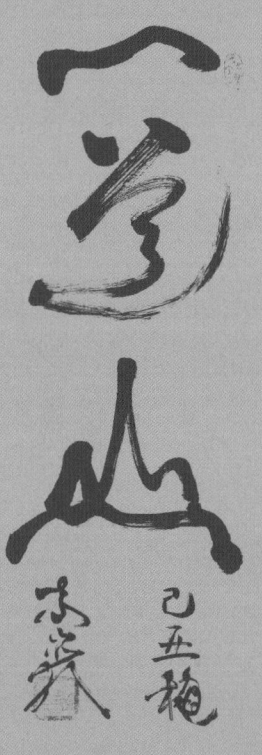

Der, der zielstrebig und beharrlich seinen Weg geht und den höchsten Gipfel erreicht

Das Weiche überwindet das Harte. Auch mächtige Männer werden von der sanften Hand einer Frau geleitet.
Es sieht ganz so aus, als sei die Schwerkraft der Erde überwunden.
Verlangt ein Höchstmaß an Konzentration, Kraft und Balance, was durch das Lachen noch gesteigert wird.
Sie finden eine genaue Beschreibung am Ende des Kapitels.

KAPITEL 12

GESUNDHEIT VERWALTEN UND DAS LEBEN FREUDIG GENIESSEN

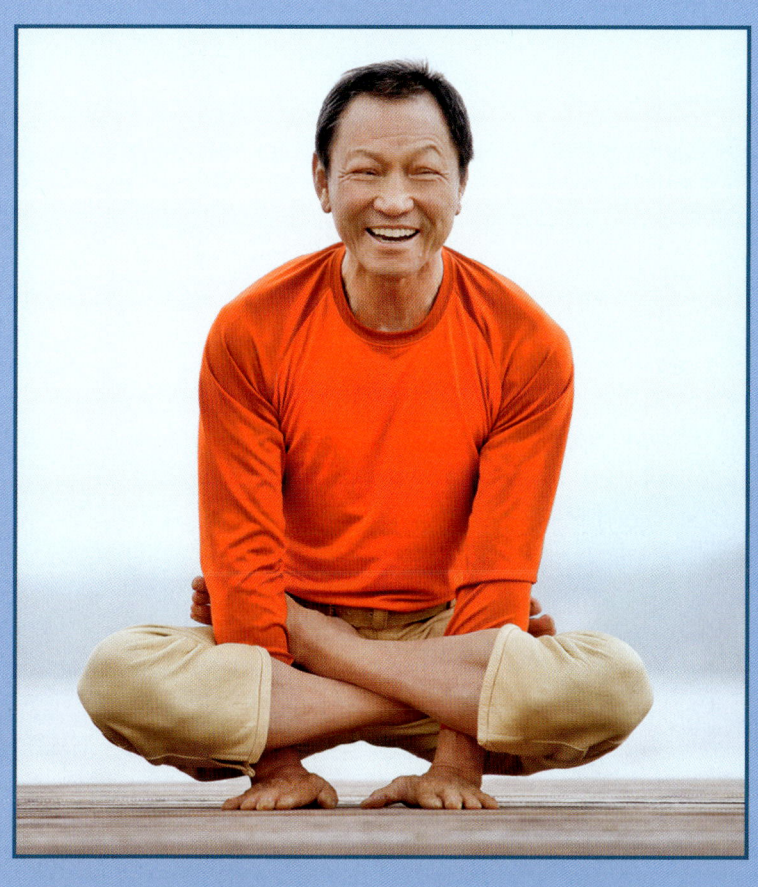

Es mag erstaunen, dass Gesundheit etwas sein soll, was wir verwalten. Der Ausdruck lässt an einen bürokratischen Vorgang denken, der mit Sortieren, Planen und Ordnen zu tun hat. Wir sind es gewohnt, dies mit Aktenordnern oder Archiven zu verbinden. Doch unsere Gesundheit ist ein kostbares Gut, das ebenso wie andere Güter einen sorgsamen Umgang braucht, damit wir lange Freude daran haben. Zunächst will sie erworben sein, und der pflegliche Umgang mit ihr bedarf einiger Übung, bis er zur Selbstverständlichkeit wird. Dazu ist Planung und Verwaltung nötig. Vorgänge und Gewohnheiten, die sich nicht für unser Wohlbefinden bewähren, sollten wir aussortieren und für Neues Platz schaffen, Bewährtes dagegen beibehalten. Die Verwaltung der eigenen Gesundheit ist eine geeignete Methode, gut für sich selbst zu sorgen, die Grundlagen für eine stabile Gesundheit zu legen und Verantwortung für sich zu übernehmen.

Ein koreanisches Sprichwort besagt: »Ein edler Körper ist gut erhalten.« Ein solcher Zustand ist als Ausdruck von Gesundheit mit klarem Wasser zu vergleichen, das über Steine fließt. Es gibt keine Stellen, an denen sich das Wasser staut. Das Bild des Flusses bezieht sich auch auf die Erneuerung des Wassers, das aus einer Quelle gespeist wird und weiterfließt. Während das in der Natur wie von selbst geschieht, erfordert die Gesundheitspflege in unserem Leben eine bewusste Gestaltung, eben die individuelle Verwaltung. Je überlegter und selbstverständlicher wir dabei vorgehen, umso besser können wir sie in unserem Leben verankern. Die bewusste Planung trägt dazu bei, dass regelmäßige Gewohnheiten entstehen, die sich zu einem eigenen Rhythmus entwickeln.

Die Programmierung, die wir selbst vornehmen, erschafft Freiräume, in denen sich Freude entfalten kann. Es lohnt sich also, diese Arbeit in unseren Körper und Geist zu investieren. Sie können sich einen ganz persönlichen Ordner anlegen, der die Übungen enthält, die Sie für sich aussuchen. Weiterhin sollten Sie Ziele zusammenstellen, die Sie erreichen möchten, und angeben, wie Sie dahin kommen wollen. Lassen Sie Ihrer Phantasie freien Lauf. Vielleicht möchten Sie auch eine künstlerische Gestaltung vornehmen – durch eigene Zeichnungen, Fotos, Geschichten, Erfahrungen usw. Verwaltung ist nicht automatisch mit Staub, grauer Farbe und vergilbtem Papier verbunden; vielmehr eröffnet Gesundheitsverwaltung Raum für Buntes, Vorlieben und Phantasie. Kreativität ist gefragt!

Die Säulen unserer Gesundheit

Die erste Säule unserer Gesundheit ist die Bewegung in Form eines Trainingsprogramms, das uns gelenkig macht, Muskeln aufbaut und den Kreislauf anregt. Der Körper braucht vor dem Sport entsprechende Gelenkigkeitsübungen. Darauf folgt das Programm zum Muskelaufbau und zur Kreislaufstabilisierung, das mit Gelenkigkeitsübungen abschließt. Sie wirken dann besonders intensiv, weil die gute Durchblutung den Körper flexibler und dehnbarer werden lässt.

Wir starten besser in den Tag, wenn wir die Übungen gleich morgens noch vor oder nach dem Aufstehen machen, denn so kommen wir in Schwung. Tagsüber erweisen sie sich als Muntermacher. Sie verhelfen uns darüber hinaus zu einem besseren Körperbewusstsein, zu mehr Sicherheit im Umgang mit uns selbst und anderen. Die Flexibilität erstreckt sich ebenso auf den geistig-seelischen Bereich, was unsere Kommunikationsfähigkeit erweitert. Wir sind in der Lage, den verschiedenen Situationen entsprechend vorzugehen. Abends helfen sie uns, einen Abstand zum Tagesgeschehen herzustellen, was zu einem guten, erholsamen Schlaf beiträgt.

Sie können sich Übungen für den Tagesablauf zusammenstellen, die auf Gelenkigkeit, Muskelaufbau und Kreislauf abzielen, und sie den Tagesrhythmen anpassen.

Die zweite Säule unserer Gesundheit ist das Essen, durch das wir dem Körper die Nahrung zuführen, die er braucht. Es sollte möglichst viele Geschmacksrichtungen enthalten und in Bezug auf die Zusammensetzung ausgewogen sein. Salat und vergorene Frischkost wie Kim Chi erleichtern die Verdauung. Die Art, wie wir essen, ist ebenso wichtig. Wir sollten uns drei Mal am Tag die Ruhe gönnen, an einem Tisch sitzend die Mahlzeit zu uns zu nehmen. Die Konzentration auf das Essen verschafft uns einen wohltuenden Abstand zur Arbeit. »Nach dem Essen sollst du ruh'n oder tausend Schritte tun«, wie ein deutsches Sprichwort sagt. Die Bauchorgane widmen sich der Verdauung, so dass der Kopf weniger durchblutet wird; es stellt sich eine leichte Müdigkeit ein, der wir durch eine kurze Ruhephase oder einen Spaziergang nachgeben sollten. Die Arbeit geht uns danach umso leichter von der Hand.

Die dritte Säule betrifft die Harmonie von Arbeit, dem männlichen Prinzip (*Yang*), und der Entspannung, dem weiblichen Prinzip (*Úm, Yin* im Chinesischen). Wir brauchen den Gegensatz von Arbeit und Freizeit, von An- und Entspannung, von Aufnehmen und Abgeben, von Strukturieren und Improvisieren. Das heißt nicht, dass Arbeit Stress bedeutet und Freizeit Vergnügen. Vielmehr sollten wir sowohl die Arbeit als auch die Freizeit so gestalten, dass wir beides gerne, ja sogar mit Freude ausführen. Aktives Schaffen in einem kreativen Freiraum führt zu Gelassenheit und Heiterkeit. Dies schließt die Kunst ein, zwischen dem zu unterscheiden, was wir nicht ändern können, und dem, was wir tatkräftig und mutig verändern sollten. Denken wir auch daran, dass Arbeit uns ernährt, wofür ihr Dankbarkeit gebührt.

Bei allem Wissen um die drei Säulen unserer Gesundheit gibt es ein gewisses Trägheitsmoment, bekannt auch als »innerer Schweinehund«. Er hindert uns daran, so die Vorstellung, Übungen aktiv auszuführen, er lässt uns auf der Couch versacken. Überhaupt erhält er die Hauptschuld daran, dass wir an alten Gewohnheiten festhalten. Wenn er sich meldet, stellen wir uns doch einfach vor, wie ein Hund reagiert, wenn ihm etwas Feines unter die Nase kommt: Er wird besonders lebendig! Auch das Schwein entfaltet ungeahnte Kräfte, sobald es Trüffel wittert. Unser Verstand ist dazu da, dass er uns das Wohlbefinden klarmacht, das von den Übungen, der Bewegung, der Ausgewogenheit von Anspannung und Entspannung, dem guten Essen ausgeht. Sobald es unser Körper in seinen Zellen aufgenommen hat, verlangt er danach. Wir brauchen uns dann zu gar nichts mehr »aufzuraffen«, es wird zur Selbstverständlichkeit. Der innere Schweinehund verfällt in einen Tiefschlaf oder trollt sich. Also: Am Anfang ist Willenskraft nötig, um gerade das zu tun, wo ein Widerstand besteht. Im Koreanischen sagen wir *Chak Šim Sam Il*: »Ohne Willenskraft ist ein Vorsatz in zwei oder drei Tagen vergessen.«

Gesundheit und Alter

Pflege und Verwaltung der Gesundheit ist an kein Alter gebunden. Für Jüngere und Ältere bringt dies ein Mehr an Lebensfreude und Vitalität. Die Folgen zeigen sich nicht nur kurz-, sondern auch mittel- und langfristig. Ein gesundheitsbewusstes Leben, zu dem die regelmäßig ausgeführten Übungen gehören, stellt die beste Voraussetzung für ein langes, beschwerdefreies Leben dar. Deshalb gibt es für ältere Leute keine speziellen Gelenkigkeitsübungen. Obwohl man im Alter nicht mehr so beweglich ist wie in der Jugend, sind ältere Menschen nicht automatisch unbeweglich, im Gegenteil. Training wirkt auch bei ihnen wahre Wunder! Natürlich gibt es wie bei jungen Menschen große individuelle Unterschiede in der Gelenkigkeit, die jedoch an kein Alter gebunden sind. Das entsprechende Training bewirkt in jedem Fall eine deutliche Verbesserung, so dass selbst ungelenke Menschen flexibler werden. Und immer gilt: Nie übertreiben oder gar verbissen werden! Immer den Humor bewahren – und lachen. Herzhaftes Lachen aus dem Bauchraum heraus kennt kein Alter, sorgt für Freude und ist Balsam für die Seele.

Mit zunehmendem Alter sollten Sie der körperlichen Verfassung entsprechend mit leichten Übungen beginnen, die sie dann langsam und vorsichtig steigern. Gelenkigkeitsübungen sind für alte Menschen besonders notwendig, damit sie im Alltag ihren Körper noch gut benutzen können. Übungen gleich am Morgen kommt eine hohe Bedeutung zu. Warum das so ist? Beim Schlafen bleiben die Muskeln in Ruhestellung. Ebenso wie die Organe werden sie nicht so gut durchblutet und mit Sauerstoff versorgt; die Muskeln verhärten sich. Deswegen gleich nach dem Aufstehen erst die Fuß- und Handgelenke, dann die Halswirbelsäule bewegen; es können dann die Übungen aus Kapitel 1 und aus den anderen Kapiteln folgen. Das über den Tag verteilte Bewegungsprogramm führt dazu, dass die Muskeln, Gelenke und Organe elastisch bleiben und der Körper entschlackt, was wie ein Jungbrunnen wirkt.

Wer sich immer körperlich bewegt, für seine Fitness engagiert und für Harmonie im Leben sorgt, dessen Körper und Geist können bis zu 20 Jahre jünger sein als das biologische Alter. Jeder Tag ist ein neuer Tag, und es lohnt sich immer, sein Leben umzustellen. Die Lebensgeister erhalten einen neuen Auftrieb, was motivierend wirkt; es stellt sich dann wie von selbst das Bedürfnis nach Bewegung, Natur und Ausgleich zur Arbeit ein. Der Kontakt mit den Naturelementen verbindet uns mit einem größeren Ganzen, wir kommen zur Ruhe. Die Anspannung weicht einer heiteren Gelassenheit, die Balance in unserem Leben führt zu Wohlbehagen. Und das strahlen wir dann auch aus.

Der Energiehaushalt des Körpers

Der moderne Großstadtmensch lebt mit vielen Belastungen, Sorgen und Druck, was sich auf seinen Energiehaushalt direkt auswirkt, vor allem auf das Verhältnis von Feuer- und Wasserenergie. Der Motor der Feuerenergie ist das Herz, der Motor der Wasserenergie sind die Nieren. Wenn beide gut zusammenarbeiten, fühlt sich der Körper wohl. Die Feuerenergie ist für die Körpertemperatur zuständig. Bei einem Ungleichgewicht führt dies zu Hitze. Ab einem bestimmten Grad senkt ein Zuviel an Hitze die Wasserenergie und beeinträchtigt die Organe. Es entstehen Kopf- und Augenschmerzen, die Mund- und Nasenschleimhäute trocknen aus. Wenn im Gegenteil zu viel Wasserenergie vorhanden ist, macht sich dies durch eine niedrigere Körpertemperatur bemerkbar, es stellt sich Frieren ein. Die Füße und Hände schwellen an, weil sich Wasser an den Gelenken ablagert. Der Körper reagiert darauf mit Müdigkeit.

Die beiden »Schaltorgane« für die zwei Energieformen, Herz und Niere, reagieren sofort auf starke negative Emotionen und Belastungen; sie werden in ihrem Zusammenspiel beeinträchtigt, was zu Funktionsstörungen führt. Die Ursache liegt häufig in der Art der Lebensführung.

Das Buch möchte dazu beitragen, dass Sie Ihr Leben harmonisch gestalten, so dass Körper, Geist und Seele im Einklang miteinander sind. Sie können Freude dann aus vollem Herzen genießen.

Im Einklang mit der Natur leben

Wir können von der Natur am besten lernen, was uns guttut. Die Bäume versorgen uns mit Sauerstoff und nehmen die verbrauchte Luft (CO_2) auf. Mit ihren Wurzeln sind sie gut geerdet, ihre Krone ragt nach oben in den Himmel, weshalb sie die Verbindung von Himmel und Erde herstellen. Bäume und insgesamt die Pflanzen speichern Wasser und Sauerstoff; sie stellen somit eine »grüne Lunge« dar. Wenn wir im Wald wandern, atmen wir die frische, sauerstoffangefüllte, reinere Luft mit der Feuchtigkeit ein, was uns selbst frisch und leistungsfähig macht. Unser Körper tankt wieder auf. Er bildet eine Symbiose mit den Bäumen, die ihm sichtlich guttut, so dass sich auch der Geist entspannt und erholt. Gesunder Wald, gesunde Menschen!

Die Ehrung besonders der Bäume als lebensspendende Quelle ist in traditionellen Kulturen selbstverständlich. Das Baumsterben in einigen Regionen ist deshalb als Alarmzeichen zu werten, denn es zeigt ein gestörtes Verhältnis innerhalb der Natur an. Dies betrifft auch in hohem Maß die Menschen, denn beide sind eng miteinander wie in einem Spiegelverhältnis verbunden: Geht es den Bäumen gut, gilt das auch für die Menschen – und umgekehrt. Die zunehmende Zahl an sog. Zivilisationskrankheiten steht im Zusammenhang mit dem Ungleichgewicht in der Natur, das sich in vermehrten Erdbeben, Aktivitäten der Vulkane, Klimawandel usw. ausdrückt. Auch wenn gewisse Erscheinungen, die sich für die Menschen als Katastrophen auswirken, schon immer vorhanden waren, stellen die Häufung und Heftigkeit eine neue Qualität in den Reaktionen des Planeten Erde dar. Die Pflege der Natur zur Erhaltung bzw. Wiederherstellung ihres Gleichgewichts kommt der Stärkung des eigenen Immunsystems gleich. Diesen direkten Zusammenhang erneut zu erkennen und z. B. durch Umweltschutz auch zu leben, dies ist das Vermächtnis der alten Kulturen an die Industriegesellschaft und an uns alle. Die Natur ist heilsam und die eigentliche Quelle von Gesundheit. Leben wir dementsprechend!

Beweglich werden und Gewohnheiten verändern

Bei der Verwaltung unserer Gesundheit fällt uns auf, wann es Zeit ist, eine neue Ordnung herzustellen. Gewohnheiten haben uns jedoch fest im Griff. Auch wenn wir uns mit ihnen nicht wohl fühlen, sogar wissen, dass sie uns schaden, halten wir an ihnen fest. Unsere Lebensgestaltung lässt dann wenig Raum für Veränderungen, wir bleiben beim Alten. Die daraus entstehende Unzufriedenheit kostet Kraft. Erst wenn wir dies erkennen, können wir entschlossen handeln und falsche Gewohnheiten ablegen. Das bringt Dynamik und Frische ins Leben, macht jung und eröffnet Raum für Freude.

Das Lebensziel besteht nicht darin, alles perfekt zu machen und die Leistungsanforderungen immer höher zu schrauben. Wer immer unter Druck lebt, alles gleichzeitig und in Eile machen möchte, lässt Freude und Genuss außen vor. Sollte dies unser Leben bestimmen, dann sind Übungen und Meditation ein Schlüssel zur Umstellung. In jedem Fall erhalten sie unsere Gesundheit.

Die tägliche Meditation führt dazu, Abstand zu gewinnen; wir nehmen Dinge nicht mehr so tragisch. Dies führt zu einer »Entschlackung« von Körper, Geist und Seele – und das macht und erhält uns jung. Die Zeit der Meditation erlaubt ein Auftanken und Füllen der Speicher, sie ist also mehr als gut angelegt. Die Übungen zu Dehnung, Muskelaufbau und Kreislaufstabilisierung bei gleichzeitig ruhigem, tiefem Atmen lassen Sie konzentriert und gelassen werden. Es entwickelt sich eine Dankbarkeit dem Leben gegenüber. Schlechte Gewohnheiten und Gedanken verabschieden sich wie von selbst. Körper und Geist können entspannen und regenerieren. Dies erlaubt Ihnen, Neues zu lernen und bislang unbeachtet gebliebene Dinge und Zusammenhänge aufzunehmen. Jung sein meint, immer wieder neue Erlebnisse, Erkenntnisse und Begegnungen zu haben. Das kann auch innerhalb des Alten geschehen; nach und nach entwickeln sich Erfahrung und unterscheidende Weisheit in uns. Wir wissen, was uns guttut.

Lebensfreude meint:
Liebevoll leben, mit anderen teilen, Tätigkeiten einschließlich der Arbeit schwungvoll ausführen.

20 Hinweise zur Erlangung von Lebensfreude:

Pflegen Sie Pflanzen oder Blumen. Dies entfaltet Liebe, Zuwendung und Freude. Pflanzen sind immer dankbar, wachsen und zeigen ihre Schönheit.

Jeder Tag bringt gewisse Probleme mit sich. Konzentrieren Sie sich auf all das Schöne und Ermutigende, was der Tag mit sich bringt.

Seien Sie kein Sklave ihrer Gedanken, indem Sie sich von der Arbeit, von Vorstellungen, Wünschen etc. unter Druck setzen lassen. Gestalten Sie vielmehr aktiv jeden Bereich Ihres Lebens in Harmonie mit den gegebenen Möglichkeiten.

Öffnen Sie Ihr Herz und hören Sie zu, was andere sagen, ohne gleich darauf zu reagieren.

Beruhigen Sie Ihre Gefühle, so dass Ausgeglichenheit und Fröhlichkeit vorherrschen.

Gefühle teilen sich anderen mit, auch wenn Sie dies nicht beabsichtigen. Wenn Sie böse sind, senden Sie entsprechende Signale aus – ebenso, wenn Sie fröhlich sind.

Regen Sie sich über nichts auf. Gehen Sie auf Abstand und atmen Sie tief ein und aus, das beruhigt. Sie werden gelassen und finden Lösungen.

Gegensätzliche Gefühle schließen sich aus – so etwa Fröhlichkeit und Trauer, Druck bei Stress und innere Ruhe. Ein Gefühl überwiegt immer.

Nähren Sie das, was Ihnen wohltut.

Verändern Sie negative Gefühle durch einen bewussten Umschwung, durch Meditation und Wiedererlangen des inneren Gleichgewichts.

Je mehr Liebe Sie geben, umso mehr bekommen Sie zurück.

Wenn Sie mit Freunden sprechen wollen, an sie denken und ihnen etwas mitteilen möchten, machen Sie es gleich.

Nehmen Sie sich täglich etwas Zeit für sich selbst.

Nehmen Sie sich vor, wenigstens einen Teil Ihrer Zeit nach Ihren Vorstellungen zu gestalten.

Lernen Sie etwas Neues – wie den (kundigeren) Umgang mit dem Computer, machen Sie Kochkurse, besuchen Sie Ausstellungen, gehen Sie ins Theater usw. Tun Sie etwas, was Sie bislang noch nicht oder kaum gemacht haben. Das bringt frischen Wind in Ihr Leben.

Räumen Sie den Dingen Zeit ein, an denen Sie Spaß haben – etwa Witze erzählen, lustig sein in trauter Runde, tanzen, singen etc.

Sehen Sie Zeit für Ruhe und Meditation vor.

Denken Sie daran, dass Sie einen gesunden Körper und Geist haben, dass es Ihnen gutgeht. Dies lässt Sorgen alt aussehen und stärkt das Selbstvertrauen.

Klares Wasser fließt über Steine – die Balance von Beständigkeit und Veränderung lässt Klarheit entstehen.

Lachen Sie von Herzen aus der Tiefe des Bauchraums!

Übung

Suchen Sie sich aus den 20 Anregungen eine oder mehrere aus, die für Sie am ehesten passt oder passen.

Ergänzen Sie die Liste um eigene Vorstellungen, falls erwünscht.

Meditieren Sie darüber und bringen Sie es in Ihr Leben.

Leben nach den Prinzipien »BMW in Aktion« und »7-3-30«

Bewegung mit tiefem, gleichmäßigem Atmen entspricht der menschlichen Natur, der wir gerecht werden sollten. Wir können jede Gelegenheit dazu wahrnehmen – ob wir Treppen steigen, laufen, Rad fahren, wandern oder spazieren gehen, spielt dabei keine Rolle. Am besten ist es, wir suchen uns Wege aus, die von Grün umgeben oder wenigstens von Bäumen gesäumt sind. Dann wenden wir ganz bewusst »BMW in Aktion« an, ohne Nachdenken, im Tun.

Innerer Schweinehund? Der wird Ihr Verbündeter. Der macht mit, und zwar als Erster! Im Hundetempo und ebenso schnüffelsicher wie Schweine – die finden nämlich sogar Orte, wo Köstlichkeiten vorhanden sind, die Trüffel. Also findet der Ihrige – falls überhaupt vorhanden – sicher auch die Plätze, die zum Üben geeignet sind, wenn Sie ihn dazu auffordern oder einfach mitnehmen.

Was heißt »BMW«?

Ganz einfach: Bus oder Bicycle, Metro, Walking.

Eines der drei Elemente können Sie immer ausführen, ganz gleich, wo Sie sich aufhalten, weltweit. Bewegung z. B. ist auch durch Schwimmen oder Sportarten wie Golf möglich. Zu Fuß gehen, das können Sie immer, und wenn es Treppensteigen ist. Als Beitrag zum Umweltschutz das Auto stehen lassen, mit dem

Fahrrad oder mit den öffentlichen Verkehrsmitteln fahren oder einfach laufen. So ist BMW ein Schlagwort für ein umwelt- und gesundheitsbewusstes Leben.

Zum Ausführen von BMW

Lassen Sie Ihre Phantasie spielen, wann und wie Sie dem BMW-Prinzip gerecht werden. Wenigstens eine der drei Komponenten pro Tag erfüllen Sie sicher mit Leichtigkeit – und der Hilfe des sog. Schweinehundes. Auch wenn es nur eine Viertelstunde sein kann, bauen Sie es in Ihren Tagesablauf ein.

Zusätzlich oder alternativ schlage ich Ihnen noch eine Formel als Grundlage für Ihr persönliches Fitnessprogramm vor:

7-3-30

Die Woche hat 7 Tage, 3 Mal in der Woche jeweils 30 Minuten trainieren.

Der Körper dankt es uns und schaltet auf Entspannung, indem er die Ausschüttung von Stresshormonen bremst und den Sympathikusnerv, der bei Leistungsanforderungen aktiviert und oft überreizt wird, beruhigt. Das vegetative Nervensystem schaltet auf den Ruhe spendenden Parasympathikus um, was den Atem tiefer werden lässt. Auch im Schlaf kehrt tiefe Ruhe ein, so dass sich Geist und Körper erholen.

Wirkung von BMW und 7-3-30

- Stabilisierung des Kreislaufs und der Muskeln
- Kräftigung der Gelenke
- Beruhigung
- Erhöhung der Lebensqualität

BMW und 7-3-30 sind eine bewährte Lebensphilosophie zur Gestaltung Ihres Alltags.

Regelmäßige, sanfte Bewegung oder Bewegungsabläufe zeigen weit mehr Wirkung als einmalige, den Körper überfordernde Aktionen wie z. B. eine zu anstrengende Bergtour am Wochenende ohne weitere sportliche Betätigung unter der Woche. Jede Übertreibung führt zu Stressphänomenen wie der Entstehung von freien Radikalen, die den Körper belasten. Der Sauerstoffverbrauch ist höher als die Sauerstoffzufuhr, was »Sauerstoffstress« nach sich zieht. Deshalb gilt: die Intensität der Bewegungen dem Atemrhythmus anpassen.

Regelmäßige, moderate Bewegung ist das Beste, um Ku Ku Pal Pal zu erreichen, was übersetzt so viel heißt wie »99 Jahre voller Kraft leben« – in Harmonie und Ausgeglichenheit. Regelmäßigkeit und Ausdauer führen zum Erfolg. So ist z. B. die Schildkröte, die sich an Land langsam bewegt, über längere Strecken schneller am Ziel als der Hase, der sich zwar schnell bewegt, doch auch rasch verausgabt und sich zwischendrin ausruhen muss, um überhaupt ans Ziel zu gelangen. So gesehen hätte die Schildkröte alle Chancen, den Marathon mit dem Hasen zu gewinnen.

Hinweise zur Anwendung von »BMW in Aktion« und »7-3-30«

Drei Richtlinien gilt es, bei dem Prinzip »BMW in Aktion« zu beachten und harmonisch miteinander zu kombinieren:

- Gesundheitsübungen, Sport und Bewegungsabläufe insgesamt wirken viel intensiver, wenn wir mit Freude dabei sind.
- Der eigene Gesundheitszustand, ja die Tagesverfassung gilt als Maßgabe dafür, welches Trainingsprogramm wir ausführen möchten. Es wäre wenig sinnvoll, sich bei Bluthochdruck z. B. zu verausgaben. Der Körper braucht Zeit und Geduld, um sich umzustellen.

- Kreativität, Spielfreude und Erfindungsreichtum sind gefragt, um Bewegungsmöglichkeiten bewusst ausfindig zu machen und in den Alltag zu integrieren. In dieser Hinsicht können wir durchaus von Kindern lernen.

Was das 7-3-30-Prinzip angeht, sollte es auf drei Säulen aufgebaut sein:

- Dehnung
- Muskelaufbau und
- Kreislauftraining

Die optimale Wirkung ergibt sich aus einem ausgewogenen Verhältnis der drei Komponenten. Der Aufbau von Muskeln kräftigt den gesamten Körper. Entgegen einer weitverbreiteten Meinung ist auch die Dehnung für den Körper anstrengend. Sie regt den Stoffwechsel an, so dass der Körper angesammelte Giftstoffe leichter ausscheiden kann. Das Kreislauftraining stärkt alle inneren Organe und das Immunsystem; durch das Schwitzen wirkt es zudem reinigend. Wer abnehmen möchte, erreicht dies ebenso durch langsamere Bewegungen. Um ein Beispiel zu nennen: Beim mittelschnellen Gehen werden 50 Prozent Fett und 50 Prozent Kohlehydrate abgebaut, beim Joggen 33 Prozent Fett und 67 Prozent Kohlehydrate. Die Prinzipien BMW und 7-3-30 wirken in jedem Fall! Und Sie wissen ja: Was körperlich wirkt, tut es auch geistig – und umgekehrt.

Nachfolgend drei Grundübungen, die Sie überall und jederzeit ausführen können. Zunächst fällt dies vielleicht etwas schwer, doch dann werden Sie rasche Fortschritte feststellen und sich daran erfreuen können. Lassen Sie sich nicht beirren, wenn Sie am Anfang ins Stocken geraten, das gibt sich schon nach einer Weile. Sie merken, wie Ihr Körper geschmeidiger wird, schneller reagiert und straffer wird. Diese Schönheit strahlt er dann auch aus.

Dehnungsübung, die Sie überall machen können:

Übung – Die Oberkörper-Schaukel – immer wieder

Aufrecht stehen, die Beine sind schulterbreit auseinander. Tief einatmen. Mit dem Oberkörper ausatmend nach vorne beugen; der Rücken bleibt zunächst gerade und wird erst gebeugt, wenn die Hände den Boden berühren oder die Fingerspitzen gerade in Richtung Boden zeigen. Dann wieder einatmend aufrichten, die Hände in die Hüfte stemmen, Oberkörper und Kopf nach hinten beugen, die Beine bleiben gestreckt. Eine Wohltat für Ihr Kreuz! Mindestens 10 Mal ausführen.

Wirkung:

- Dehnt Schultern, Nacken, Rücken und Oberschenkel
- Stabilisiert die Wirbelsäule
- Regt die Organe an
- Gleicht den Kreislauf aus
- Stärkt die Bein- und Rückenmuskulatur
- Hilft, Schlacken abzutransportieren

Kreislauftraining: Hüpfend boxen

Aufrecht stehen, Arme nach vorne ausstrecken, eine Faust machen; im Wechsel die Knie so hoch wie möglich heben, auf der Stelle treten, mit den Armen eine Boxerbewegung ausführen – linkes Knie mit rechtem Arm und umgekehrt, dann hüpfen. Die Übung einige Minuten ausführen, nach und nach steigern. Am Anfang lässt das Hochheben der Knie nach und die Arme ermüden. Nach einer Weile kommen Sie ins Schwitzen, Ihr Kreislauf wird angeregt.

Bei regelmäßigem Training fällt die Übung leichter, so dass ein schnellerer Rhythmus möglich wird.

Wirkung:

- Stärkt die Muskeln von Beinen, Armen und Rücken
- Stabilisiert den Kreislauf
- Trainiert die Willenskraft
- Schärft den Orientierungssinn

Übungen im Sitzen: Sich strecken und recken

Wenn man sitzt, dann ist die Wirbelsäule 4 Mal mehr beansprucht, als wenn man steht. Eine Stunde sitzen entspricht vier Stunden stehen. Bei Berufstätigkeit, die vor allem im Sitzen ausgeübt wird, empfehlen sich Ausgleichsübungen.

Darüber hinaus mildert ein aufrechtes Sitzen mit geradem Rücken und leicht zurückgezogener Schulter zusätzliche Belastungen. Die Kräftigung der Rücken- und Bauchmuskulatur entlastet die Wirbelsäule ebenso wie Dehnungsbewegungen zur Seite. Sie können den Stuhl dazu nutzen, sich bewusst hinzusetzen, den Körper auf die Arme stützend an, den Oberkörper nach unten beugen oder zur Seite drehen. Nutzen und schaffen Sie sich Gelegenheiten, die Muskeln zu stärken und geschmeidiger zu machen – durch Drehen, Strecken, An- und Entspannen (s. Kapitel 6). Auch eine Parkbank eignet sich dazu, selbst der Autositz, wenn Sie im Stau stehen. Sie werden selbst entdecken, wie viele Übungsmöglichkeiten es im Alltag gibt, und sie zu nutzen verstehen.

Übung – Schwebender Lotossitz

Der schwebende Lotossitz vermittelt das Gefühl des Abhebens und der Leichtigkeit. Diese Übung ist sehr schwer und verlangt viel Geduld und Ausdauer – wie eine Schildkröte beim Marathonlauf. In ihr vereinen sich Muskel- und Willenskraft, Konzentration und maximale Anspannung. Das Üben ist der Weg. Hierzu ist Geduld erforderlich.

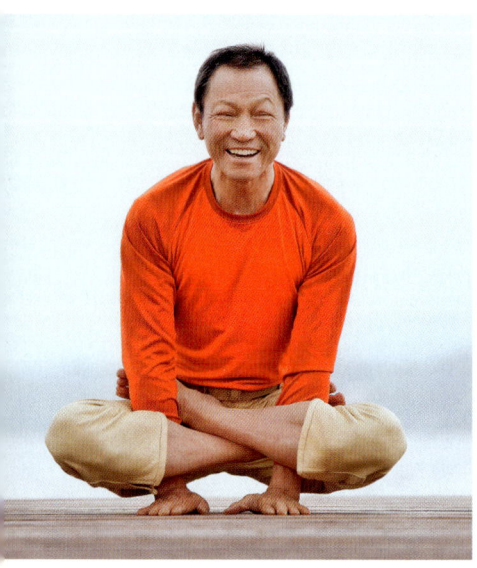

Im Koreanischen setzt sich das Wort für »Geduld« aus den Zeichen für »Messer« und »Gemütsverfassung im Herzen« zusammen. Das Zeichen vermittelt eine alte Weisheit: Geduld ist das Ergebnis eines langsamen Prozesses. Bis wir dahin gelangen, haben wir viele Schmerzen durchgestanden, die wie Messerstiche ins Herz treffen. Ein weiser Mensch hat viel Geduld (erworben).

Der »schwebende Lotossitz« ist die Meisterübung für Geduld.

Noch ein anderes Zeichen ist einer näheren Betrachtung wert, nämlich das für »Unglück«. Es gibt uns Aufschluss über das, was darunter verstanden wird:

Es besteht aus den Elementen der Darstellung von »Fluss/Wasser« und »Feuer«, den zwei gegensätzlichen Naturelementen. Wenn wir sie nicht miteinander verbinden und sie nicht zusammenarbeiten, vielmehr zerstörerisch gegeneinander vorgehen, entstehen daraus Ungleichgewicht und Unglück. Es ist also das Ergebnis von Disharmonie und Feindschaft.

Umgekehrt entstehen Gesundheit, Glück und Freude aus dem Gleichgewicht der Kräfte, der sich stets ausbalancierenden Harmonie, die der schwebende Lotossitz in höchster Meisterschaft zum Ausdruck bringt.

Beschreibung des schwebenden Lotossitzes

Auf den Boden setzen. Das rechte Bein anwinkeln, mit der linken Hand den rechten Fuß halten, die rechte Hand durch den Winkel des rechten Beines führen, dann das linke Bein anwin-

keln, mit der linken Hand hochheben und den linken Fuß in die rechte Leiste legen, dann die linke Hand durch den Winkel des linken Beines führen, auf den Handflächen abstützen, bis das Gesäß und die Oberschenkel ganz vom Boden abheben. Beide Hände müssen in richtiger Position liegen, um das Hochstemmen zu erreichen.
Die Position 10 Sekunden halten.

Die Übung verlangt die Zusammenarbeit aller Muskeln und Nerven in einem Höchstmaß an Konzentration. Der schwebende Lotussitz ist das Ergebnis von Geduld, ausdauerndem Üben, Demut und vollendeter Balance. Körper, Geist und Seele sind aufeinander eingestimmt, sind eins.

Partnerübung – Umarmung mal anders – Arme und Schultern stärken

Partner oder Partnerin 1 = P 1
Partner oder Partnerin 2 = P 2

Für alle Partnerübungen gilt: Tausch der Positionen.

P 1 sitzt im Schneidersitz bzw. im halben Lotussitz. P 2 stellt sich an den Rücken von P 1, Knie an die Körperseiten von P 1 und beugen. Die Arme von P 1 umklammern den Nacken von P 2. P 2 richtet sich langsam etwas auf, was den Oberkörper von P 1 sowie den Nacken von P 2 dehnt; P 1 sollte jedoch nicht vom Boden abheben. Anschließend entspannen.
P 1 und P 2 atmen tief ein und aus.
Übung mindestens 4 Mal ausführen, dann Positionen tauschen.

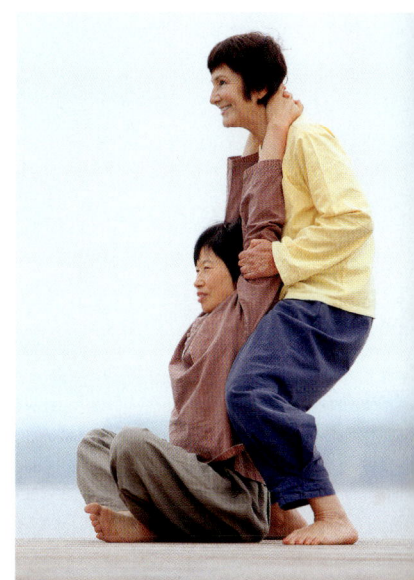

Partnerübung – Sich gegenseitig aufrichten – Rückenwirbelsäule und Brustmuskulatur kräftigen

P 1 liegt auf dem Bauch am Boden, die Hände verschränkt am Hinterkopf, Ellenbogen abwinkeln. P 2 setzt sich auf den Rücken von P 1 auf Höhe des Gesäßes oder weiter oben, je nach Größe der Person, und fasst die Ellenbogen von P 1.

P 2 zieht P 1 an den Ellenbogen nach oben – eine Bewegung, die P 1 aktiv durch Hochheben des Oberkörpers mit Anheben des Kopfes unterstützt. Beim Hochheben einatmen, beim Führen des Oberkörpers auf den Boden ausatmen. Übung sehr harmonisch ausführen.

Übung mindestens 4 Mal machen, dann tauschen die Partner die Positionen.

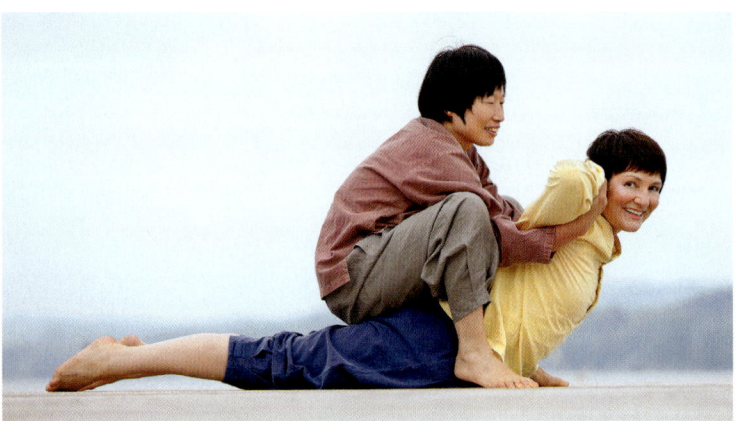

Wirkung der Partnerübungen:

- Stärkt Rücken, Schultern, Beine und Beckenboden
- Massiert die Organe
- Fördert die Durchblutung
- Macht für gemeinsame Bewegungen sensibel
- Stärkt das Körperbewusstsein

Übung – Sich abhebend erden – Balance halten

Aufrecht stehen. Mit der Einatmung ein Bein nach hinten abheben, Fuß anwinkeln, Arme zur Seite strecken, Kopf leicht
anheben und die Balance tief ein- und ausatmend mindestens
20 Sekunden halten. Mit dem Ausatmen das Bein wieder zur
Erde führen. Danach Beinwechsel.
Am Anfang die Balance kürzer halten, so lange wie möglich,
dann steigern.

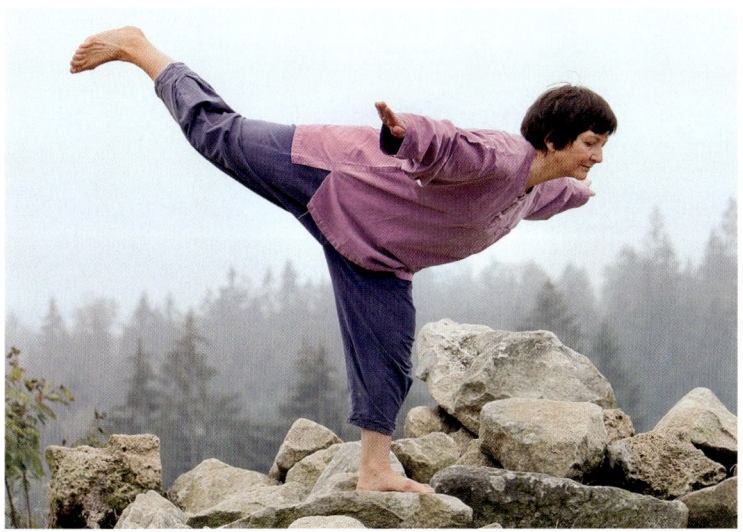

Übung – Balancierend den Raum zum Gehen erfassen

Aufrecht stehen, die Arme seitlich gestreckt ausbreiten, mit der
Einatmung ein Bein abgewinkelt nach vorne hochheben, Ba-
lance eine Minute bzw. am Anfang so lange wie möglich halten.
Tief ein- und ausatmen. Ausatmend das Bein wieder auf den
Boden bringen, Bein wechseln.
Mindestens 2 Mal pro Seite ausführen.

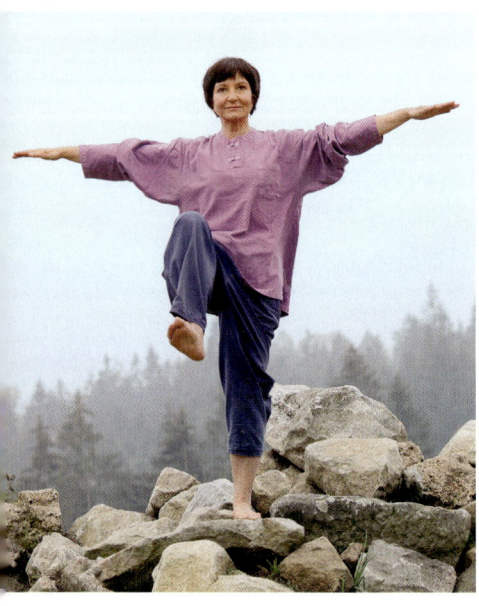

Alternativ oder als Variation das angewinkelte Bein kürzer halten (zu Beginn 10, dann 20 Sekunden), einatmend auf die Zehenspitzen stellen, kurz halten und ausatmend Fuß auf dem Boden abstellen, dann das Bein wechseln.

Die Harmonie der Bewegung in sich aufnehmen.

Übung – Balancierend den Raum an meiner Seite erfassen

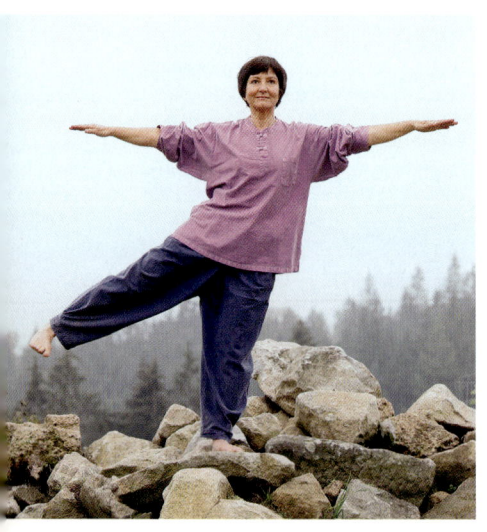

Aufrecht stehen, Arme zur Seite ausbreiten, Bein einatmend gestreckt zur Seite führen, die Fußkante zeigt nach oben. Weiteratmen und mindestens 1 Minute halten, danach Bein wechseln.

Als Variation das Bein kürzer halten (10 bis 20 Sekunden), beim Strecken zur Seite einatmen, weiteratmen, einatmend kurz auf die Zehenspitzen stellen, ausatmend Bein abstellen, Seitenwechsel vornehmen.

Die Harmonie der Bewegung in sich aufnehmen.

Übung – In die Knie gehen und balancierend den Himmel spüren

Aufrecht stehen, linkes Bein nach vorne stellen. Beide Beine beugen, also in die Knie gehen, die Ferse des rechten, hinteren Beines geht nach oben, der Ballen bleibt auf dem Boden. Den rechten Arm an den Oberschenkel legen, den linken gestreckt nach oben führen, Handfläche zeigt nach innen. Die Hand anschauen. Tief ein- und ausatmen.

Seitenwechsel nach ½ Minute, mit mehr Übung nach einer Minute.

Als Variation kürzer halten (10 bis 20 Sekunden), ausatmend einen Seitenwechsel vornehmen.

Die Harmonie der Bewegung in sich aufnehmen.

Wirkung der Übungen:

- Kräftigung und Dehnung von Rücken, Schultern, Armen, Beinen
- Stabilisierung der Gelenke
- Verbesserung des Gleichgewichtssinns
- Sensibilisierung für die Orientierung im Raum
- Ausgleich der Lebensenergien
- Macht gelassen

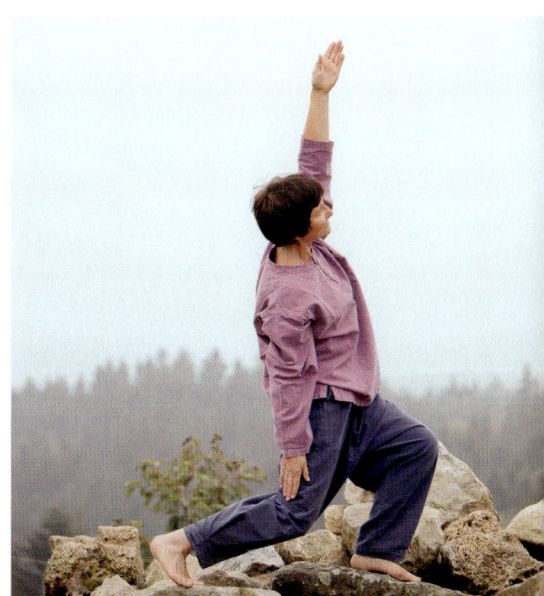

Übung – In allen Lebenssituationen lachen

Lachen befreit, macht gute Laune, steckt an und gehört zur Philosophie der Geduld. Statt verzagen – üben und lachen, lachend üben, lachen in jeder Lebenssituation!

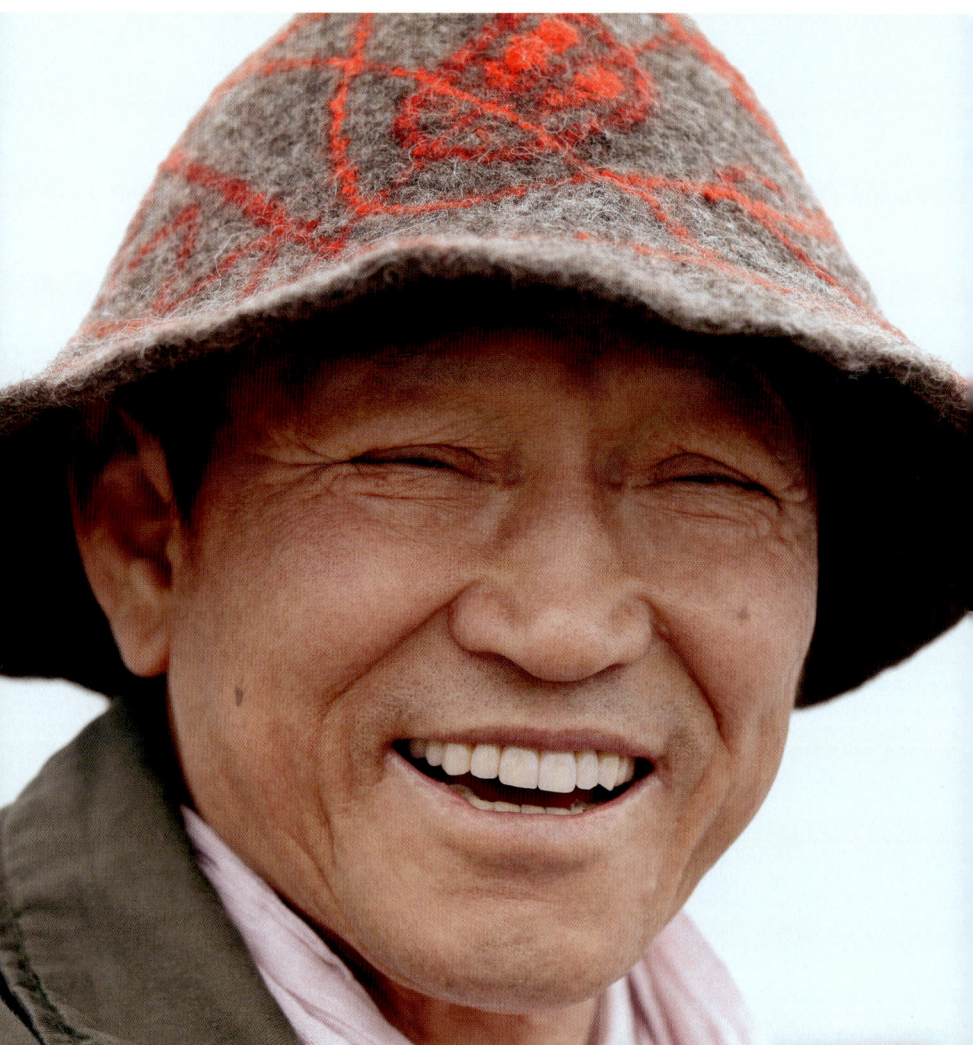

Das Rezept

Es war einmal ein älterer Mann, der arm geboren und dann zu Geld gekommen war. In die Jahre gekommen, hörte er auf zu arbeiten und stellte Bedienstete ein, die für ihn arbeiteten und ihm alles abnahmen, wobei er sich hätte bewegen müssen. Als Folge davon nahm er ziemlich zu und wurde schließlich krank. Verschiedene Ärzte untersuchten ihn, um ihm zur Gesundheit zu verhelfen, doch vergeblich. Eines Tages hörte er von einem neuen Arzt, den er voller Hoffnung kommen ließ. Er wollte sogleich die richtige Medizin. Der Arzt untersuchte ihn und sagte ihm zu, er könne ihm helfen. Er stellte eine Bedingung: Sein Patient, der ältere Mann, müsse ihn aufsuchen und die Wegstrecke zu Fuß gehen, um sich das Rezept abzuholen. Er müsse schon mit einem Fußmarsch von mehreren Tagen rechnen. Der ältere Mann erklärte sich damit einverstanden, schließlich wollte er ja wieder gesund werden, und machte sich am nächsten Tag auf den Weg.

Am ersten Tag kam er nicht weit, noch nicht einmal einen Kilometer legte er zurück. Am nächsten Tag ging es schon besser, am dritten schaffte er schon eine deutlich längere Wegstrecke. Als er merkte, dass er müheloser vorankam, fing er an, Spaß am Laufen zu empfinden. Ihm wurde leicht ums Herz. Frohgemut kam er schließlich beim Arzt an, der ihn freundlich begrüßte und willkommen hieß. »Hier bin ich«, sagte er, »um mein Rezept abzuholen.« »Nun«, sprach der Arzt, »das Rezept habt Ihr schon bekommen.« Der ältere Mann war erstaunt und fragte nach. »Das Rezept war das Laufen.« Dem Mann verschlug es die Sprache. »Sie fühlen sich doch sehr gut, haben abgenommen und sind ganz gesund! Ein wirksameres Rezept gibt es doch gar nicht!« Der alte Mann musste es zugeben – erst etwas unwillig, dann sehr froh. Voller Freude und Dankbarkeit ging er wieder heim. Er hatte am eigenen Leib erfahren, wie Bewegung ihn wieder fit gemacht hatte. Sie wurde fortan sein Lebenselixier.

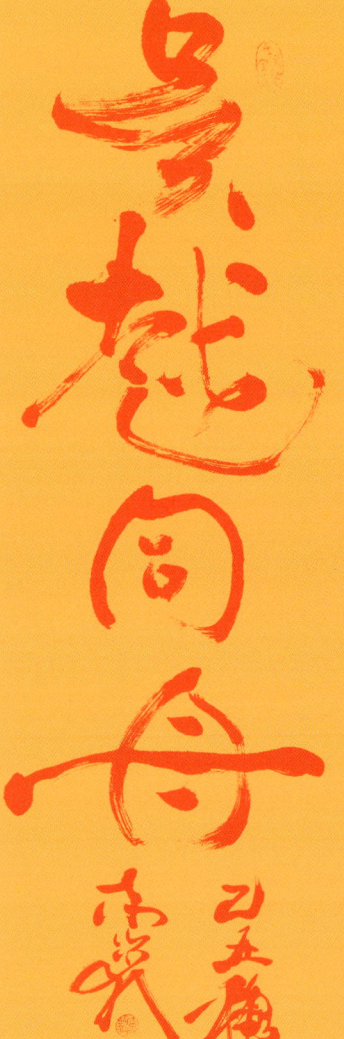

Zwei in einem Boot

Zwei Feinde sitzen in einem Boot. Damit es im reißenden Fluss nicht kentert und sie ertrinken, müssen sie gemeinsam rudern.

Schlusswort

Es gibt viele Gesundheitsmethoden, doch nicht jede eignet sich für alle Menschen gleichermaßen gut, genauso wenig wie bekömmliches Essen allein die Gesundheit erhält. Aber es gibt ein paar Grundregeln, die es jedem ermöglichen, ein glücklicheres Leben zu führen. Die drei wichtigsten Faktoren für mich sind das Finden des eigenen Weges, Entscheidungen für das weitere Leben zu treffen und Eigenverantwortung. Wer dazu noch gute Beziehungen zu anderen pflegt und eine befriedigende Arbeit hat, kann sich sehr glücklich schätzen. Als ich vor vielen Jahren an einem Wendepunkt meines Lebens stand, weil ich um meine materielle Existenz fürchten musste, fasste ich den Entschluss, nicht länger diejenigen zu hassen, die zu meiner schlimmen Lage beigetragen hatten, sondern meine ganze Energie darauf zu richten, zu verzeihen und mein Leben wieder in die eigenen Hände zu nehmen. Ich schrieb folgende fünf Sätze an die Wand, die mir immer vor Augen halten sollten, was ich als wichtig für mich herausgefunden hatte:

Ich will mich stets bemühen, meine Vorhaben durchzuführen (Willenskraft)

Ich will meine Arbeit fröhlich tun (Stressabbau)

Ich will mich von Hindernissen nicht abschrecken lassen (Hoffnung)

Ich will mich um die eigene Verbesserung bemühen (Verzeihen)

Wenn man nur dem Ball hinterherläuft, ist die Meisterschaft verloren!

Besonders der vierte Punkt, denjenigen zu verzeihen, die einen unglücklich gemacht haben, erfordert sehr viel Geduld. Und Geduld zu üben ist für die meisten Menschen schwer. Das chinesische Schriftzeichen zeigt dies auf einfache und bildhafte Weise, denn es verbindet die Begriffe Messer und Herz. Doch das Messer im Herzen schmerzt mit der Zeit weniger, je geduldiger wir werden. Seien Sie geduldig und versuchen Sie zu verzeihen, das hilft nicht nur, den Frieden wiederherzustellen, sondern es macht Sie freier. Jeder Mensch begeht Fehler, und selbst wenn die Verletzungen groß sind, sollten Sie sich nicht mit Hass, Wut und nachtragenden Gedanken belasten, weil Sie damit Ihre Seele vergiften. Stellen Sie sich vor, jemand wirft mit Steinen nach Ihnen und Sie fangen diese lachend mit einem Tuch auf! Ich weiß, wie schwierig das ist, doch haben Sie Geduld, auch mit sich selbst!

Mein ganz persönlicher Herzenswunsch ist, dass diejenigen, die ich je gekränkt habe, auch mir verzeihen.

Alles, was wir sind, ist letztendlich auf unsere Entscheidungen zurückzuführen. Deshalb ist es sehr wichtig, seine Bedürfnisse genau zu kennen, nur dann können wir das Richtige für uns wählen, auch was unsere Gesundheit betrifft. Das Angebot ist für alle gleich, doch kommt es auf die Wahl an, um zu finden, was uns persönlich am besten bekommt. Das Erkennen und Nutzen der eigenen Fähigkeiten führt grundsätzlich zu mehr Zufriedenheit und zur Verbesserung des Allgemeinbefindens. Ausreichende Bewegung, bekömmliches und ausgewogenes Essen, Lachen und das Zusammensein mit anderen machen fröhlich und glücklich. Behandeln Sie sich selbst gut und nutzen Sie auch die Fähigkeiten Ihres vegetativen Nervensystems, denn es ist »intelligent« und reagiert äußerst sensibel auf Ihre Gedanken. Wenn Sie zum Beispiel mit schlechtem Gewissen essen, weil Sie befürchten, dick zu werden, wird dies eher eintreffen, als wenn Sie sich mit Genuss dem Nachtisch hingeben. Sie glauben das nicht? Nehmen Sie das Beispiel der Zitrone. Jeder kennt ihren sauren Geschmack, und es reicht bereits der Gedanke daran, mehr Speichel fließen zu lassen. Dafür ist das vegetative Nervensystem verantwortlich, das allein schon durch Gedanken aktiv wird.

Den Weg der Gesundheit zu gehen ist ein steter Kampf mit sich selbst, aber durch konstantes Üben wird jedes Jahr ein schönes Jahr!

Zum Schluss möchte ich Ihnen noch eine meiner Lieblingsgeschichten erzählen:
Hase und Schildkröte haben sich zum Marathon-Wettlauf verabredet. Der Hase ist überzeugt, dass er gewinnt, da er ja viel schneller laufen kann als die Schildkröte. Er denkt: »Ich schlafe noch ein bisschen, denn bis sie ans Ziel kommt, dauert es ja eine Ewigkeit.« Und er schläft fest und lange. Die Schildkröte gewinnt. Sie treffen sich erneut, und der Hase ist sicher, dieses Mal Sieger zu sein. Jeder läuft die Strecke allein, und wie erwartet, gewinnt der Hase, der weder links noch rechts schauend das Ziel in kürzester Zeit erreicht. Die Schildkröte läuft ihrer Art gemäß langsamer, doch mit Freude und kommt so später ans Ziel. Die beiden verabreden sich zu einem dritten Lauf, zu dem jeder seine Freunde mitnehmen soll. Sie starten alle gemeinsam, verweilen nun aber hin und wieder und genießen die Schönheit der Natur, denn in der Gemeinschaft wird ihnen klar, dass sie alle dasselbe Ziel haben und es nicht darauf ankommt, besonders schnell zu sein und zu gewinnen. Plötzlich fallen ihnen wunderschöne Blumen auf. Sie nehmen den Duft, die Kraft und die Schönheit dieser Pflanzen mit großer Freude wahr. Ihnen wird bewusst, dass diese Pflanzen in den Kreislauf der Natur eingebunden sind und von der Luft, der Erde und der Sonne gespeist werden. Das Leben gleicht dem der Blumen. Es unterliegt den »Jahreszeiten«, der Geburt, der Blüte des Lebens, des Alters, des Tods und der Wiedergeburt.
Die Natur war kein Rätsel mehr, alle – so unterschiedlich sie waren – fühlten, dass die Welt sich stets erneuert und dass auch sie selbst Teil dieses Geschehens sind. Innerlich gestärkt und glücklich wanderte die Gruppe gemeinsam ihrem Ziel entgegen.

In Korea sagt man »*Nunyogi*«, das heißt: »Die Schönheit der Natur genießen ist eine gute Mahlzeit für die Augen.«

Ich wünsche Ihnen viel Lebensfreude auf Ihrem Weg.

Seo Yoon-Nam

Danksagung

Mein herzlichster Dank gilt meiner Frau Se-Yeon Chang für Übersetzungen sowie den Schülerinnen und Schülern, die in besonderer Weise das Entstehen des Buches ermöglicht haben: Prof. Dr. Irmela Neu für die Erstellung des Manuskriptes, Brigitte Berger für dessen Durchsicht. Martin Hinderberger bearbeitete die Texte der Übungen, ihm sei ebenso Dank wie Stephan Höck für die Fotos und Tomek Wieczor für die grafische Betreuung. Mein Dank geht auch an Dr. Hans Christian Meiser für die gute, persönliche Zusammenarbeit mit dem Verlagsteam.

Zu besonderem Dank bin ich meinem koreanischen Freund Hyun Kwang-Nam verpflichtet, aus dessen Federn die Kalligraphien stammen.

Bei allen meinen Schülerinnen und Schülern bedanke ich mich für ihre Geduld, ihr Verständnis und ihre interessierte Begleitung während der Produktionsphase dieses Buches.